JN244533

医師のために論じた判断できない 抗菌薬のいろは

第3版

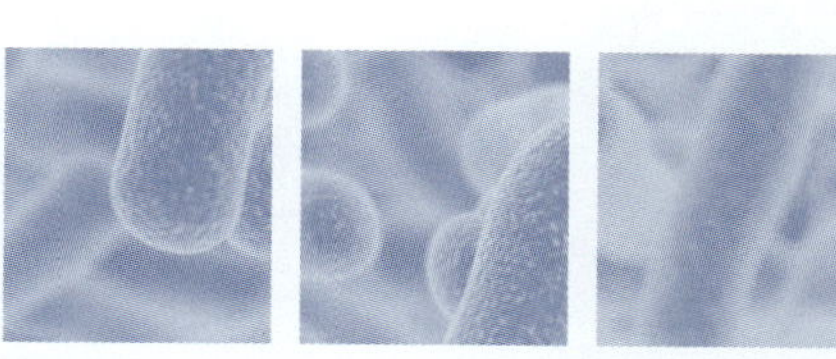

Antibiotic Basics for Clinicians
The ABCs of Choosing the Right Antibacterial Agent
Third Edition

著 **Alan R. Hauser, MD, PhD**
Departments of Microbiology / Immunology and Medicine, Northwestern University, Chicago, Illinois

監訳 **岩田健太郎**
神戸大学大学院医学研究科微生物感染症学講座感染治療学分野教授

メディカル・サイエンス・インターナショナル

アン，グレース，そしてジョンに

Authorized translation of the original English edition,
Antibiotic Basics for Clinicians : The ABCs of Choosing the Right Antibacterial Agent
Third Edition
by Alan R. Hauser

Published by arrangement with Wolters Kluwer Health Inc., USA

Printed and Bound in Japan

監訳者序文

Alan Hauser先生の "Antibiotic Basics for Clinicians" を『抗菌薬マスター戦略』として訳出，世に出したのが2008年のことだ。本書はこの第3版なのだが，Hauser先生が「臨床医のための抗菌薬の基本」というタイトルに「A，B，C」≒「い，ろ，は」を隠し入れていたことを鑑み，タイトルを一新してお送りする。とはいえ，新版で内容も一新されているので，『マスター戦略』をすでにお持ちの方にも有益な一冊であると信じている。騙された，とは思わないでください。

本書は大きく5つのパートに分かれている。最初は，「細菌の基本」だが，これは抗菌薬作用部位のレビューでもあり，薬剤耐性化のメカニズムでもある。「い，ろ，は」だけあってきわめて臨床的なアプローチだ。次に，各抗菌薬の解説が入り，さらに原因菌が確定したときの治療法(definitive therapy)，次いで，原因菌がわからない，臨床像に対するエンピリックな治療(definitive→empiricという順番で解説しているのが，実に渋い！)，そして練習問題である。本書は，頭からお尻まで通読していく，いわば小説のような本である。この順番で読んでいくことで読者は抗菌薬の使い方の「い，ろ，は」が染み入るように体得されていくのを実感するだろう。

抗菌薬の適正使用は全世界的な問題であり，かつ全日本的な問題だ。特に，抗菌薬適正使用をチームとして行うようになった近年，「で，何をもって適切とするの?」という看護師，薬剤師，検査技師からの質問が後を絶たない。実は，医師も「何をもって適切な抗菌薬か」を理解していないことが多いのだが，医師はプライドが高くて知ったかぶりをしがちなので，直截には訊かない(訊けない)のだ。というわけで，全職種総まとめて，本書は一読に値する。

2019年3月

岩田 健太郎(監訳者)

序文

大量の情報を学習するのと，新たに得られた情報を応用するのは，どちらのほうが難しいだろう？　議論の余地の残る命題だが，医療者はどっちもやらなきゃいかん，という点だけは明白だ。ほとんどの医療関係の教育プログラムは最初，座学の授業と小グループのセッションを行い，複雑な脳神経やクレブス(Krebs)回路や腎臓の生理学をマスターする。その後，研修生は突然リアルワールドに放り込まれ，咳や腰痛や発熱を訴える患者と対峙するのだ。感染症の専門家としては，「では，この患者にはどの抗菌薬を使うべきかな？」と質問したとき，実習中の医学生がぽかんとした顔をしてカルチャーショックを受けている場面に何度も遭遇してきた。ほとんどの学生にとって，感染をもった患者の複雑さに直面したとき，薬理学や微生物学の原理を理解するだけでは不十分なのである。間違いない。

本書は，医師にならんと学ぶ学生のみならず，ナース・プラクティショナー，フィジシャン・アシスタント*，薬剤師，医療系技師向けに，抗菌薬の入門書として書かれたものである。さらに，研修医やフェロー，診療医にも有用であろう。本書は訓練初期に得られる教科書的な知識と，経験ある診療者の脊髄反射的な治療習慣を橋渡しするために作成された。心電図や胸部X線写真の訳のわからない複雑さは，これらの検査のもつ原理・原則を理解し，納得すれば消失するものである。抗菌薬選択の難解さについても同じなのである。よくみる病原性細菌やよくある感染症の多くに対する抗菌薬の選択の背後には，ある論理的根拠が存在する。それを提供してやれば，抗菌薬の妥当な処方につきまとう，大半の暗記(あるいは，魔術やミステリー)は消え去るであろう。暗記が避けられない場合でも，学習のコツを提供した。これで苦痛は最小になるはずだ。

本書は読みやすい。忙しい学生や医師でも1～2週間もあればマスターできるであろう。というわけで，本書は抗菌薬という名の大都市をすべて理解できるような参考書ではない。むしろ，抗菌療法の主な大通りを記した概要にすぎない。読者は経験を積むにつれて，より簡単に居住区の路地や裏通りを書き足していくことが可能になるであろう。本書全体を通して，戦争とのアナロジーが用いられているが，強調すべきは戦略であり，戦術ではない。したがって，よく用いられる抗菌薬のみが紹介されているし，過度な簡略化や省略は不可欠であった。主要概念や原則をマスターした読者は，その後の臨床体験ののち，原則に対する微妙な行間や例外事項をも取り込んでいくことになるだろう。

本書では，医療者が習熟しなければならない，最も複雑な，よく用いられるであろう抗菌薬だけを対象にしている。今後出版する本では，抗ウイルス薬や抗真菌薬，抗寄生虫薬について述べていくつもりである。

＊ **訳注：** ナース・プラクティショナー(nurse practitioner)もフィジシャン・アシスタント(physician assistant)も米国の医療職で，ある程度の指示や処方など，医師に近い裁量権を得ているのが特徴である。

本書第3版はいろいろ改訂しており，過去5年間に新たに導入された抗菌薬を追加した。また，各章は治療ガイドラインの最新版での改訂を受けて改められている。たとえば，肺炎や淋菌(*Neisseria gonorrhoeae*)だ。必要に応じて文献も改めている。

本書をマスターしたのち，読者が抗菌薬を価値ある友人としてとらえ，感染症と対峙してくれることを望んでいる。抗菌薬は，臨床能力向上の妨げになる，訳のわからない敵ではないのである。さらに，読者はそのキャリアを通じて形成されるものの土台をここで獲得するであろう。新薬が開発されても大丈夫なのである。

本書に大なり小なり貢献してくださった方々には感謝の言葉もない。そのなかでも，何人かについては特別に言及させてほしい。Mike PostelnickとKristin DarinとMarc Scheetzは助言してくれ，本書の一部の原稿に目を通してくれた。Andy Rabinは中世文学からの引用を提供してくれた。Joe Welchには掛け替えのない助言をいただいた。Lippincott Williams & Wilkins社のKathleen Scogna，そしてMichael Brown，Steve Boehmは，本書第3版をまとめるに当たり，一貫してサポートし，忍耐づよく助言してくれた。また，Jeremiah KielyとAmy Millholenの助けのおかげで本書は完成した。感謝したい。聡明にして探求的なノースウエスタン大学(Northwestern University)の医学生にも感謝したい。たくさんの質問をしてくれ，本書に活力を与えてくれた。そして最後に，私の妻アンと子どもたち グレースとジョンが，この作業の間ずっと私を笑顔にしてくれたことに感謝したい。

訳者一覧（翻訳順）

岩田 健太郎	神戸大学大学院医学研究科微生物感染症学講座感染治療学分野教授
林 啓一	Family physician at Raffles Japanese Clinic, Singapore
四宮 博人	愛媛県立衛生環境研究所所長
山本 舜悟	京都市立病院感染症内科
椎木 創一	沖縄県立中部病院感染症内科副部長
本田 仁	東京都立多摩総合医療センター感染症科医長
林 淑朗	医療法人鉄蕉会亀田総合病院集中治療科部長
井本 一也	済生会横浜市東部病院総合内科部長代理
笠原 敬	奈良県立医科大学感染症センター病院教授
岡 秀昭	埼玉医科大学総合医療センター総合診療内科・感染症科部長／准教授
土井 朝子	神戸市立医療センター中央市民病院総合内科・感染症科医長
樋口 雅也	マサチューセッツ総合病院緩和老年医学科／ハーバード大学医学部講師
奥村 徹	公益財団法人日本中毒情報センター理事
大路 剛	神戸大学大学院医学研究科微生物感染症学講座感染治療学分野准教授

注意

本書に記載した情報に関しては，正確を期し，一般臨床で広く受け入れられている方法を記載するよう注意を払った。しかしながら，監訳者，訳者ならびに出版社は，本書の情報を用いた結果生じたいかなる不都合に対しても責任を負うものではない。本書の内容の特定な状況への適用に関しての責任は，医師各自のうちにある。

監訳者，訳者ならびに出版社は，本書に記載した薬物の選択，用量については，出版時の最新の推奨，および臨床状況に基づいていることを確認するよう努力を払っている。しかし，医学は日進月歩で進んでおり，政府の規制は変わり，薬物療法や薬物反応に関する情報は常に変化している。読者は，薬物の使用に当たっては個々の薬物の添付文書を参照し，適応，用量，付加された注意・警告に関する変化を常に確認することを怠ってはならない。これは，推奨された薬物が新しいものであったり，汎用されるものではない場合に，特に重要である。

訳注

1. 本書では，普段使われている用語を使用した。不統一が生じた場合は，監訳者が判断し，統一した。
2. 本書では，原則として，薬剤名のカナ表記は独立行政法人 医薬品医療機器総合機構の医薬品医療機器情報提供ホームページに従い記述し，日本で未承認の薬剤については例外を除き，原語表記とした。

目次

PART I　細菌の基本　1

1章　細胞膜――3
2章　タンパク質合成――6
3章　複製――10
4章　抗菌薬感受性の測定――14

PART II　抗菌薬　17

5章　細胞膜をターゲットにする抗菌薬――20
βラクタム抗菌薬――21
ペニシリン――26
セファロスポリン系抗菌薬――35
カルバペネム系抗菌薬――46
モノバクタム系抗菌薬――50
グリコペプチド系抗菌薬とリポグリコペプチド系抗菌薬――53
ダプトマイシン――58
コリスチン――60
6章　タンパク質合成を阻害する抗菌薬――63
リファマイシン系抗菌薬――64
アミノグリコシド系抗菌薬――68
マクロライド系抗菌薬とケトライド系抗菌薬――73
テトラサイクリン系抗菌薬とグリシルサイクリン系抗菌薬――79
クロラムフェニコール――83
クリンダマイシン――86
ストレプトグラミン系抗菌薬――89
オキサゾリジノン系抗菌薬――92
nitrofurantoin――95
7章　DNAやDNA複製をターゲットにする抗菌薬――97
サルファ剤――98
キノロン系抗菌薬――103
メトロニダゾール――108
8章　抗酸菌に対する抗菌薬――111
9章　抗菌薬のまとめ――114

PART Ⅲ 原因限定治療 119

10章 グラム陽性菌 121
ブドウ球菌 122
肺炎球菌 127
その他のレンサ球菌 130
腸球菌(enterococci) 133
その他のグラム陽性菌 137
11章 グラム陰性菌 141
腸内細菌科(*Enterobacteriaceae*) 142
緑膿菌(*Psudomonas aeruginosa*) 149
ナイセリア(*Neisseria*)属 153
らせん状グラム陰性菌 156
その他のグラム陰性菌 161
12章 嫌気性菌 168
クロストリジウム(*Clostridium*)属 169
嫌気性グラム陰性桿菌 172
13章 非定型菌 174
クラミジア(*Chlamydia*)属 175
マイコプラズマ(*Mycoplasma*)属 177
レジオネラ(*Legionella*)属 179
ブルセラ(*Brucella*)属 181
フランシセラ・ツラレンシス(*Francisella tularensis*) 184
リケッチア(*Rickettsia*)属 186
14章 スピロヘータ 188
梅毒トレポネーマ(*Treponema pallidum*) 189
ボレリア・ブルグドルフェリ(*Borrelia burgdorferi*) 192
レプトスピラ・インターロガンス(*Leptospira interrogans*) 194
15章 抗酸菌 196
結核菌(*Mycobacterium tuberculosis*) 197
マイコバクテリウム・アビウムコンプレックス(MAC) 200
マイコバクテリウム・レプラエ(*Mycobacterium leprae*) 202

PART Ⅳ エンピリック(経験的)治療 205

16章 肺炎 206
17章 尿路感染症 213
18章 骨盤内炎症性疾患 218
19章 髄膜炎 221

20章 蜂窩織炎 226
21章 中耳炎 229
22章 感染性心内膜炎 233
23章 血管内カテーテル関連感染症 241
24章 腹腔内感染症 244

PART Ⅴ 症例問題 247

症例1 248
症例2 249
症例3 250
症例4 251
症例5 252
症例6 253
症例7 254
症例8 255
症例9 256
症例10 257
症例11 258
症例12 259
症例問題に対する解答 260

PART Ⅵ 復習問題と解答 269

復習問題 270
復習問題に対する解答 277

付録 285

1 成人の抗菌薬投与量(腎機能が正常な場合) 285
2 小児の抗菌薬投与量(腎機能が正常な場合) 290
3 腎不全の成人患者の抗菌薬投与量 295
4 妊婦における抗菌薬 303
5 よく使われる抗菌薬の一般名と商品名 307
6 バイオテロリズムによる感染症の治療 311
7 医学文献 312
8 引用した文学作品 313
9 章末問題の解答 314

索引 319

PART I

細菌の基本

「敵を知り，己を知らば，百戦危うからず。」

孫子，『兵法』より

　病原性をもつ細菌は，素晴らしくも恐ろしい小生物である。自分で分裂し，人体という過酷で敵対的ともいえる環境のなかでも生き抜くことができる。多くの点で，細菌は我々とは違うが，その差異という特徴は，抗菌薬の開発者のターゲットとして利用されてきた。抗菌薬がどのように細菌を阻止し，そして殺すのかを理解するために，我々はまず，この小さな病原体の構造と機能を理解しなくてはならない。

　抗菌薬が細菌をとらえ，妨害する方法を知るには，細菌の3つの特徴を理解しなければならない。それは，細菌の細胞膜，細菌内の生合成過程，そして細菌の複製である。細菌の細胞膜は独特の構造で，ヒト細胞にはそのようなものはない。一方，細菌のタンパク合成やDNA複製の過程は，ヒト細胞で用いられるものにも似ているが，これらの過程に必要な構成成分においては異なっている。以下に，これらの3つの特徴について，詳細に説明する。

文献

Jorgensen JH, Ferraro MJ. Antimicrobial susceptibility testing: a review of general principles and contemporary practices. *Clin Infect Dis*. 2009;49:1749–1755.

Murray PR, Rosenthal KS, Pfaller MA. *Medical Microbiology*. 5th ed. Philadelphia, PA: Elsevier; 2005.

Neidhardt FC. Bacterial processes. In: Ryan KJ, Ray CG, eds. *Sherris Medical Microbiology: An Introduction to Infectious Disease*. 4th ed. New York, NY: McGraw-Hill; 2004:27–51.

Wang JC. DNA topoisomerases. *Annu Rev Biochem*. 1985;54:665–697.

1章 細胞膜

「歴史において甲冑のスタイルは変遷してきたが，基本的には，胸部，鉄輪をつなげてつくった腰部，腕部，脚部から成る板状の衣服であり，鎖帷子という鎖で出来たシャツや革製またはパッドを付けた内衣か，体にぴったりした騎士用のコートの上にまとう。鎖帷子は，首，肘，その他の関節を覆い隠す。板をつなげてつくった籠手は手を防御する。」

Barbara W. Tuchman*，“A Distant Mirror”より

*訳注：BW Tuchmanは歴史学者。“A Distant Mirror”は14世紀ヨーロッパについて書かれた書物である。

細胞膜は，細菌を覆う甲冑ともいえる防御層であり，多様で極限下の環境を生き延びることを可能にする。細菌のなかには，細胞膜が，硬くて頑丈な網状構造である細胞壁に囲まれた**形質膜**で出来ているものもある(**図1-1**)。このような細菌は**グラム陽性菌**と呼ばれている。対照的に，**グラム陰性菌**の細胞膜は，形質膜が薄い細胞壁に覆われており，その細胞壁も第2の脂質膜(**外膜**と呼ばれる)に覆われている。外膜は大量の**リポ多糖体(リポポリサッカライド：lipopolysaccharide：LPS)**を有しており，この分子は人体にきわめて毒性が強い。外膜と形質膜の間には細胞壁もあるが，その空間を**ペリプラズム腔**または**ペリプラズム**と呼ぶ。ある細菌がグラム陽性菌なのかグラム陰性菌なのかは，グラム染色と呼ばれる技術で決定される。グラム染色では，グラム陽性菌は青か紫に染まり，グラム陰性菌はピンクに染まる。グラム染色はしばしば，病院の微生物検査室にて臨床検体から得られた未知の細菌を同定するのに用いられる最初のステップである。

ヒト細胞と同様に，形質膜はイオンが細胞内外を出入りするのを妨げ，細胞質や細菌の構成成分を決められた部位に保持している。細胞壁は硬い層で，細菌の特徴的な形をつくるのに寄与し，機械的あるいは浸透圧的なストレスからその身を守っている。グラム陰性菌では，外膜はさらなる防御層として働き，細菌内に多くの物質が突入してくるのを防いでいる。しかし，この層には**ポーリン**(孔)と呼ばれるチャネルがあり，代謝に用いられる分子のような一部の化合物がここを通り抜ける。

ヒト細胞は細胞壁を有しないので，細胞壁は抗菌薬の理想的なターゲットである。これらの薬がどのように作用するかを理解するために，最初に細胞壁の構造を理解しなければならない。この複雑な集合体は，**ペプチドグリカン**と呼ばれる物質から出来ている。ペプチドグリカンは長い糖のポリマーから出来ている。ポリマーは，2種類の糖の連続体である。*N*-アセチルグルコサミンと*N*-アセチルムラミン酸である(**図1-2**)。細胞壁がこれらポリマーだけで出来ているのならば，それはとても脆弱なものとなろう。しかし，ペプチ

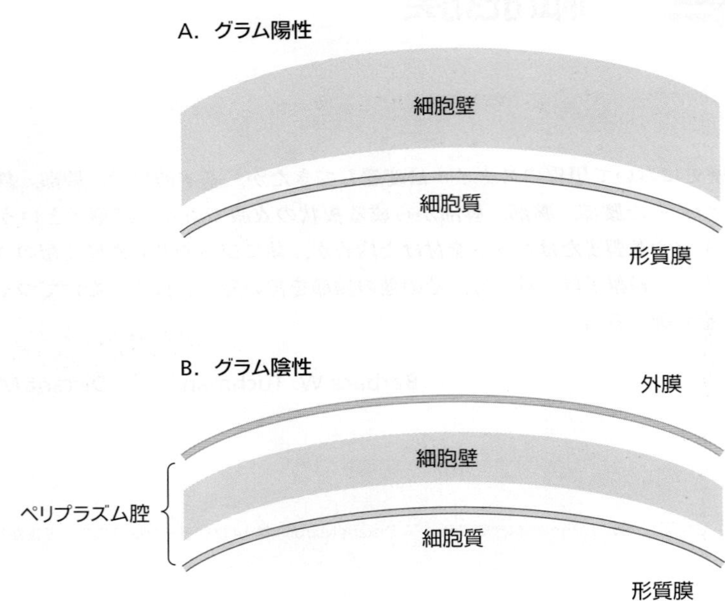

図1-1 **細菌細胞膜の構造** A：グラム陽性。B：グラム陰性。

ド側鎖がポリマーの糖から伸びており，これがあるペプチドから次のペプチドへと，編み目のようにつながっている(架橋という)。この架橋のおかげで，細胞壁は強靱になる。ちょうど中世の騎士が使った鎖帷子が，金属の輪の架橋によって強くなっているのと同じである。

ペプチドグリカンの架橋は，細菌のつくる酵素，**ペニシリン結合タンパク(penicillin-binding protein：PBP)**に媒介されている。何でこういう名前になったのかは，後で述べる。この酵素は，ペプチド側鎖の末端の2つのアミノ酸を認識し，それは通常，D-アラニル-D-アラニンである。これを直接，別のペプチド側鎖に架橋をつくるか，2つのペプチド側鎖の間にグリシン残基の橋を架けることで間接的に架橋を行う。

架橋のある頑強な細胞壁のおかげで，細菌は特徴的な形状を維持できる。たとえば，ある細菌は桿状菌であり，**桿菌(bacillus)**と呼ばれる。**球菌(coccus)**は，球状の形態をしている。**球桿菌(coccobacillus)**は桿菌と球菌の中間型の形をしている。最後に，**スピロヘータ(spirochete)**はコルク抜き状のらせん形をしている。

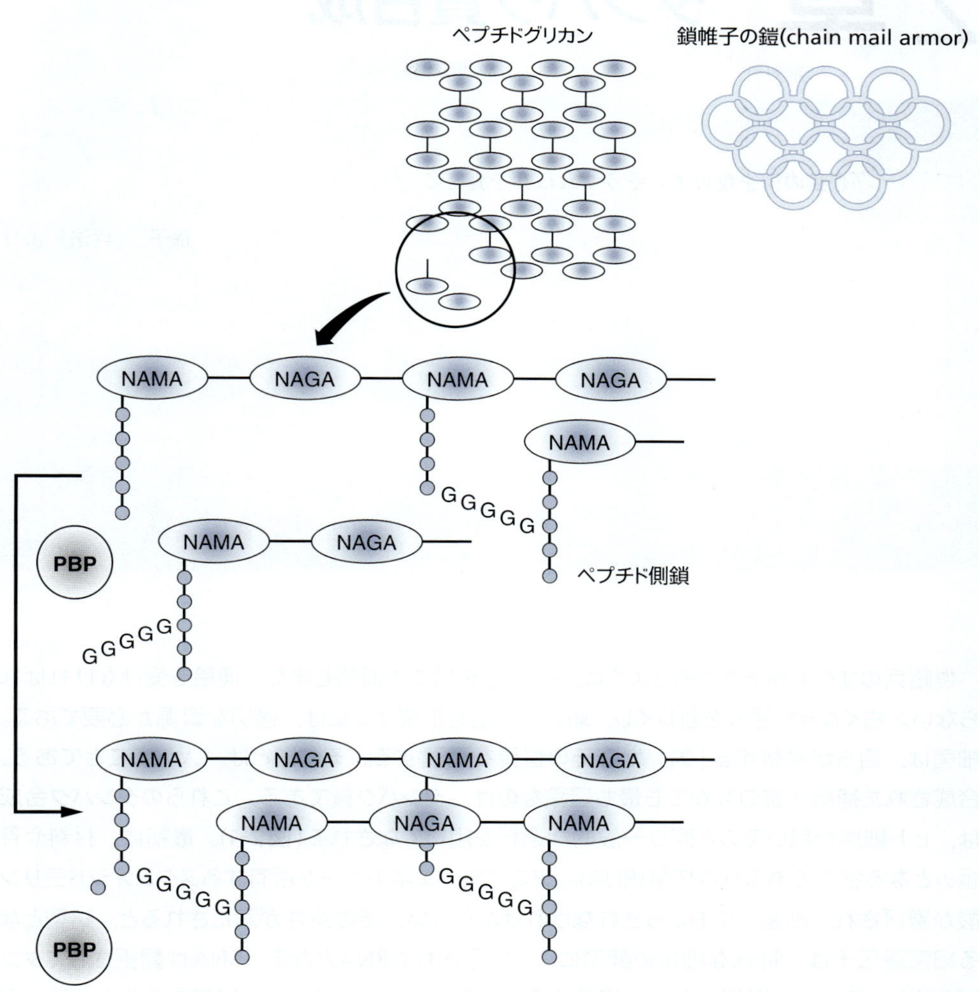

図1-2　**ペプチドグリカンの構造**　ペプチドグリカン合成は，二糖類ポリマーがペニシリン結合タンパク(PBP)により，架橋をつくることが必要である。
GGG＝グリシン・ブリッジ，NAGA＝*N*-アセチルグルコサミン，NAMA＝*N*-アセチルムラミン酸

問題

解答は**付録9** (314ページ)に示す。

1. 細菌の細胞壁は ［　　　］ から成っている。
2. ［　　　］ はペプチドグリカンのポリマーをクロスリンクする酵素である。
3. ［　　　］ は桿状菌である。

2章 タンパク質合成

「豊穣の国を攻めよ。そうすれば兵を養える。」

孫子，『兵法』より

侵略兵のすべてがそうであるように，感染症を起こす細菌もまた，補給を受けなければならない。古くなった部分を新しくし，新しい細菌を形成するには，適切な資源が必要である。細菌は，自らが侵略する「国」からその資源を調達する。その国とは，人体のことである。合成された補給物質のなかでも最も豊穣なのは，タンパク質である。これらのタンパク合成は，ヒト細胞が用いるのと同じ一般的な過程を用いてなされる(**図2-1**)。最初に，材料や骨組みとなる物質であるリボ核酸(RNA)，アミノ酸，エネルギーを所有するヌクレオシド三リン酸が獲得され，細菌内にもたらされなければならない。その条件が満たされると，鋳型となる細菌遺伝子は，特殊な細菌の酵素により転写されてRNAとなる。RNAは翻訳されてタンパク質となる。この過程に必要な細菌の構成要素のいくつかは，ヒト細胞のそれとは随分異なっているので，細菌のタンパク合成は抗菌薬による阻害に屈服するのである。

原材料

新たなタンパク質の合成には，大量の原料とエネルギーを必要とする。たとえば，伸長するタンパク質に1個のアミノ酸を加えるためには，3～4個のヌクレオシド三リン酸〔例：アデノシン三リン酸(ATP)やグアノシン三リン酸(GTP)〕のエネルギーが必要である。細菌は環境からグルコースのような燃料を取り込み，エネルギーを取り込んだり中間代謝産物をつくったりする代謝経路に沿って燃料を加工することで，これらの原材料やエネルギーを産生する。

このような代謝経路はとても複雑で，細菌と人体とでは大きく異なる。代謝経路は，細菌を2種類に分類するのに用いられる。つまり，**好気性菌**と**嫌気性菌**である。好気性菌は，環境中の酸素を代謝経路に用いるが，嫌気性菌は酸素を用いない。実のところ，偏性嫌気性菌は酸素によって死滅してしまう。これは，酸素がつくる有害な副産物，たとえば，過酸化水素やスーパーオキシド・ラジカルを無毒化する酵素を欠いているためである。結核菌

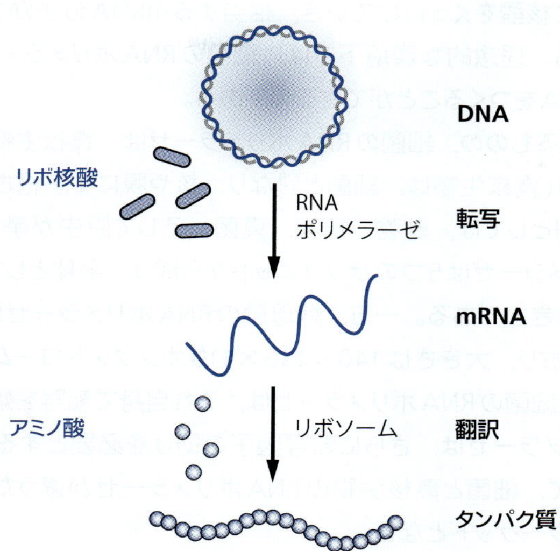

図2-1 タンパク質が細菌内で合成される過程

(*Mycobacterium tuberculosis*)は偏性好気性細菌の一例である。偏性嫌気性細菌の例として，クロストリジウム・ディフィシル(*Clostridium difficile*)[*1]やバクテロイデス・フラギリス(*Bacteroides fragilis*)がある。細菌は，酸素があると酸素を用い，酸素がないと嫌気性菌として働くものも多い。こういった細菌は酸素使用に関して**通性**と呼ばれ，酸素があろうとなかろうと元気で生きていける。このような通性嫌気性細菌の例として，大腸菌(*Escherichia coli*)や黄色ブドウ球菌(*Staphylococcus aureus*)がある。大気中よりも酸素が少ない場合によく成長する細菌もある。これらは**微好気性菌**と呼ばれている。カンピロバクター・ジェジュニ(*Campylobacter jejuni*)は微好気性菌の一例だ。

細菌に消費されるエネルギーは，取り込まれ蓄えられる。ある場合はヌクレオシド三リン酸として，そしてある場合には細胞内外でのプロトン勾配をつくることで。この勾配で蓄えられた位置エネルギーは，**プロトン駆動力**と呼ばれる。プロトンは形質膜を通って，この勾配(細菌の外から中へ)を下りていくが，このエネルギーは細胞内への栄養の輸送やATPの産生といった重要な過程に用いられる。

転写

転写とは，細菌遺伝子のDNA内の情報が用いられ，**メッセンジャー RNA(mRNA)**と呼ばれるRNA分子を合成する過程のことをいう。そのためには，ヒト細胞同様，細菌においても酵素複合体である**RNAポリメラーゼ**が用いられる。RNAポリメラーゼはDNAに結合し，そ

*1 **訳注：**クロストリジウム・ディフィシル(*Clostridium difficile*)は，クロストリディオイデス・ディフィシル(*Clostridioides difficile*)に名称変更になっている。

の鋳型を用いて順番に核酸をくっ付けていき，相当するmRNA分子がつくられる。この過程はとても効率的である。理想的な環境下では，細菌のRNAポリメラーゼは1秒間に55核酸というスピードでmRNAをつくることができるのである。

機能としては似ているものの，細菌のRNAポリメラーゼは，真核生物のRNAポリメラーゼとは随分異なっている(真核生物は，細菌と異なり，核や膜にて隔絶されている小器官を細胞内にもっている。例としては，動物，植物，真菌，そして原虫が挙げられる)。構造的には，細菌のRNAポリメラーゼは5つのサブユニットから成り，全体としては90×90×160オングストローム[*2]の大きさである。一方，酵母菌のRNAポリメラーゼは，もっとたくさんのサブユニットをもっており，大きさは140×136×110オングストロームである。機能的な違いもある。たとえば，細菌のRNAポリメラーゼは，それ自身で転写を始めることができるが，真核生物のRNAポリメラーゼは，さらに転写因子の助けを必要とする。細菌の活動維持には転写がとても重要で，細菌と真核生物のRNAポリメラーゼが違うために，この酵素複合体は抗菌薬の格好のターゲットとなる。

翻訳

真核生物においても細菌においても，**リボソーム**と呼ばれる巨大分子が，mRNAにある情報からタンパク質を合成する作業を行う。この過程を**翻訳**と呼ぶ。この大きな複合体は，**リボソームRNA(rRNA)**とタンパク質から出来ている。しかし，細菌のリボソームは，真核生物のそれとは随分違っている。**70S細菌リボソーム**は,**50Sのサブユニット**と**30Sのサブユニット**から成っている(**図2-2**)(“S”はスベドベリ単位のことであり，遠心をかけたときの沈降のスピードの単位である。したがって，スベドベリ単位は，添加された物質を伴わない複合体の大きさを示している)。サブユニットは，それ自身が複合体構造をもっている。たとえば，50Sサブユニットは，2つのrRNA分子と34のタンパク質から出来ており，30Sサブユニットは，1つのrRNA分子と21のタンパク質から出来ている。対照的に，真核生物のリボソームは，大きさは80Sで，60Sサブユニットと40Sサブユニットから出来ている。それぞれが，たくさんのrRNAとタンパク質から出来ている。

完全なるリボソームは，別のRNAである**トランスファーRNA(tRNA)**とともに，タンパク合成を司っている。リボソームはmRNAの鋳型に結合して，これを読み取り，その鋳型の情報に従って相当するアミノ酸がtRNAによって運ばれ，取り込まれていく。こうしてタンパク質がつくられていく。翻訳の重要性は，急速に増殖する細菌のRNA合成の半分が，rRNAとtRNAに費やされているという事実からも示されている。細菌の成長におけるタンパク合成の重要性と，細菌のリボソームと人体のリボソームとの違いのため，細菌リボソームは抗菌薬の格好のターゲットである。実のところ，いろいろな種類の抗菌薬は細菌リボソームに結合し，これを阻害することで作用するのである。

＊2 **訳注：**オングストロームは，1 mmの1,000万分の1。

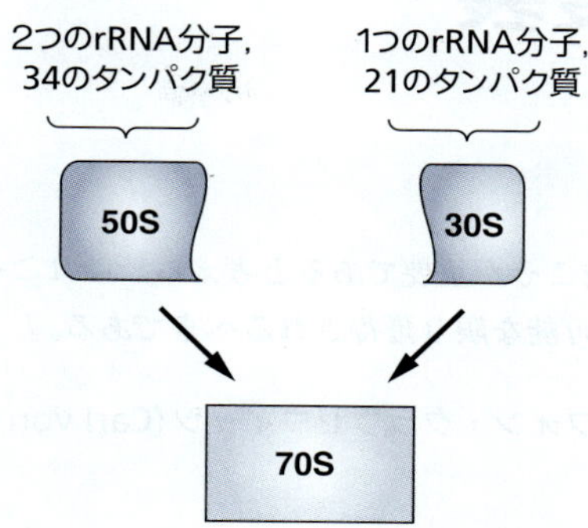

図2-2　細菌リボソームの構造

問題

1. [　　　] (菌)は，酸素なしで成長する。
2. [　　　] は酵素複合体で，DNAの鋳型からmRNAをつくる。
3. 70S細菌リボソームは，[　　　] と [　　　] のサブユニットから成り，これらもそれぞれ，[　　　] と [　　　] から出来ている。

3章 複製

「我々は，数の優位こそが重要であると考える。これこそが根本的な考えとすべきで，目的とすべきで，可能な限り獲得されるべきである。」

カール・フォン・クラウゼヴィッツ(Carl von Clausewitz)，『戦争論』より

細菌とヒトの免疫反応との戦いにおいて，数こそがキーである。細菌は絶え間なく分裂し，宿主の防御能を凌駕しようとし，免疫能は侵略者を常に除去しようとする。このバランスにおいて，抗菌薬はちょびっとヒトの免疫反応のほうを有利にするのである。

細菌の増殖が感染においてどのくらい重要かを示すのに典型的なのは，赤痢である。この感染性下痢症は赤痢菌(*Shigella*)が起こすが，せいぜい200程度の菌を飲み込むだけで発症しうる。しかし，短期間のうちに，この200の微生物は増殖し，1日に何十億もの細菌が下痢により糞便中に排出されるようになるのである。この疾患においては，細菌の迅速な増殖こそが本質的に重要なのは，誰の目にも明らかである。

細菌の複製は分裂によって起こる。ここでは，親たる細菌は分裂して，2つの同一な娘細胞をつくり出すのである。娘細胞をつくるためには，たくさんの生体分子が必要になる。ほとんどすべての細菌は，単一の環状の染色体をもっている。この複製が細胞分裂において不可欠な部分なのである。細菌酵素が，すでに存在している染色体を鋳型にし，第2の同一の染色体を合成すると，複製が起こる。このためには，デオキシヌクレオチドが，つくられつつあるDNA分子の所にいつでも届けられるよう供給されなければならない。この過程は，口でいうほど単純ではない。最適な条件での染色体の複製のために必要なDNAの形を制御するのに，別の酵素も必要になる。このような複雑な仕組みに，抗菌薬が細菌の成長を阻害するためのいくつかの機会を与えているのだ。

デオキシヌクレオチドの合成

デオキシアデノシン三リン酸(dATP)，デオキシグアノシン三リン酸(dGTP)，デオキシシチヂン三リン酸(dCTP)，そして，デオキシチミジン三リン酸(dTTP)が十分に供給されないと，DNA複製時にDNA分子をつくることはできない。細菌は，DNAの構成要素をつくるのに，

いくつかの合成経路をもっている。**テトラヒドロ葉酸(THF)**は，そのうちのいくつかの経路において重要な共同因子であり，以下のようにして合成される(**図3-1**)。ジヒドロプテロイン酸合成酵素は，ジヒドロプテリンピロリン酸とパラアミノ安息香酸(PABA)を用いて，ジヒドロプテロイン酸をつくり出す。これは，次にジヒドロ葉酸に変換される。ジヒドロ葉酸還元酵素は，ジヒドロ葉酸をTHFに変化させる。THFは，ヌクレオチドのいくつかを完成させるのに必要である。ヒトは，THFの前駆体である葉酸を食物から積極的に吸収するが，ほとんどの細菌は葉酸を吸収できず，自らが合成しなくてはならない。というわけで，この合成経路は抗菌薬にとっての魅力的なターゲットとなるのである。

DNA合成酵素

DNAポリメラーゼという酵素は，細菌染色体複製において重要であるが，必要なのはこの酵素だけではない。例を挙げると，DNAをひねりあげる，いわゆる**スーパーコイリング**を制御する**トポイソメラーゼ**である。スーパーコイリングを理解するには，らせん型DNAから出来ている染色体がどうなるかを理解しなければならない。DNAの二重らせん構造は，弛緩された状態では，1らせん回転につき10ヌクレオチド対をもっている。しかし，DNAの一端をひねりあげ，もう一端は固定しておくことで，1らせん回転あたりのヌクレオチドの数を増減させることができる。そう，11とか9とかいったように(**図3-2**)。この結果，DNA分子にさらなるストレスがかかり，遂にはスーパーコイルの形成となる。1らせん回転あたりのヌクレオチドの数が増えると，これは陽性のスーパーコイリングと呼ばれる。減ると，陰性のスーパーコイリングと呼ばれる。似たようなことが細菌でも起きている。染色体のある部分は大きなタンパク複合体と結合して「固定されて」おり，ある部分に起こるひねりでは，染色体が集まってスーパーコイルが出来る。では，どこからこのひねりはやってきたのだろう。RNAポリメラーゼは大分子であり，転写時に細菌の染色体に沿って動くので，単独で自由に回転することはできない。したがって，RNAポリメラーゼは染色体に沿って動くが，そのとき，DNAの二重鎖を引き離し，酵素の前面では陽性スーパーコイリングが起こり，後方では，陰性スーパーコイルが形成される。理論的には，過剰なスーパーコイリングにより，DNAの複製・転写は阻害される可能性がある。

スーパーコイリングを視覚的に理解するために，電話のコードを，受話器から30 cmくら

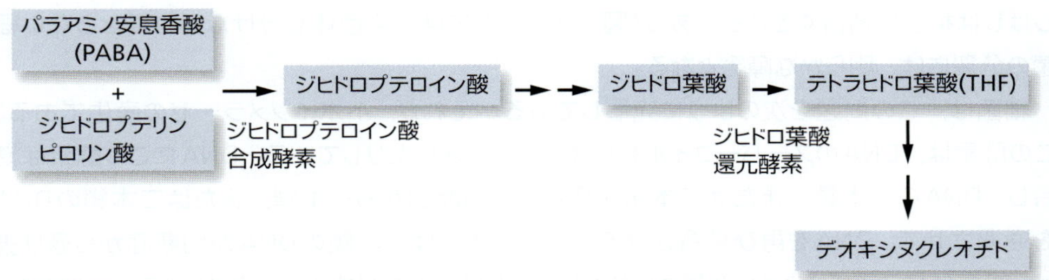

図3-1　細菌のテトラヒドロ葉酸(THF)の合成

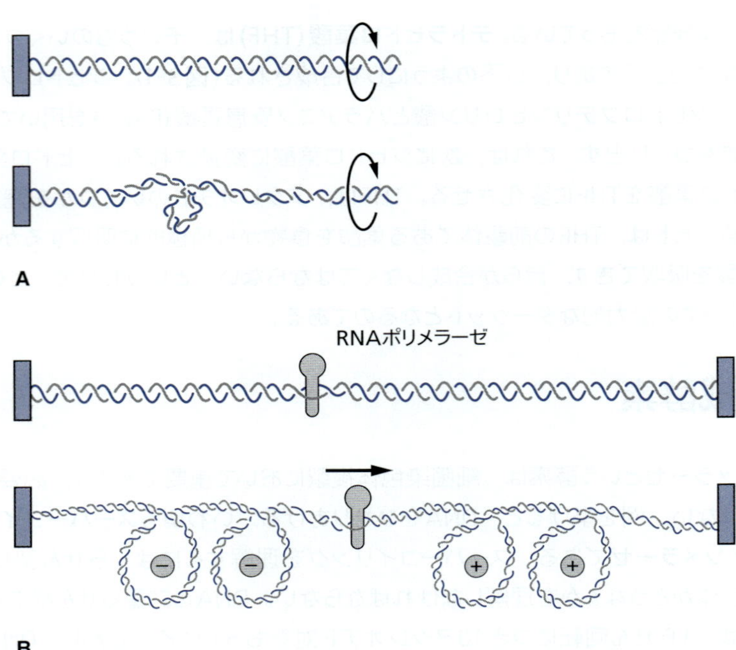

図3-2 **DNA二重らせん構造のスーパーコイリング** A：DNAがひねりあげられてスーパーコイルが出来る。B：転写のとき，RNAポリメラーゼが染色体に沿って動き，その酵素の前方で陽性スーパーコイルが出来，後ろでは陰性スーパーコイルが出来る（*Molecular Biology of the Cell*, fourth edition by Bruce Alberts, et al. Copyright ©2002 by Bruce Alberts, Alexander Johnson, Julian Lewis, Martin Raff, Keith Robertsおよび Peter Walter. Copyright ©1983, 1989, 1994 by Bruce Alberts, Dennis Bray, Julian Lewis, Martin Raff, Keith Roberts, and James D. Watsonを改変．W.W. Norton & Company, Inc.から許可を得て転載）。

いの所を左手でしっかり握るといい。右手でコードの同じ部分を握り，指でコードを「引っ張る」。手は受話器に向けて動かす。この場合，コードはらせん形の染色体DNAであり，あなたの右手はRNAポリメラーゼであり，それが染色体に沿って動いているのである。さて，あなたの手の先にあるコードに，スーパーコイルが集まっていくのがわかるだろうか。では，受話器を空中にぶら下げてみよう。受話器の重さでスーパーコイルはコードからなくなり，コードは捻りすぎたような形になる。しかし，受話器はもはや固定されていないので，圧力を解除するように自由に回転する。

細菌染色体の環状構造がもたらす2つめの効果。それは，複製の後，2つの娘染色体がしばしば相互に結合することである（**図3-3**）。これでは，染色体を分けなければならない細菌の分裂には，明らかな障害となる。

細菌は，この問題を次のように克服している。それが，トポイソメラーゼの産生である。この酵素は，DNAのスーパーコイルを加えたり取り除いたりしている。DNAにこの酵素は結合し，DNAの一本鎖，または二本鎖を切断し，切断面から一本鎖，または二本鎖のDNAを通過させて，DNAを再び結合させる。一本鎖または二本鎖のDNAが切断面から通り抜け，染色体のスーパーコイルが加えられたり，取り除かれたりする。トポイソメラーゼはまた，2つの絡み合った染色体を複製の後に引き離すことができる。このように，細菌は染色体内

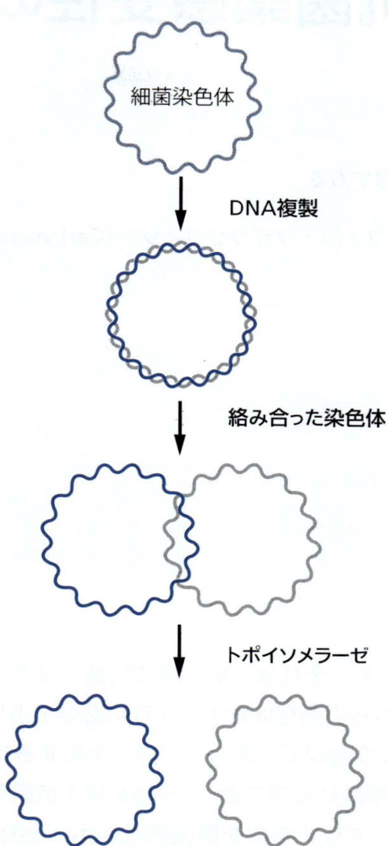

図3-3　**細菌染色体の複製**　細菌染色体は環状構造をもっているために，複製された染色体は絡み合ってしまうので，トポイソメラーゼによって適切に分断される必要がある。

のスーパーコイルの程度を調整することができ，これによってDNA複製後に染色体を引き離すことができる。

問題

1. テトラヒドロ葉酸は，［　　　］の合成におけるいくつかの経路において必要とされる。
2. 多くの細菌の染色体は，［　　　］構造をもつ。
3. ［　　　］は，DNAスーパーコイリングを制御する酵素である。

4章 抗菌薬感受性の測定

「攻撃は最大の防御である。」

カール・フォン・クラウゼヴィッツ(Carl von Clausewitz),『戦争論』より

細菌の3つの過程を検討した。それは，細胞膜の形成，細菌タンパクの合成，そして，細菌染色体の複製である。これらの過程は細菌の生存に必要であり，相当するヒト細胞の過程とは異なっている。それぞれの過程で，細菌の成長を阻害する抗菌薬を開発するたくさんのチャンスがある。抗菌薬は2種類に分類できる。細菌を殺す抗菌薬を**殺菌性**(bacteriocidal)と呼び，細菌増殖を阻害するだけのものを**静菌性**(bacteriostatic)と呼ぶ。静菌性の抗菌薬は免疫系に依存しており，分裂増殖できなくなった細菌を患者から駆除してもらうのだ。

ある細菌分離株に対する各抗菌薬の感受性は，**最小阻止濃度**(minimum inhibitory concentration：MIC)と**最小殺菌濃度**(minimum bacteriocidal concentration：MBC)を用いて定量化される。その名称がほのめかすとおり，MICは細菌の増殖を抑えることが可能な最小の抗菌薬の濃度を測定している。同様に，MBCは細菌を殺すに至る最小の抗菌薬の濃度である。

実地診療においては，いくつかの検査法が開発されており，ある細菌分離株が特定の抗菌薬に感受性があるのか，耐性なのかが測られる。**Kirby-Bauer法**では，抗菌薬が埋め込まれた薄い板(ディスク)が菌を塗り付けた寒天平板上に落とされる。抗菌薬はディスクから染み出し，そのディスクから離れるほど濃度が小さくなるような勾配ができる。細菌の増殖はディスクの周りでは抑えられ，その抑えられた輪の直径を測定して件の細菌分離株がその抗菌薬に感受性があるのか，耐性なのかを決定する。**Eテスト**は同様の原理を用いるが，ディスクの代わりに長いテープを使う。このテープには抗菌薬が染み込ませてあるが，距離に応じて濃度が低下していく。細菌を塗った寒天平板培地にこれを載せると，細菌は抗菌薬のほとんどないテープの末端では増殖するが，反対側の抗菌薬濃度の高いほうでは増殖できない。細菌増殖の「芝生」が切れるポイントでMICを測定することができる。MICの数値はすでにテープに記してあるのだ。**液体希釈法**もまた同様の原理を用いるが，抗菌薬を溶かした溶液が液体培地の「ウェル」に入れられており，寒天培地は用いない。この検査法の場合，

細菌増殖を阻止しうる最大希釈の抗菌薬が入ったウェルがMICを決定する。今日，大多数における規模の大きな病院の微生物検査室ではこうした原理を用いた自動機器を使用しており，何百もの細菌分離株を同時に検査するのである。

抗菌薬は重要なターゲットとなる細菌に結合し，細菌はその作用を避けるために防御メカニズムを進化させてきた。以降，そうした個々の抗菌薬を検討する。

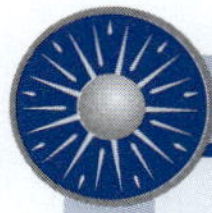

パール

免疫系は，ある種の感染症において細菌を排除するのには比較的無力なようだ。たとえば，髄膜炎や心内膜炎がそうである。こうした感染症においては，殺菌性の抗菌薬を用いるべきで，静菌性の抗菌薬は用いない。

問題

1. ［　　　］抗菌薬は，細菌増殖を阻害するのではなく，殺してしまう。
2. ［　　　］法は抗菌薬感受性を測定するが，抗菌薬の埋め込まれたディスクを用い，これを細菌を塗った寒天培地に落とす。
3. ［　　　］(法)は抗菌薬感受性を測定するが，液体培地に倍々希釈した抗菌薬を用いる。

PART II

抗菌薬

「武士は目的に応じて，さまざまな武器を用い，
その特徴をよく心得てよく用いるのが肝心である。」

宮本武蔵，『五輪書』より

病原性細菌の攻撃から人体を守るために，侵略者内部の脆弱な部分をターゲットにするたくさんの抗菌薬が開発されてきた。抗菌薬は大きく，3つのカテゴリーに分けられる。(1)細胞膜をターゲットとするもの，(2) タンパク質の新規産生をブロックするもの，(3) DNAやDNA複製をターゲットとするもの，である。

さて，これから個々の抗菌薬を検討しよう。それぞれについて，交通信号の形で抗菌スペクトラムが要約されている。このため，細菌は大きく4種類に分けられている。好気性グラム陽性菌，好気性グラム陰性菌，嫌気性菌，非定型菌，である。ある抗菌薬のある種の細菌に対する活性は「青(歩け：イケイケ)」信号(活性あり)，「黄(注意)」信号(時々，活性あり)，「赤(止まれ：やめておけ)」信号(活性なし)，で示されている。したがって，**2番目の図**に示された例では，グラム陽性菌によって起こされた感染症においては，**「イケイケ」**でその抗菌薬を使うべきで，グラム陰性菌が起こした感染症に使用することを考えているときは**「やめておけ」**で，嫌気性菌や非定型菌によって起こされた感染症については**「注意」**しなくてはならない。これは，それぞれの細菌に対する抗菌活性の一般的な適応にすぎないことに要注意である。例外というのは常にあるものであり，実際に適切な抗菌薬を選択する場合には，感染部位での抗菌薬の高濃度達成能力，細菌を殺すのか，それとも阻害するだけなのか，薬剤禁忌，過去の抗菌薬使用歴など，他の多くの要素も考慮しなければならない。そうはいっても，交通信号による表示は，個々の抗菌薬の抗菌スペクトラムを学ぶ最初のステップとしては便利であろう。

例

グラム陽性菌

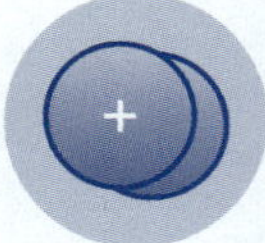

黄色ブドウ球菌 (*Staphylococcus aureus*)
肺炎球菌 (*Streptococcus pneumoniae*)
腸球菌 (enterococci)
リステリア菌 (*Listeria monocytogenes*)

グラム陰性菌

インフルエンザ菌 (*Haemophilus influenzae*)
ナイセリア (*Neisseria*) 属
腸内細菌科 (*Enterobacteriaceae*)
緑膿菌 (*Pseudomonas aeruginosa*)

嫌気性菌

バクテロイデス・フラギリス (*Bacteroides fragilis*)
クロストリジウム (*Clostridium*) 属

非定型菌

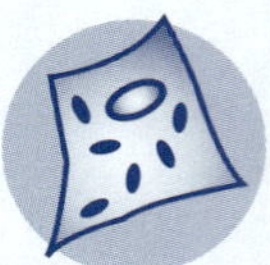

クラミジア (*Chlamydia*) 属
マイコプラズマ (*Mycoplasma*) 属
レジオネラ・ニューモフィラ (*Legionella pneumophila*)

これ以降，本書で用いる細菌のグループ分け

グラム陽性菌　イケイケ（青信号）

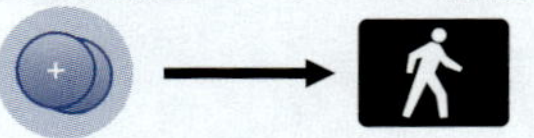

グラム陰性菌　やめておけ（赤信号）

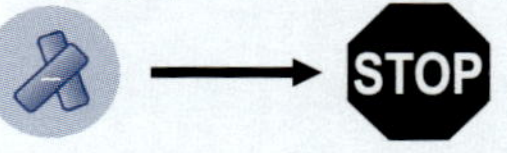

嫌気性菌　注意（黄信号）

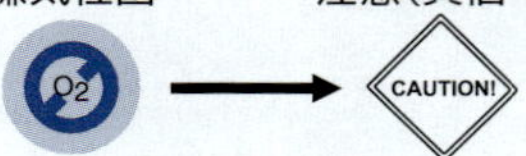

非定型菌　注意（黄信号）

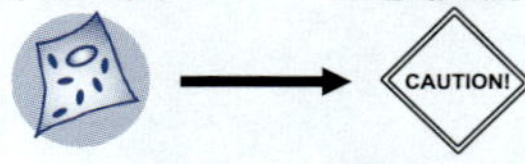

抗菌活性スペクトラムを交通信号で表示

歴史

黎明期の抗菌効果をもつ薬の一部は抗体だった。ジフテリア毒素に結合し，不活化するような抗体入りの血清が，19世紀にはジフテリア患者の治療にすでに使われていた。現在使われる抗菌薬のほとんどは小分子だが，病原性のある細菌がつくるトキシンをターゲットにした抗体が再び脚光を浴びつつある。たとえば，raxibacumabとベズロトクスマブはヒトモノクローナル抗体で，それぞれ，炭疽菌(*Bacillus anthracis*)の炭疽トキシンの一部と，クロストリジウム・ディフィシル(*Clostridium difficile*)のトキシンBに結合する。おそらく，抗体は再び細菌感染患者治療に重要な役割を担うことだろう。

Markham A. Bezlotoxumab : first global approval. *Drugs*. 2016 ; 76 : 1793–1798.
Migone TS, Subramanian GM, Zhong J, et al. Raxibacumab for the treatment of inhalational anthrax. *N Engl J Med*. 2009 ; 361 : 135–144.

文献

抗菌薬の概説については，下記の素晴らしい文献を参照されたい。

Bennett JE, Dolin R, Blaser MJ. *Mandell, Douglas, and Bennett's Principles and Practice of Infectious Diseases*. 8th ed. Philadelphia, PA: Elsevier Saunders; 2015.
Mascaretti OA. *Bacteria versus Antibacterial Agents: An Integrated Approach*. Washington, DC: ASM Press; 2003.
Thompson RL, Wright AJ. Symposium on antimicrobial agents, parts I–XVII. *Mayo Clin Proc*. 1998–2000:73–75.
Walsh C. *Antibiotics: Actions, Origins, Resistance*. Washington, DC: ASM Press; 2003.

5章 細胞膜をターゲットにする抗菌薬

「重い甲冑の中で安全な騎士は，馬を下りて革を身にまとった歩兵を殺すのに良心の呵責を感じたりしなかったが，歩兵が鋼の石弓(crossbow)でもって反撃し，騎士が絶叫するところを読むのは楽しいものである。そんな兵器を戦場に持ち込むなど，名誉ある戦争ではないとヘブン(Heaven)と呼ばれる騎士は証言したが，事実はこうである。騎士達は甲冑が，重い石弓の時代には，かつてのような防御の役に立たないことを理解したのである。」

Sir Ralph Payne-Gallwey*，“The Crossbow”より

*訳注：Sir Ralph Payne-Gallweyは，19世紀から20世紀にかけて活躍した歴史家。

細胞膜を細菌の甲冑とするならば，βラクタム抗菌薬，バンコマイシン，ダプトマイシン，そしてコリスチンは，それを貫く石弓である。これらの抗菌薬は防御的な細胞膜を攻撃し，細菌を不利にする。これから，これらの抗菌薬がどのように細菌を殺すのか，どのようなタイプの細菌に活性があるのか，そして，その副作用について検討する。

βラクタム抗菌薬

βラクタム抗菌薬の驚愕のストーリーは1928年に始まった。その年，アレクサンダー・フレミング(Alexander Fleming)は，彼のもっていた培地を汚染したカビが，細菌の増殖を防止していることに気がついたのである。このカビは，ペニシリウム(*Penicillium*)属に属していたので，フレミングはこの抗菌物質を，「ペニシリン」と名づけた。これが，たくさんあるβラクタム薬の最初の薬である。この化合物の解明はどんどん進み，1941年には臨床試験が行われ，患者に絶大な利益のあることが証明された。

ペニシリンの核となる部分は，4員環から成る環状構造で，これを**βラクタム環**と呼ぶ(**図5-1**)。この基本構造を修飾して，いくつかの有効な抗菌化合物が開発された。おのおのが特徴的な活性スペクトラムや薬物動態の特性をもっている。**ペニシリン系抗菌薬**，**セファロスポリン系抗菌薬**，**カルバペネム系抗菌薬**，そして，**モノバクタム系抗菌薬**(表5-1)がある。しかし，それぞれのβラクタム化合物の抗菌活性は，同じ基本的なメカニズムに基づいている(**図5-2**)。多少簡略にすぎているところもあるが，βラクタム抗菌薬は，ペニシリン結合タンパク(penicillin-binding protein：PBP)の阻害薬とみなすことができる。PBPは，ほとんどの細菌を取り巻くペプチドグリカン層を集結させている。仮説では，βラクタム環は通常，PBPが結合するペプチド側鎖の，D-アラニル-D-アラニン部に似ている。PBPはβラクタム環と相互作用を起こし，そのため，新しいペプチドグリカンの合成には使われなくなる(**図5-3**)。ペプチドグリカン層の阻害により，細菌は溶解する。

すべての抗菌薬同様，βラクタム薬の耐性は，2つの主要なカテゴリーに分けることができる。固有型と獲得型である。**固有型耐性**は，その細菌のもつ構造や生理学的特徴が固有にもつ耐性メカニズムのことをいう。たとえば，すべての緑膿菌(*Pseudomonas aeruginosa*)の外膜のポーリン(孔)は，アンピシリンがペリプラズム腔を通ることを許さないので，すべての緑膿菌は，この抗菌薬に対して耐性なのである。対照的に，**獲得型耐性**は，細菌がもともとある抗菌薬に感受性があったのに，突然変異や外来の遺伝子によって，その抗菌薬活性に対して耐性を獲得するときに起こる。たとえば，ほとんどの緑膿菌は，カルバペネム系抗菌薬のイミペネムに感受性をもつが，外膜に特別のタンパクチャネルをもち，そこを通過してPBPに行き着く通路を備えている。しかし，イミペネムにさらされると，自然発生的に突然変異が起こることがあり，そのとき，このチャネルの産生がなくなってしまうのである。そうすると，イミペネムに対して獲得型耐性になってしまう。現実的な使い方としては，固有型耐性は，すべての株がその抗菌薬に対して耐性であることを指し，獲得型耐性は，ある株だけが耐性を示すのである。

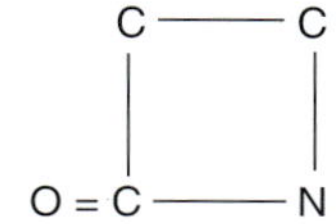

図5-1　**βラクタム環の構造**

表5-1 βラクタム抗菌薬

ペニシリン
セファロスポリン系抗菌薬
カルバペネム系抗菌薬
モノバクタム系抗菌薬

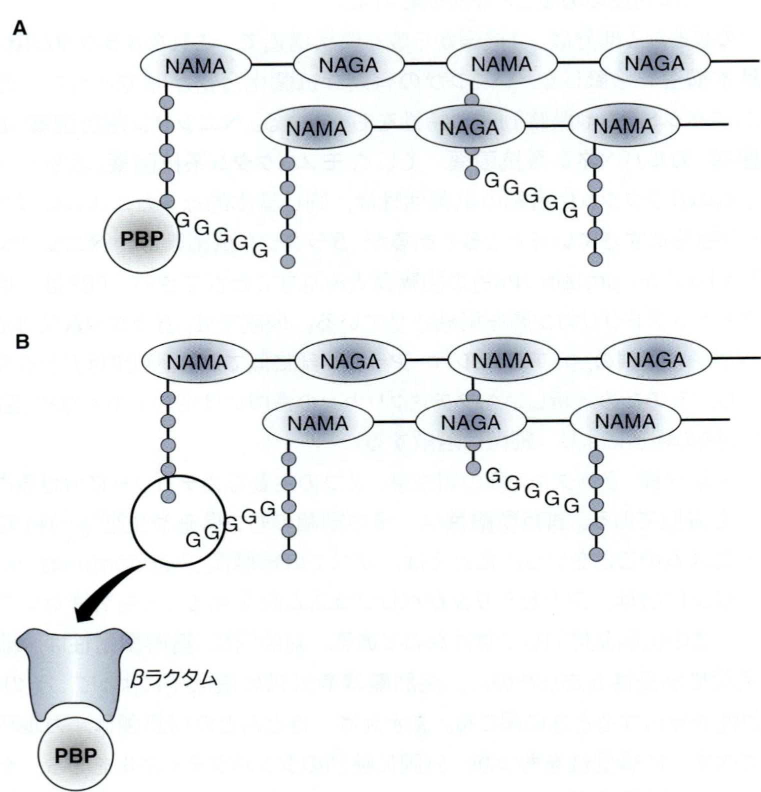

図5-2 βラクタム抗菌薬の活性メカニズム A：通常，新たなサブユニットの*N*-アセチルムラミン酸(NAMA)と*N*-アセチルグルコサミン(NAGA)二糖類が，ペプチド側鎖にくっ付き，その側鎖はすでにあるペプチドグリカンポリマーにくっ付いている。これは，ペニシリン結合タンパク(PBP)の酵素活性を通じて，あるペプチド側鎖から出たグリシン架橋(G)が，別の部位へ共有結合することによって起こることがある。B：βラクタム抗菌薬の存在下では，この過程は阻害される。βラクタム抗菌薬はPBPに結合し，ペプチド側鎖のグリシン基が架橋をつくるのを防いでおり，二糖類のサブユニットがすでにあるペプチドグリカンポリマーに取り込まれるのを防いでいる。

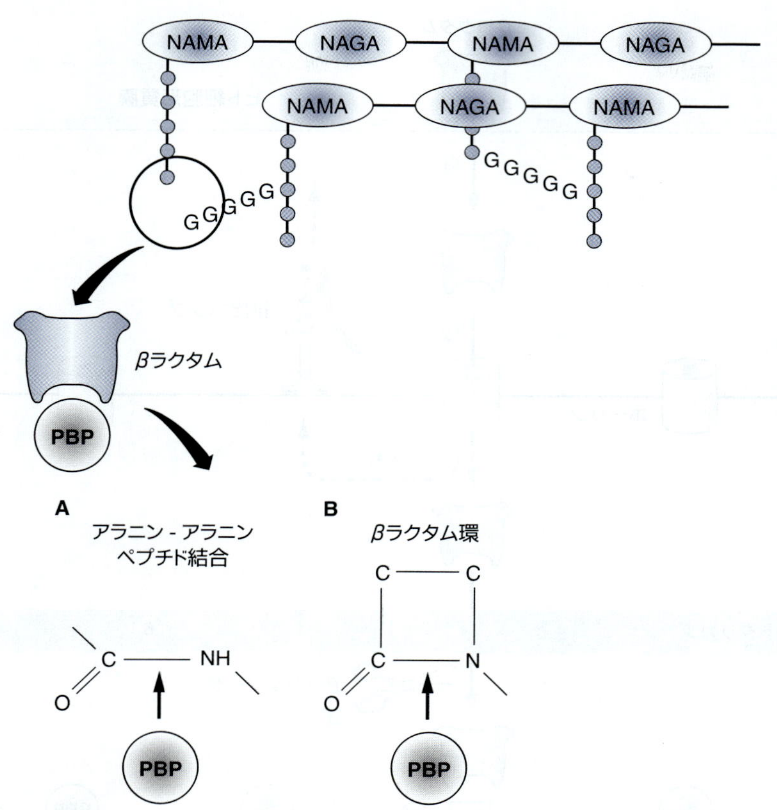

図5-3　**βラクタム抗菌薬によるペニシリン結合タンパク(PBP)阻害のメカニズム**　A：PBPは，ペプチドグリカンペプチド側鎖の2つのアラニン間を認識し，触媒作用を起こす。B：βラクタム環はこのペプチド結合に似ている。したがって，PBPは，βラクタム環に触媒作用を及ぼし，その結果，失活する。

耐性は通常，βラクタム薬が病原性細菌を殺す過程における，6つのピットフォール(**P**itfall)に陥ってしまうために起こる(**図5-4**)。これらは，以下の6つの**P**である。(1)**P**enetration(移行性)：βラクタム薬は，ヒト細胞の細胞内区画にはほとんど入っていかない。だから，ここに巣くう細菌は抗菌薬にさらされないのである。βラクタム抗菌薬は届かない所の細菌を殺すことはできない！　(2) **P**orin(ポーリン)：βラクタム抗菌薬が細菌に到達しても，ターゲットであるPBPまでの通路を獲得しなければならない。グラム陽性菌の場合，これは難しいことではなく，PBPやペプチドグリカンは比較的むき出しなのである。しかし，グラム陰性菌の場合，防御的な外膜に覆われている。βラクタム薬は，この膜をポーリンからの拡散によって突破しなければならない。ポーリンは外膜にあるタンパクチャネルなのである。多くのグラム陰性菌は，ペリプラズム腔へのある種のβラクタム薬の通過を許さないポーリンを有している。(3) **P**ump(ポンプ)：細菌のなかには**排出ポンプ(efflux pump)**をもつものもある。これは，タンパク複合体であり，いったんペリプラズム腔に入った抗菌薬を環境に押し戻す。このポンプは，抗菌活性に十分な濃度がペリプラズム内に蓄積するのを防いでいる。(4) **P**enicillinase(ペニシリナーゼ。実際にはβラクタマーゼのことなのだが，これはPでは始まら

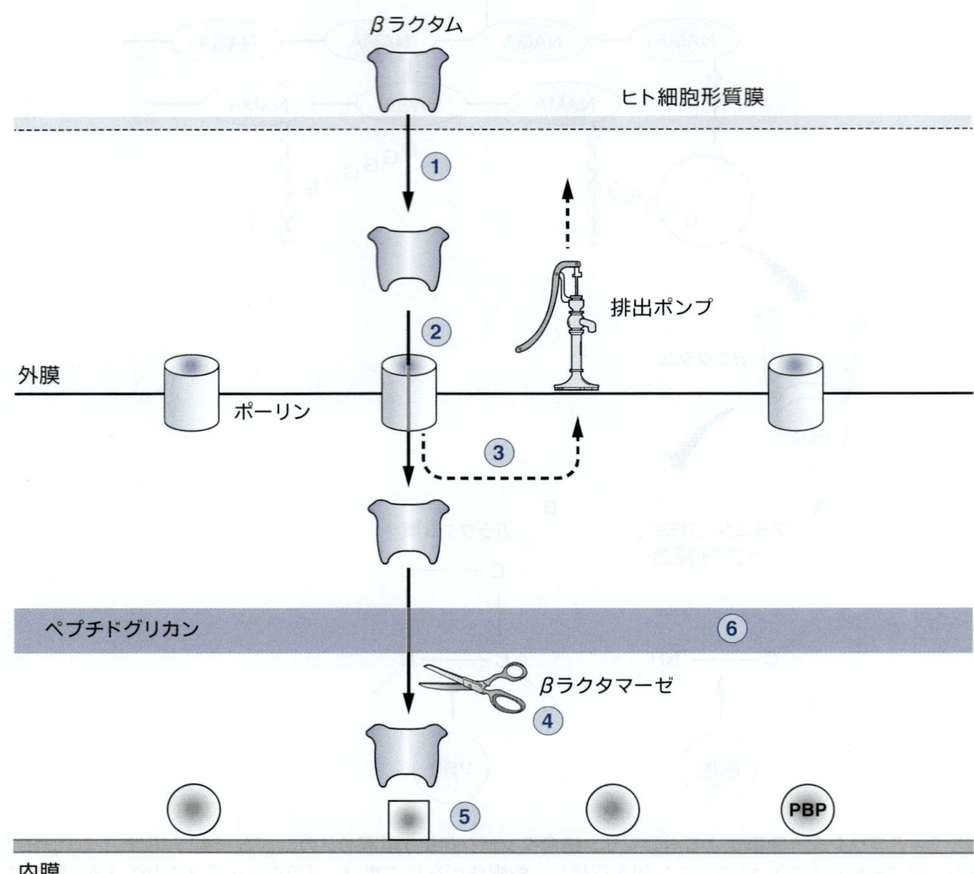

図5-4 βラクタムが阻害される可能性のある6つのP ① Penetration(移行性), ② Porin(ポーリン), ③ Pump(ポンプ), ④ Penicillinase〔β-lactamase(ペニシリナーゼ。実際はβラクタマーゼ)〕, ⑤ Penicillin-binding protein(PBP：ペニシリン結合タンパク), ⑥ Peptidoglycan(ペプチドグリカン)。

ないんだよね)：多くの細菌は，グラム陽性菌であれ陰性菌であれ，**βラクタマーゼ**をつくる。これは，βラクタム薬がPBPに届く前に分解してしまう酵素なのである。(5) PBP(ペニシリン結合タンパク)：細菌のなかには，βラクタム薬に十分な親和性でもって結合しないPBPをつくるものもある。この場合，βラクタム薬はターゲットたるPBPには届くものの，それを不活化することができないのである。(6) Peptidoglycan(ペプチドグリカン)がない：ペプチドグリカンをつくらない2～3の細菌もあり，そのためにβラクタム薬には影響されない。βラクタム薬が効果的であるためには，このような可能性のあるピットフォールをすべて避けなければならない。特記すべきことであるが，βラクタム抗菌薬は化合物の雑多な集合体を指す。あるものはある段階で阻害されるかもしれないし，別のものは問題なく障害を避けることができるかもしれない。

βラクタマーゼについて一言。多くの味つけをもっている。つまり，ある味つけ(特色)はある少数のβラクタム抗菌薬に特有なもので，別のものはすべてのβラクタム薬に共通のもの

覚えておこう!

βラクタム系抗菌薬耐性の6つの**P**を覚えよう。**P**enetration(移行性), **P**orin(ポーリン), **P**umps(ポンプ), **P**enicillinase(ペニシリナーゼ), **P**enicillin-binding protein(ペニシリン結合タンパク : PBP), それとabsent **P**eptido-glycan(ペプチドグリカンの欠如)。

歴史

最初はこう考えられていたのだ。20世紀に抗菌薬を治療目的で使い，細菌が呼応して抗菌薬耐性が最初に起きたのだ，と。今となってははっきりしているのだが，耐性遺伝子は何千年も前からあり，環境中の微生物が自然につくった抗菌効果をもつ物質とともに発展してきたようだ。

D'Costa VM, King CE, Kalan L, et al. Antibiotic resistance is ancient. *Nature*. 2011 ; 477 : 457–461.

歴史

偶然であるが，アレクサンダー・フレミング(Alexander Fleming)は，すぐに汚染されてしまうことになる寒天培地に，菌を蒔いた後に2週間の休暇をとっている。2週間は培地を調べることができないことを知っていたので，彼は細菌の増殖を抑えるために，通常の37℃ではなく，室温にて培養していた。彼の休暇が人類の歴史を変えたのである。ペニシリウム(*Penicillium*)は，室温で増殖するが37℃ではだめである。フレミングが，もし休暇をとらなかったら，彼はカビの殺菌効果を観察するには至らなかったであろう。休暇をとると仕事の効果が上がるというのは本当なのである。

Friedman M, Friedman GW. *Medicine's Ten Greatest Discoveries*. New Heaven : Yale University Press, 1998.

である，というような。たとえば，黄色ブドウ球菌(*Staphylococcus aureus*)のβラクタマーゼは，ある種のペニシリンに比較的特異的で，大腸菌(*Escherichia coli*)やクレブシエラ(*Klebsiella*) spp.〔属(species)の複数形の短縮形〕の一部がつくる基質拡張型βラクタマーゼ(extended-spectrum β-lactamase)は，ほとんどすべてのペニシリン系抗菌薬，セファロスポリン系抗菌薬，モノバクタム系抗菌薬を分解する。細菌の異なる菌や株により，異なる種類のβラクタマーゼを産生し，それが固有の抗菌薬耐性パターンを決定する。したがって，βラクタマーゼとか，その特異的な抗菌薬に対する効果について一般化するには，慎重さを必要とする。

こうした多くの問題点はあるものの，βラクタム抗菌薬は，現在存在する，最強にして最も広域の抗菌薬の1つであり続けている。毎年処方される抗菌薬の，大きな割合を占めているのである。

問題

1. すべてのβラクタム抗菌薬は，細菌の [　　] 層の特有の構築を阻害することで作用する。
2. βラクタム抗菌薬の4つの大きなクラスは，[　　]，[　　]，[　　]，[　　] である。
3. すべてのβラクタム抗菌薬は，[　　] に結合することでその活性を発揮する。
4. [　　] はβラクタム抗菌薬を切断する酵素であり，これを不活化する。

ペニシリン

それぞれのペニシリンは，βラクタム環とそれに付いているチアゾリジン環から成り，βラクタム環はさまざまな側鎖(図5-5のⓇ)により修飾されている。チアゾリジン-βラクタム環が抗菌活性に必要とされるのに対して，側鎖は，薬理学的特性や抗菌活性の異なる多くのペニシリン誘導体を産生するのに利用される。

R側鎖の修飾の結果，ペニシリンは以下のようないくつかのクラスに分類される。すなわち，**天然ペニシリン**，**抗ブドウ球菌活性をもつペニシリン**，**アミノペニシリン**，**広域スペクトラムペニシリン**である(表5-2)。さらに，ペニシリンの一部はβラクタマーゼ阻害薬と組み合わ

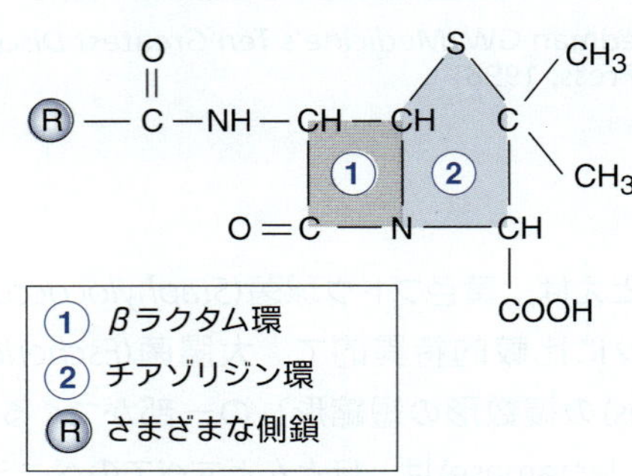

図5-5 ペニシリンの構造

表5-2　ペニシリン系抗菌薬

分類	静注薬	経口薬
天然ペニシリン	ペニシリンG	penicillin V
抗ブドウ球菌活性をもつペニシリン	nafcillin，oxacillin	dicloxacillin
アミノペニシリン	アンピシリン	アモキシシリン，アンピシリン
βラクタマーゼ阻害薬配合アミノペニシリン	アンピシリン・スルバクタム	アモキシシリン・クラブラン酸
広域スペクトラムペニシリン	ピペラシリン，ticarcillin	
βラクタマーゼ阻害薬配合広域スペクトラムペニシリン	タゾバクタム・ピペラシリン，ticarcillin-clavulanate	

せると，さらに多くの種類の細菌に対し，活性をもつようになる。ペニシリンは，同じクラスでは似たような薬物動態学的特性をもつが，異なるクラスの場合はかなり違った特性をもっている。

天然ペニシリン

天然ペニシリンの**ペニシリンG**と**penicillin V**は，ペニシリン系抗菌薬の曾祖父母に当たるが，いまだ抗菌療法に関して語るべきことは多い。ペニシリンGとpenicillin Vは「ペニシリウム」というカビの培養から直接精製されるので，「天然」ペニシリンと呼ばれる。ペニシリンGのR側鎖は，**図5-6**に示すように疎水性のベンゼン環から成る。

ほとんどすべての細菌はペプチドグリカンから成る細胞壁をもつので，天然ペニシリンが，一部のグラム陽性菌やグラム陰性菌，嫌気性菌，スピロヘータの一部に対しても活性をもつことは驚くに値しない。この広い活性にもかかわらず，大部分の細菌は，天然ペニシリンに対し，もともと耐性をもっている(固有型耐性)か，新たな耐性を獲得している(獲得型耐性)。どのような理由によるのかを理解することは，どの菌種が(天然ペニシリンに)感受性が残っているかを覚えるのに役立つ。つまり，天然ペニシリンの細菌スペクトラムは，その他のクラスのペニシリンのスペクトラムを覚えるのに役立つのである。6つの**P**が天然ペニシリンへの耐性を説明する。(1) **P**enetration(移行性)：天然ペニシリンは他のほとんどのβラクタムと同じでヒト細胞の細胞質内に入りにくく，リケッチア(*Rickettsia*)やレジオネラ(*Legionella*)など細胞質内に棲むほとんどの細菌はペニシリンから守られてしまう。(2) **P**orin(ポーリン)：大腸

CH_2 —

図5-6　ペニシリンGのR側鎖

菌(*Escherichia coli*)やプロテウス・ミラビリス(*Proteus mirabilis*)，サルモネラ・エンテリカ(*Salmonella enterica*)，赤痢菌(*Shigella*)属などの一部のグラム陰性菌は，ポーリンを外膜にもっているため，疎水性の天然ペニシリンがペリプラズム腔へ移行することを許さない。(3) Pump(ポンプ)：緑膿菌(*Pseudomonas aeruginosa*)などの一部のグラム陰性菌は排出ポンプを備えており，細胞質周囲にペニシリンが蓄積するのを防ぐ。これらのポンプは感受性の変化には少ししか貢献しないが，ポーリンやペニシリナーゼが一緒になると，劇的効果が出てくる。(4) Penicillinase(ペニシリナーゼ)：多くの細菌，つまり，グラム陽性菌(ブドウ球菌)とグラム陰性菌〔ナイセリア(*Neisseria*)とヘモフィルス(*Haemophilus*)株の一部や，多くの腸内細菌，バクテロイデス・フラギリス(*Bacteroides fragilis*)などの嫌気性菌の一部〕のいずれもが，ペニシリナーゼを産生し，天然ペニシリンを分解する。(5) Penicillin-binding protein(ペニシリン結合タンパク：PBP)：細菌の一部は天然ペニシリンとは十分な親和性でもって結合しないペニシリン結合タンパクを産生する〔例：肺炎球菌(*Streptococcus pneumoniae* の一部)〕。(6) Peptidoglycan(ペプチドグリカン)：マイコプラズマ(*Mycoplasma*)などの細菌の一部は，ペプチドグリカンそのものを産生しないので，天然ペニシリンの作用を受けない。

このような制限があるものの，天然ペニシリンは，いまだにある種のグラム陽性菌の治療に利用されている。特にレンサ球菌や，ある種の嫌気性菌，ある種のスピロヘータなどである(**表5-3**)。髄膜炎菌(*Neisseria meningitidis*)やβラクタマーゼを産生しないインフルエンザ菌(*Haemophilus influenzae*)などの2～3のグラム陰性菌でさえも，いまだにペニシリン感受性をもつ。

抗ブドウ球菌活性をもつペニシリン

抗ブドウ球菌活性をもつペニシリンは，「ペニシリナーゼ耐性ペニシリン」とも呼ばれ，ブドウ球菌のβラクタマーゼが結合できないような大きな残基をR側鎖にもつ(**図5-7**)。その

天然ペニシリン

グラム陽性	注意 (CAUTION!)
グラム陰性	やめておけ (STOP)
嫌気性	注意 (CAUTION!)
非定型	やめておけ (STOP)

表5-3 天然ペニシリンの抗菌活性

グラム陽性菌	A群溶連菌(*Streptococcus pyogenes*) 緑色レンサ球菌(viridans group streptococci) 肺炎球菌(*Streptococcus pneumoniae*)の一部 腸球菌(enterococci)の一部 リステリア菌(*Listeria monocytogenes*)
グラム陰性菌	髄膜炎菌(*Neisseria meningitidis*) インフルエンザ菌(*Haemophilus influenzae*)の一部
嫌気性菌	クロストリジウム(*Clostridium*)属〔クリストリジウム・ディフィシル(*C. difficile*)を除く〕 アクチノマイセス・イスラエリイ(*Actinomyces israelii*)
スピロヘータ	梅毒トレポネーマ(*Treponema pallidum*) レプトスピラ(*Leptospira*)属

OC_2H_5

図5-7　nafcillinのR側鎖

結果，このペニシリンは，黄色ブドウ球菌や表皮ブドウ球菌(*Staphylococcus epidermidis*)の感染の治療に有用である。しかし，メチシリン耐性黄色ブドウ球菌(methicillin-resistant *S. aureus*：MRSA)とメチシリン耐性表皮ブドウ球菌(methicillin-resistant *S. epidermidis*：MRSE)と呼ばれる2つの特殊なブドウ球菌群のペニシリン結合タンパクには結合できない。したがって，抗ブドウ球菌活性をもつペニシリンはMRSAとMRSEに対しては活性がない(methicillinはもう市場にないにもかかわらず，この抗ブドウ球菌活性をもつペニシリンというクラス全体をスペクトラムの面で代表しているということは特筆すべきである)。抗ブドウ球菌活性をもつペニシリンはまた，レンサ球菌などに対しては天然ペニシリンよりも効力が低いので，通常，このような治療に使用されることはない。腸球菌(enterococci)に対しても同じである。同様に，抗ブドウ球菌活性をもつペニシリンの側鎖は大きく，その他のほとんどの細菌を通過することができないので，抗ブドウ球菌活性をもつペニシリンはブドウ球菌感染の治療にしか用いられない(**表5-4**)。この群の抗菌薬には，**nafcillin**，**oxacillin**，**dicloxacillin**などがある。

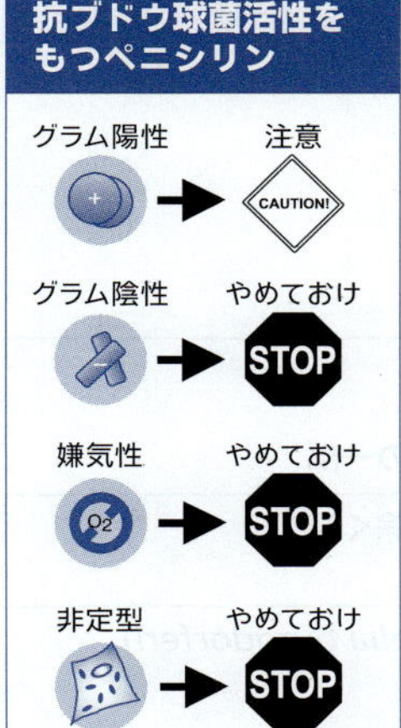

表5-4　抗ブドウ球菌活性をもつペニシリンの抗菌活性

グラム陽性菌	黄色ブドウ球菌(*Staphylococcus aureus*)の一部 表皮ブドウ球菌(*Staphylococcus epidermidis*)の一部

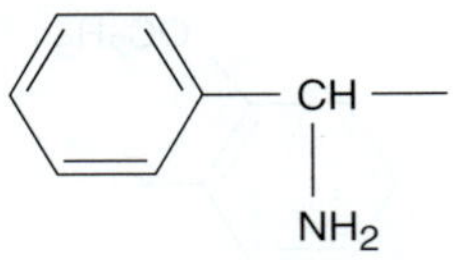

図5-8　アンピシリンのR側鎖

アミノペニシリン

アミノペニシリン，すなわち，**アンピシリン**と**アモキシシリン**は，1つの例外を除き，天然ペニシリンと似たような活性のスペクトラムをもつ。側鎖のアミノ基が親水性を増し，大腸菌や*P. mirabilis*，*S. enterica*，赤痢菌などの腸内グラム陰性桿菌の一部の外膜にあるポーリンへ移行することができる(**図5-8**)。このようにして，このような細菌を含むアミノペニシリンのスペクトラムは拡大する。しかし，アミノペニシリンはβラクタマーゼに対する天然ペニシリンの弱点を共有し，当初アミノペニシリンに感受性のあった多くのグラム陰性菌は，今ではβラクタマーゼ産生遺伝子により耐性を獲得している(**表5-5**)。

βラクタマーゼ阻害薬配合アミノペニシリン

これまで，多くのグラム陽性菌や陰性菌のβラクタマーゼを阻害する化合物が合成されてきた。これらの阻害薬は構造的にペニシリンに似ており，βラクタマーゼに結合し，βラクタマーゼを不活化する。クラブラン酸とスルバクタムという2つの阻害薬は，アミノペニシリンと併用すると，その活性のスペクトラムが大いに広がる。**アンピシリン・スルバクタム**は点滴薬で，**アモキシシリン・クラブラン酸**は経口薬で，いずれも合剤である。スルバクタムとクラブラン酸は，多くのグラム陽性菌やグラム陰性菌，嫌気性菌の産生するβラクタマーゼを不

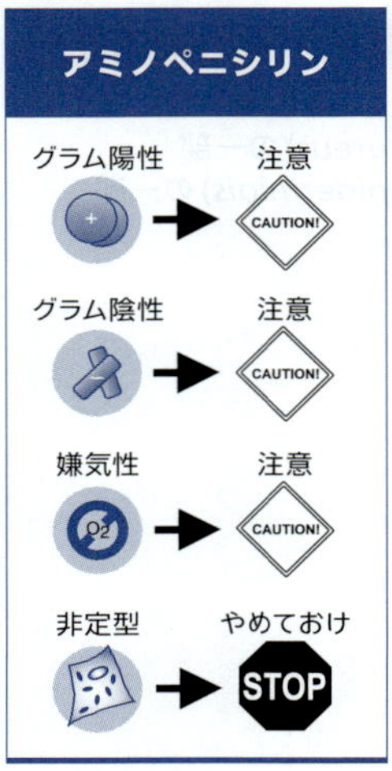

アミノペニシリン

グラム陽性 → 注意 CAUTION!
グラム陰性 → 注意 CAUTION!
嫌気性 → 注意 CAUTION!
非定型 → やめておけ STOP

表5-5　アミノペニシリンの抗菌活性

グラム陽性菌	A群溶連菌 緑色レンサ球菌 肺炎球菌の一部 腸球菌の一部 *Listeria monocytogenes*
グラム陰性菌	髄膜炎菌 インフルエンザ菌の一部 腸内細菌科(*Enterobacteriaceae*)の一部
嫌気性菌	クロストリジウム属(*C. difficile*を除く) *Actinomyces israelii*
スピロヘータ	ボレリア・ブルグドルフェリ(*Borrelia burgdorferi*)

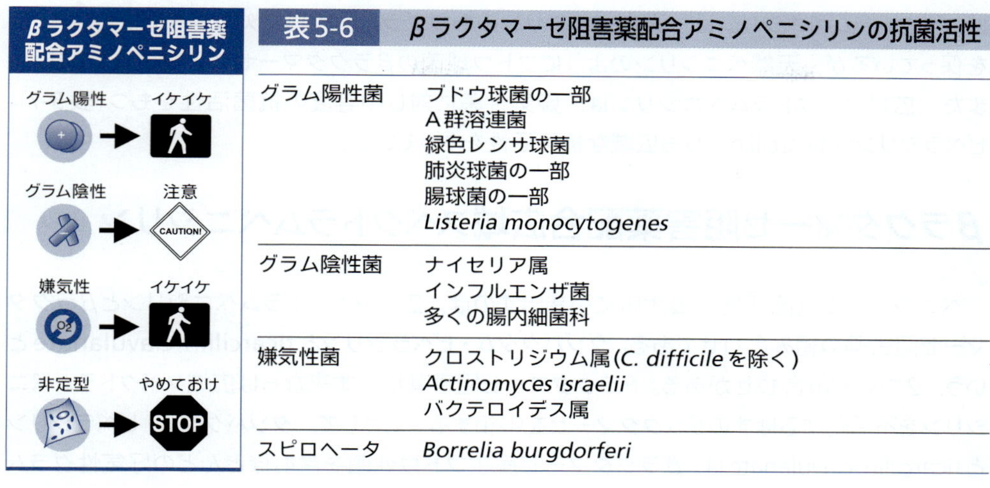

表5-6　βラクタマーゼ阻害薬配合アミノペニシリンの抗菌活性

グラム陽性菌	ブドウ球菌の一部 A群溶連菌 緑色レンサ球菌 肺炎球菌の一部 腸球菌の一部 *Listeria monocytogenes*
グラム陰性菌	ナイセリア属 インフルエンザ菌 多くの腸内細菌科
嫌気性菌	クロストリジウム属(*C. difficile*を除く) *Actinomyces israelii* バクテロイデス属
スピロヘータ	*Borrelia burgdorferi*

活化する。その結果，アミノペニシリンの抗菌スペクトラムが劇的に広がる(**表5-6**)。

広域スペクトラムペニシリン

広域スペクトラムペニシリンには，**ピペラシリン**, ticarcillinがある。これらの薬剤の側鎖は，アミノペニシリンに比べ，薬剤がグラム陰性菌をさらに通過しやすくなるようにする。たとえば，ピペラシリンの側鎖には極性があり，ピペラシリンが一部のグラム陰性菌の外膜にあるポーリンを通過しやすくなるようにしている(**図5-9**)(時にピペラシリンの名前は，ピペラジン構造を含むその側鎖から得ている)。さらに，広域スペクトラムペニシリンは一般に，アミノペニシリンよりもグラム陰性菌のβラクタマーゼにより分解されにくい。ただし，一部の酵素にはやはり分解されてしまう。このように，アミノペニシリンと比べると，広域スペクトラムペニシリンは，多くの緑膿菌を含むグラム陰性桿菌に対する抗菌活性が改善されている。広

ピペラジン構造

図5-9　ピペラシリンのR側鎖

域スペクトラムペニシリンは，天然ペニシリンのもつグラム陽性菌に対する抗菌活性の一部を保っているが，天然ペニシリンのようにブドウ球菌のβラクタマーゼに分解されてしまう。また，広域スペクトラムペニシリンは，嫌気性菌に対し中等度の抗菌活性をもつ(**表5-7**)。ピペラシリンはticarcillinよりも広域な抗菌活性をもっている。

βラクタマーゼ阻害薬配合広域スペクトラムペニシリン

ペニシリンの抗菌活性を最大限に引き出すのは，広域スペクトラムペニシリンとβラクタマーゼ阻害薬の組み合わせである。**タゾバクタム・ピペラシリン**と**ticarcillin-clavulanate**という，2つの組み合わせがある。βラクタマーゼ阻害薬は，本来ならば広域スペクトラムペニシリンを不活化するはずのβラクタマーゼを中和する。こうして，タゾバクタム・ピペラシリンとticarcillin-clavulanateは，βラクタマーゼ産生ブドウ球菌を含むほとんどの好気性グラム

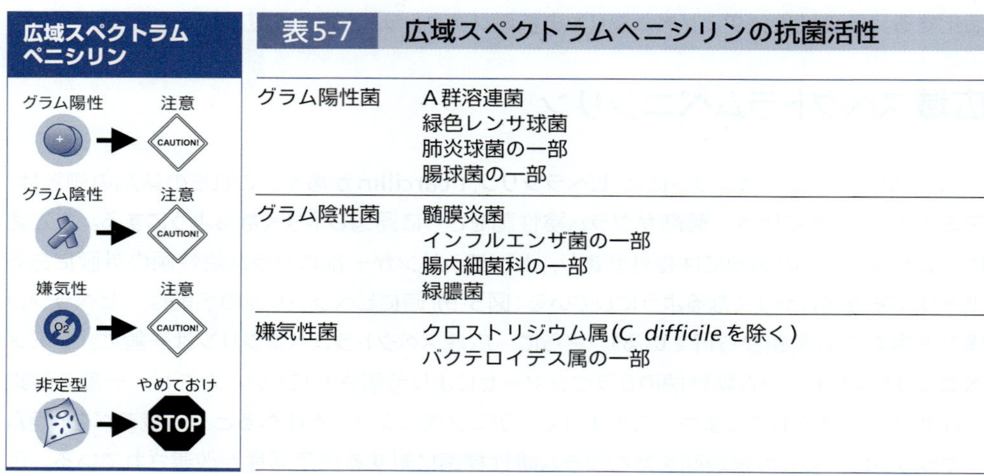

表5-7 広域スペクトラムペニシリンの抗菌活性

グラム陽性菌	A群溶連菌 緑色レンサ球菌 肺炎球菌の一部 腸球菌の一部
グラム陰性菌	髄膜炎菌 インフルエンザ菌の一部 腸内細菌科の一部 緑膿菌
嫌気性菌	クロストリジウム属(*C. difficile*を除く) バクテロイデス属の一部

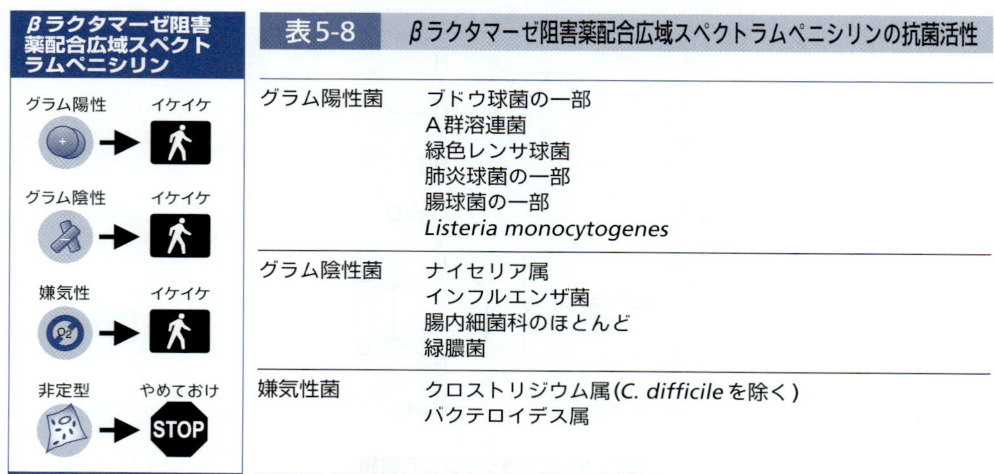

表5-8 βラクタマーゼ阻害薬配合広域スペクトラムペニシリンの抗菌活性

グラム陽性菌	ブドウ球菌の一部 A群溶連菌 緑色レンサ球菌 肺炎球菌の一部 腸球菌の一部 *Listeria monocytogenes*
グラム陰性菌	ナイセリア属 インフルエンザ菌 腸内細菌科のほとんど 緑膿菌
嫌気性菌	クロストリジウム属(*C. difficile*を除く) バクテロイデス属

陽性菌と，ほとんどの好気性グラム陰性菌，クロストリジウム・ディフィシル(*Clostridium difficile*)を除くほとんどすべての嫌気性菌に対して抗菌活性をもつ，ペニシリンの10種競技の選手*なのである(**表5-8**)。ペニシリン含有製剤の抗菌活性に基づいて考えると，タゾバクタム・ピペラシリンはticarcillin-clavulanateよりも広い抗菌活性をもっている。グラム陽性菌やグラム陰性菌，嫌気性菌に対するその素晴らしい活性があるからこそ，タゾバクタム・ピペラシリンは，今日利用可能な抗菌薬で最も強力なものの1つなのである。ticarcillin-clavulanateは米国では販売終了となった。

覚えておこう!*

ペニシリンGとpenicillin V：どちらが経口でどちらが静注か？

ペニシリンGとpenicillin Vの最後の文字は，これらの薬剤を一般にどのように投与するかを覚えるのに使える。本当は違うのだが，ペニシリンGの“G”は，この薬が胃＝“gastric”で破壊されるからG，penicillin Vの“V”は，この薬が静脈＝“vein”で破壊されるからVと覚えるとよい。だから，ペニシリンGは静注で，penicillin Vは経口で投与されるというわけ。

＊ 訳注：この覚え方はわかりづらい，監訳者個人的には。

毒性

ペニシリンの副作用は比較的一般的であり，約3～10%の人がペニシリン系薬剤に対してアレルギーがある。ほとんどの抗菌薬同様，ペニシリンは，悪心，嘔吐，下痢を引き起こすことがある。薬剤熱，皮疹，血清病，間質性腎炎，肝毒性，神経毒性，血液学的異常に関連することもある。じんま疹，血管浮腫，アナフィラキシーが起こることもあり，急性過敏症と呼ばれる。これらのなかで，アナフィラキシーは最も恐れられており，まれではあるが生命を脅かすこともある。あるペニシリンにアレルギーがある人は，すべてのペニシリンにアレルギーがあると考えるべきであり，他のβラクタム系抗菌薬にも交差アレルギー反応があると考える。

ペニシリンの抗菌活性はさまざまであり，特にグラム陰性菌に対する抗菌活性には，以下の (1)～(5) のように大きな幅がある。(1) 抗ブドウ球菌活性をもつペニシリンはグラム陰性菌に抗菌活性はない。(2) 天然ペニシリンは髄膜炎菌とインフルエンザ菌株の一部に抗菌活性がある。(3) アミノペニシリンは (2) の細菌に加え，βラクタマーゼを産生しない，大腸菌

＊ **訳注：**何でもこいという意。

やP. mirabilis, S. enterica，赤痢菌などの腸内グラム陰性桿菌の一部をカバーする。(4) 広域スペクトラムペニシリンは多くの腸内グラム陰性桿菌にさらに抗菌活性があり，重要なことに，緑膿菌にも抗菌活性がある。(5) 広域スペクトラムペニシリンにβラクタマーゼ阻害薬を加えると，ほとんどの腸内グラム陰性桿菌にも抗菌活性をもつようになる。

問題

5. ペニシリンはすべて基本構造が同じで，[　　] に結合するチアゾリジン環から成り，[　　] により修飾されている。
6. ペニシリンは，[　　] を合成する役割をする細菌の酵素である [　　] と結合して作用する。
7. 天然ペニシリンは，好気性グラム陽性菌と嫌気性菌に中等度の抗菌活性をもつが，好気性 [　　] (菌)とほとんどの細胞内細菌には抗菌活性が低い。
8. 抗ブドウ球菌ペニシリンは，[　　] (菌)による感染の治療に有用である。
9. 天然ペニシリンと比べ，アミノペニシリンは [　　] (菌)に対しての抗菌活性が改善している。
10. アミノペニシリンにβラクタマーゼ阻害薬を加えることにより，[　　] (菌)と嫌気性菌および多くの [　　] (菌)に対して抗菌活性のスペクトラムが広がる。
11. アミノペニシリンと比べ，広域スペクトラムペニシリンは，[　　] (菌)を含む好気性 [　　] (菌)に対する抗菌活性が改善されている。
12. βラクタマーゼ阻害薬を加えることで，広域スペクトラムペニシリンは，今日利用可能な抗菌薬のうち最も強力となり，ほとんどの好気性 [　　] (菌)や好気性 [　　] (菌)，そして [　　] (菌)に対して抗菌活性をもつようになる。

文献

Cho H, Uehara T, Bernhardt TG. Beta-lactam antibiotics induce a lethal malfunctioning of the bacterial cell wall synthesis machinery. *Cell*. 2014;159:1300–1311.

Donowitz GR, Mandell GL. Beta-lactam antibiotics (1). *N Engl J Med*. 1988;318:419–426.

Donowitz GR, Mandell GL. Drug therapy. Beta-lactam antibiotics (2). *N Engl J Med*. 1988;318:490–500.

Lax E. *The Mold in Dr. Florey's Coat: The Story of the Penicillin Miracle*. New York, NY: Henry Holt and Company; 2004.

Park MA, Li JT. Diagnosis and management of penicillin allergy. *Mayo Clin Proc*. 2005;80:405–410.

Petri WA Jr. Penicillins, cephalosporins, and other beta-lactam antibiotics. In: Brunton LL, Lazo JS, Parker KL, eds. *Goodman & Gilman's The Pharmacological Basis of Therapeutics*. 10th ed. New York, NY: McGraw-Hill; 2006:1127–1154.

Sanders WE Jr, Sanders CC. Piperacillin/tazobactam: a critical review of the evolving clinical literature. *Clin Infect Dis*. 1996;22:107–123.

セファロスポリン系抗菌薬

セファロスポリンは，真菌セファロスポリウム・アクレモニウム(*Cephalosporium acremonium*)から，初めてこのクラスの抗菌薬が得られたので，セファロスポリンと名づけられた。セファロスポリンは，βラクタム抗菌薬のなかで，ペニシリンよりもさらに種類が多い。またセファロスポリンは，「世代」で簡便に分類されている。各世代の薬剤は似たような抗菌活性のスペクトラムをもっているため，「世代」による分類はたくさんあるセファロスポリンの特性を覚えるのに便利である。

セファロスポリンは，2つの側鎖をもつ1つの核から成る(**図5-10**)。核は7–アミノセファロスポラン酸であり，(**図5-10**と**図5-5**を比較してわかるように)5員環のチアゾリジン環の代わりに6員環のジヒドロチアジン環が付いていることを除けば，ペニシリンの核に似ている。セファロスポリンの核には，ペニシリンの核と比べ2つの大きな利点がある。(1) もともとβラクタマーゼによる開環に対してより耐性がある(固有型耐性)。(2) R1とR2という2つの側鎖をもち，修飾されうる。1つには，これが，今日多くの種類のセファロスポリンが市場に出回っている理由である。

その他のβラクタム系抗菌薬と同様に，ペニシリン結合タンパク(PBP)に結合して阻害し，ペプチドグリカンの合成を防ぐことにより効果を発揮する。ほとんどの細菌がペプチドグリカンで細胞壁を構成しているが，セファロスポリンは，ある種の菌やある株に対して抗菌活性がないことがある。ペニシリンと同様に，6つの**P**がセファロスポリンへの耐性を説明する。(1) **P**enetration(移行性)：セファロスポリンは，他のβラクタムと同様に，ヒト細胞の細胞質内に入りにくく，リケッチア(*Rickettsia*)属やレジオネラ(*Legionella*)属などのように細胞質内に棲息するほとんどの細菌は，セファロスポリンから守られてしまう。(2) **P**orin(ポーリン)：緑膿菌(*Pseudomonas aeruginosa*)などの一部のグラム陰性菌は，ポーリンを外膜にもち，セファロスポリンが細胞質周囲へ移行することを許さない。(3) **P**ump(ポンプ)：緑膿菌などの一部のグラム陰性菌は排出ポンプを備えており，細胞質周囲に抗菌薬が蓄積するのを防

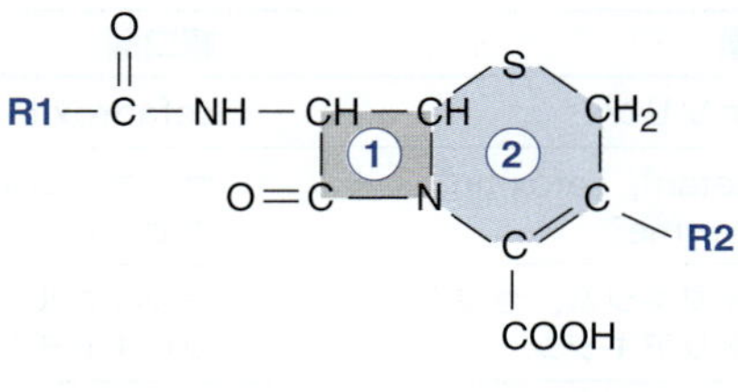

①	βラクタム環
②	ジヒドロチアジン環
R1	βラクタム環の側鎖
R2	ジヒドロチアジン環の側鎖

図5-10　セファロスポリンの構造

ぐ。(4) Penicillinase(ペニシリナーゼ；実際はβラクタマーゼ)：エンテロバクター(*Enterobacter*)やシトロバクター(*Citrobacter*)などの多くのグラム陰性菌は，βラクタマーゼを産生し，セファロスポリンを分解する。(5) Penicillin-binding protein(ペニシリン結合タンパク：PBP)：腸球菌やリステリア菌(*Listeria monocytogenes*)などの一部の細菌は，大部分のセファロスポリンに十分な親和性でもって結合しないペニシリン結合タンパクを産生する。(6) Peptidoglycan(ペプチドグリカン)：マイコプラズマ(*Mycoplasma*)などの細菌の一部は，ペプチドグリカンそのものを産生しないので，セファロスポリンの作用を受けない。

セファロスポリンの抗菌活性のスペクトラムについていくつかの一般法則がある。第1に，新しい第5世代のセファロスポリンを例外として，世代が上がるに従い，より広い好気性グラム陰性菌に対して活性をもつようになる。第2に，同様にいくつかの重要な例外を除き，セファロスポリンは嫌気性菌にはあまり活性がない。第3に，好気性グラム陽性菌に対する活性はさまざまであるが，このような細菌には第5世代のceftarolineが最も強い活性をもっている。

第1世代セファロスポリン系抗菌薬

よく使われる第1世代セファロスポリンには，**cefadroxil**，**セファゾリン**がある(**表5-9**)。第1世代の薬剤はすべて，各種の菌に対して同じような抗菌活性をもつ。

ブドウ球菌やレンサ球菌などの好気性グラム陽性球菌に対する抗菌活性が，第1世代セファロスポリンの強さである(**表5-10**)。R1側鎖がブドウ球菌のβラクタマーゼによる開環からβラクタム環を守る(**図5-11**)。これにより，黄色ブドウ球菌(*Staphylococcus aureus*)の多くの株による感染の治療に有用となる。さらにいえば，第1世代セファロスポリン系抗菌薬も，メチシリン耐性黄色ブドウ球菌とメチシリン耐性表皮ブドウ球菌(*Staphylococcus epidermidis*)のペニシリン結合タンパクや，または多くの高度ペニシリン耐性肺炎球菌(*Streptococcus pneumoniae*)のペニシリン結合タンパクには結合できないので，このような

表5-9 セファロスポリン系抗菌薬

世代	静注薬	経口薬
第1世代	セファゾリン	cefadroxil，セファレキシン
第2世代	cefotetan[a]，cefoxitin[a]，cefuroxime*	セファクロル，cefprozil，セフロキシムアキセチル
第3世代	セフォタキシム，セフタジジム，セフトリアキソン	セフジニル，セフジトレン，セフポドキシムプロキセチル，セフチブテン，セフィキシム
第4世代	セフェピム	
第5世代	ceftaroline	
βラクタマーゼ阻害薬配合セファロスポリン	ceftazidime-avibactam タゾバクタム・セフトロザン	

a セファマイシン系薬剤。
＊ 訳注：日本では，セフロキシムアキセチルの経口薬のみ。

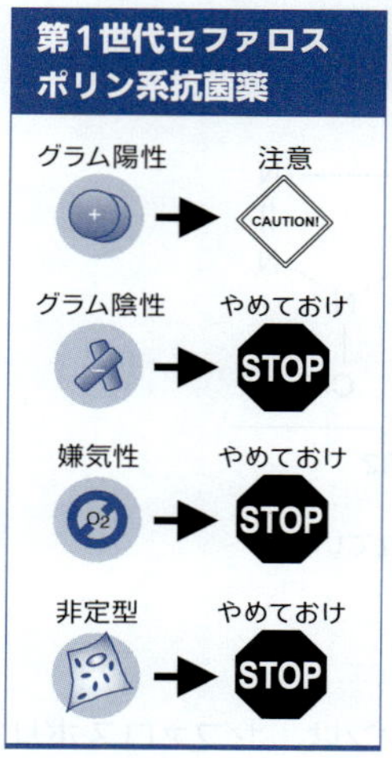

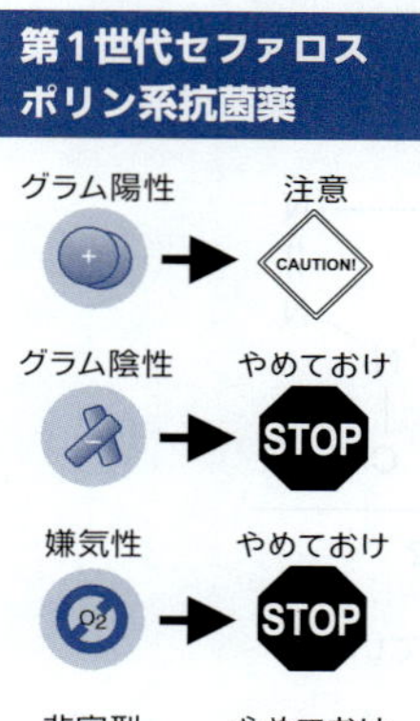

表5-10　第1世代セファロスポリン系抗菌薬の抗菌活性

グラム陽性菌	A群溶連菌(*Streptococcus pyogenes*) 緑色レンサ球菌(viridans group streptococci)の一部 黄色ブドウ球菌(*Staphylococcus aureus*)の一部 肺炎球菌(*Streptococcus pneumoniae*)の一部
グラム陰性菌	大腸菌(*Escherichia coli*)の一部 肺炎桿菌(*Klebsiella pneumoniae*)の一部 プロテウス・ミラビリス(*Proteus mirabilis*)の一部

菌には無効である。前述したように，大部分のセファロスポリン系抗菌薬は，リステリア菌や腸球菌に対して活性をもたない。

第1世代セファロスポリンは，好気性および通性嫌気性グラム陰性菌には限られた抗菌活性しかもたない。なぜなら，第1に，側鎖はブドウ球菌のβラクタマーゼによる開環からβラクタム環を守れるが，ほとんどのグラム陰性菌のβラクタマーゼからは守ることができないからである。それにもかかわらず，**表5-10**に示すように，大腸菌(*Escherichia coli*)や肺炎桿菌(*Klebsiella pneumoniae*)，プロテウス・ミラビリス(*Proteus mirabilis*)の一部の株は感受性をもつ。

第1世代セファロスポリンは，嫌気性菌，細胞内寄生菌，スピロヘータに対しては中等度から低い抗菌活性しかもたない。

第2世代セファロスポリン系抗菌薬

第2世代セファロスポリン系抗菌薬は，2つのグループに分類できる：**セフロキシム**などの本来のセファロスポリン系抗菌薬と，**cefotetan**や**cefoxitin**などのセファマイシンである(**表5-9**)。セファマイシンは，*Cephalosporium acremonium*ではなく，*Streptomyces*

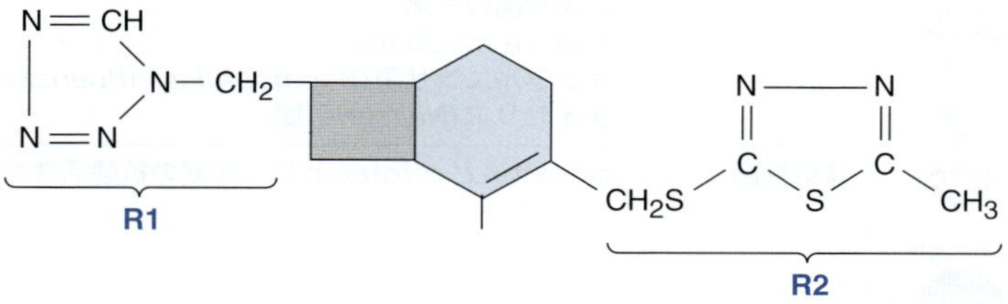

N═CH
N─CH₂
N═N
R1
N──N
C
S
C
CH₂S
CH₃
R2

図5-11　セファゾリンの構造

図5-12 **cefotetanの構造** セファマイシンの特徴であるメトキシ基が○で囲まれている。

*lactamdurans*から単離された親化合物の誘導体である。セファマイシンは，セファロスポリン核のβラクタム環の水素の代わりに，メトキシ基をもつ(**図5-12**)。したがって，セファマイシンは実際にはセファロスポリンではないが，化学的にも薬理学的にもセファロスポリンに似ているので，セファロスポリンに分類されている。

個々の第2世代セファロスポリンの好気性グラム陽性菌に対する抗菌活性はさまざまである(**表5-11**)。セファマイシンを除く第2世代セファロスポリンは一般に，好気性グラム陽性菌に対して，第1世代セファロスポリンと同じ抗菌活性をもつ。セファマイシン(cefotetanとcefoxitin)は，比較的限られた抗菌活性しかもたない。第2世代セファロスポリンの利点は，好気性および通性嫌気性グラム陰性菌に対して抗菌活性がより強いことである。大腸菌，肺炎桿菌，*Proteus mirabilis*に対しては，第1世代セファロスポリンよりも抗菌活性があり，ナイセリア属にも抗菌活性がある。セファマイシンを除く第2世代セファロスポリンの場合，βラクタマーゼ産生のインフルエンザ菌(*Haemophilus influenzae*)にも抗菌活性がある。セファマイシンはβラクタム環のほかにメトキシ基をもつ(**図5-12**)ので，バクテロイデス・フラギリス(*Bacteroides fragilis*)などの一部の嫌気性菌のβラクタマーゼに，より耐性がある。

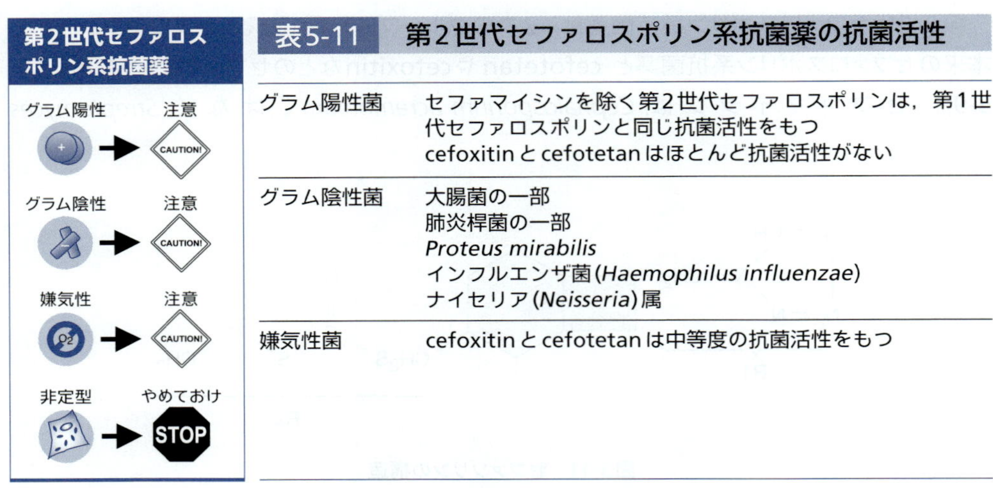

表5-11 第2世代セファロスポリン系抗菌薬の抗菌活性

グラム陽性菌	セファマイシンを除く第2世代セファロスポリンは，第1世代セファロスポリンと同じ抗菌活性をもつ cefoxitinとcefotetanはほとんど抗菌活性がない
グラム陰性菌	大腸菌の一部 肺炎桿菌の一部 *Proteus mirabilis* インフルエンザ菌(*Haemophilus influenzae*) ナイセリア(*Neisseria*)属
嫌気性菌	cefoxitinとcefotetanは中等度の抗菌活性をもつ

しかし，この嫌気性菌に対する抗菌活性により失うものもある。それは，メトキシ基ゆえに，ブドウ球菌やレンサ球菌のペニシリン結合タンパクに結合しにくいので，ブドウ球菌やレンサ球菌に対しては抗菌活性が劣ることである。

第3世代セファロスポリン系抗菌薬

第3世代セファロスポリン系抗菌薬では，**セフトリアキソン**，**セフォタキシム**，**セフタジジム**などが一般に使われる(**表5-9**)。一般に，好気性グラム陽性菌には中等度の抗菌活性をもつ(**表5-12**)。ペニシリン感受性の肺炎球菌のほとんどに有効である。第3世代セファロスポリンは，スピロヘータであるボレリア・ブルグドルフェリ(*Borrelia burgdorferi*)に対しても抗菌活性をもつ。しかし，嫌気性菌にはほとんど活性がない。

多くの第3世代セファロスポリンに共通の修飾は，R1側鎖にアミノチアゾリル基を使用することである(**図5-13**)。R1側鎖にこの構造が存在することで，細菌の外膜を通しての通過

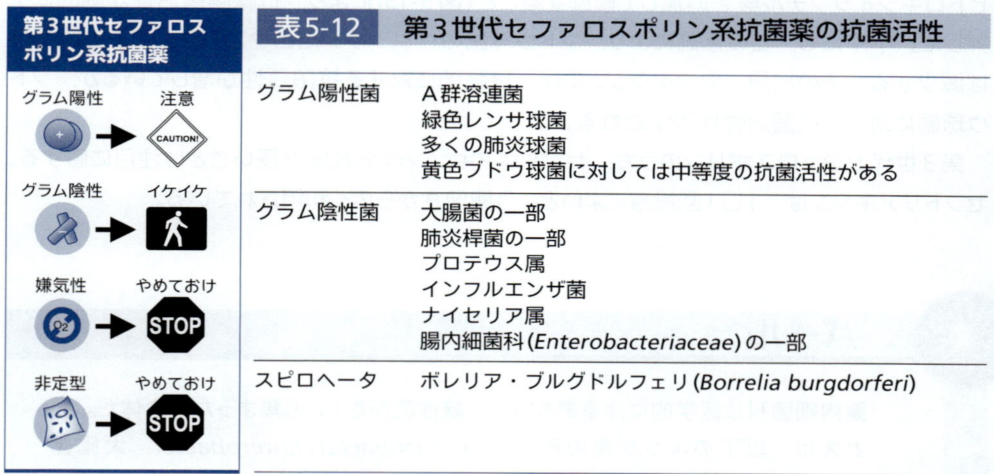

表5-12　第3世代セファロスポリン系抗菌薬の抗菌活性

グラム陽性菌	A群溶連菌 緑色レンサ球菌 多くの肺炎球菌 黄色ブドウ球菌に対しては中等度の抗菌活性がある
グラム陰性菌	大腸菌の一部 肺炎桿菌の一部 プロテウス属 インフルエンザ菌 ナイセリア属 腸内細菌科(*Enterobacteriaceae*)の一部
スピロヘータ	ボレリア・ブルグドルフェリ(*Borrelia burgdorferi*)

図5-13　セフォタキシムの構造　R1側鎖のアミノチアゾリル基は，多くの第3世代セファロスポリンに典型的である。セフタジジムでは，○で囲んだ基がαヒドロキシイソブチル酸基に置き換えられている(青で示した)。ここが緑膿菌への活性を高めている。

が増加し，ペニシリン結合タンパクにも親和性が増し，一部の好気性および通性嫌気性グラム陰性菌のプラスミドにエンコードされるβラクタマーゼ存在下でも安定性が増す。このように，第3世代セファロスポリンは，大腸菌，肺炎桿菌，プロテウス，ナイセリア，インフルエンザ菌に対して，第2世代よりも抗菌活性が高いとはいえ，大腸菌やクレブシエラの多くの株では獲得したβラクタマーゼをもっており，これが耐性の原因となっている。さらに，エンテロバクターやシトロバクター・フレウンディイ(*Citrobacter freundii*)，プロビデンシア(*Providencia*)属，モルガネラ・モーガニイ(*Morganella morganii*)，セラチア(*Serratia*)属などの腸内細菌科(*Enterobacteriaceae*)も，当初は第3世代セファロスポリンに感受性を示した。しかし，これらの菌は，染色体にエンコードされる誘導型のAmpC βラクタマーゼにより，治療中に耐性が出現することがある。この理由により，このような菌による感染は，たとえ*in vitro*で感受性があるようにみえても，第3世代セファロスポリンでは治療しないか，抗菌活性のあるもう1つの薬剤と併用して治療すべきであると考えられている[*1]。

ほとんどの第3世代セファロスポリンの欠点の1つは，緑膿菌に対する抗菌活性がないことである。これに対応するために，セフタジジムでは，R1側鎖であるアミノチアゾリル基にαヒドロキシイソブチル酸を追加して修飾すること(**図5-13**)により，抗緑膿菌活性が劇的に上昇した。不幸にも，この修飾により，ブドウ球菌のペニシリン結合タンパクに対する親和性は減少する。その結果，セフタジジムでは，緑膿菌に対する抗菌活性が増しているが，ブドウ球菌に対する抗菌活性は限定される。

第3世代セファロスポリンのうち，セフトリアキソンの半減期が長いことは注目に値する。セフトリアキソンは，1日1回投与でよいという簡便さから広く利用されている。

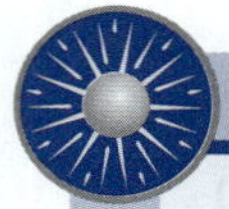

パール

腸内細菌科は医学的には重要なグラム陰性菌がたくさん集まった集合体だ。たとえば，以下のような属の菌がいる。*Citrobacter*, *Enterobacter*，大腸菌(*Escherichia*), *Klebsiella*, *Morganella*, *Proteus*, *Providencia*, *Salmonella*, *Serratia*, *Shigella*，そして*Yersinia*。

第4世代セファロスポリン系抗菌薬

前述したように，第3世代セファロスポリンは強力な抗菌薬であるが，多くの腸内細菌科の染色体にエンコードされる，誘導型のAmpC βラクタマーゼで分解されてしまう。さらに，抗緑膿菌活性を高くすると，抗ブドウ球菌活性が犠牲になる。これらの欠点を解消しようとして，第3世代セファロスポリンのR2側鎖を修飾し，R1を変えずにアミノチアゾリル基のま

＊1 **訳注：**この文章に，監訳者は必ずしも同意しない。

図5-14　セフェピムの構造　R1側鎖は，第3世代セファロスポリンに典型的なアミノチアゾリル基であり，R2側鎖には極性のあるピロリジン基がある。

まで高い効果を保った(**図5-14**)。この努力の結果が，第4世代セファロスポリンの**セフェピム**である。セフェピムは，その側鎖によって，緑膿菌などの多くのグラム陰性菌の外膜を通して，素早く浸透するようになっている。また，高い親和性で多くのペニシリン結合タンパクと結合するが，エンテロバクターの染色体にエンコードされる誘導型のAmpC βラクタマーゼなど，グラム陰性菌のβラクタマーゼによる加水分解に対しては，比較的抵抗性である(もっともこの抵抗性に関しては，臨床的には議論の余地がある)。このような属性は，好気性グラム陽性球菌に対する活性を失うことなく得られたものである。このように，この信じられないくらい強力な抗菌薬は，第3世代の最もよい特性(抗ブドウ球菌活性を失わない抗緑膿菌活性)を保つとともに，多くの腸内細菌科に対し抗菌活性が増強されている。セフェピムは，嫌気性菌に対しては非常に限られた抗菌活性しかもたない(**表5-13**)。

第5世代セファロスポリン系抗菌薬

ceftarolilneは新しいセファロスポリンで，好気性グラム陽性球菌への活性が広げられており，よって専門家によってはこれを第5世代と呼んでいる。このセファロスポリンでは，1, 3

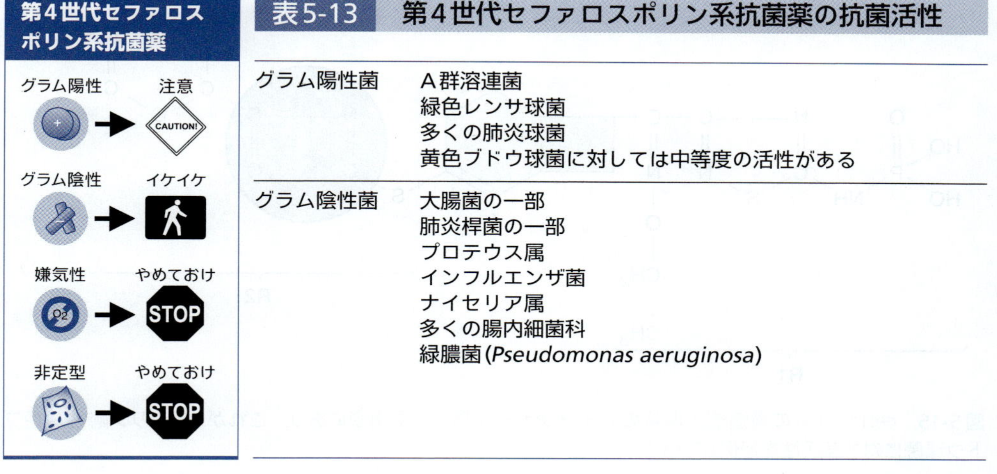

第4世代セファロスポリン系抗菌薬
グラム陽性
注意
CAUTION!
グラム陰性
イケイケ
嫌気性
やめておけ
STOP
非定型
やめておけ
STOP

表5-13　第4世代セファロスポリン系抗菌薬の抗菌活性

グラム陽性菌	A群溶連菌 緑色レンサ球菌 多くの肺炎球菌 黄色ブドウ球菌に対しては中等度の活性がある
グラム陰性菌	大腸菌の一部 肺炎桿菌の一部 プロテウス属 インフルエンザ菌 ナイセリア属 多くの腸内細菌科 緑膿菌(*Pseudomonas aeruginosa*)

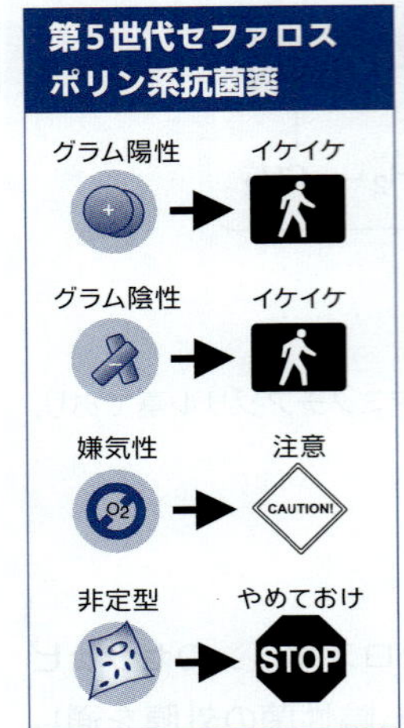
第5世代セファロスポリン系抗菌薬
グラム陽性
イケイケ
グラム陰性
イケイケ
嫌気性
注意
CAUTION!
非定型
やめておけ
STOP

表5-14 第5世代セファロスポリン系抗菌薬の抗菌活性

グラム陽性菌	A群溶連菌 緑色レンサ球菌 肺炎球菌 ブドウ球菌
グラム陰性菌	大腸菌の一部 肺炎桿菌の一部 プロテウス属 インフルエンザ菌 ナイセリア属 腸内細菌科の一部
嫌気性菌	クロストリジウム属の一部

-チアゾール環がR2側鎖に加えられており，メチシリン耐性ブドウ球菌のペニシリン結合タンパク(PBP)への結合力を担保している(**図5-15**)。その結果，ceftarolineは好気性グラム陽性球菌に対して素晴らしい活性をもっており，メチシリン耐性黄色ブドウ球菌(MRSA)および表皮ブドウ球菌，ペニシリン耐性肺炎球菌も例外ではない(**表5-14**)。好気性グラム陰性菌に対する活性は，セフォタキシムやセフトリアキソンと同様である。つまり，緑膿菌に対する活性はもたない。ceftarolineはまた，嫌気性グラム陽性菌に対する活性も有しているが，嫌気性グラム陰性菌に対する活性はない。本薬は不活性型のプロドラッグ，ceftaroline fosamilとして投与され，これがすみやかにceftarolineになるのである。

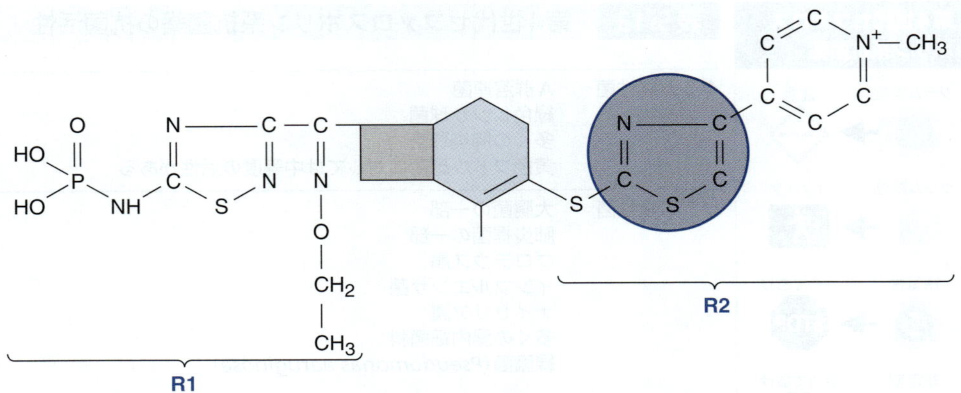

図5-15 ceftarolineの構造式。環状の1, 3-チアゾール環がR-2側鎖にあり，これがメチシリン耐性黄色ブドウ球菌に対する活性を担保している。

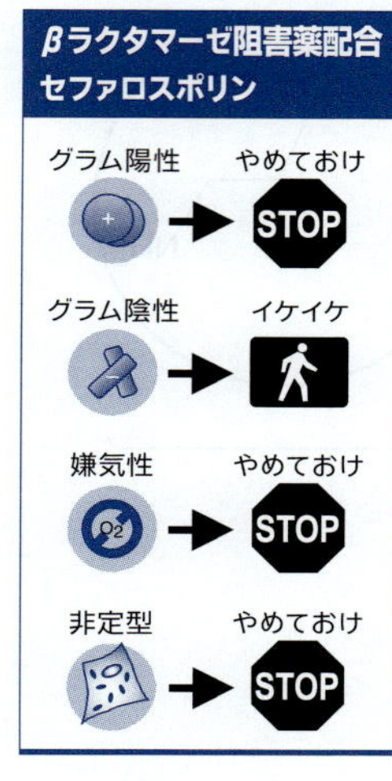

表5-15　βラクタマーゼ阻害薬配合セファロスポリンの抗菌活性

グラム陽性菌	A群溶連菌 緑色レンサ球菌 多くの肺炎球菌
グラム陰性菌	大腸菌 肺炎桿菌 プロテウス属 その他の腸内細菌科 インフルエンザ菌 ナイセリア属 緑膿菌

βラクタマーゼ阻害薬配合セファロスポリン

セファロスポリン系抗菌薬に加わった2つの重要なものが**ceftazidime-avibactam**と**タゾバクタム・セフトロザン**だ。

ceftazidime-avibactamはセフタジジムのスペクトラムを広げていて，これはβラクタマーゼ阻害薬のavibactamのおかげだ。これまで述べてきたβラクタマーゼ阻害薬とは異なり，avibactamはそれ自体ではβラクタムではなく，βラクタムの構造の一部をもっている。このため，βラクタマーゼに結合できるのだ。セフタジジムにavibactamを加えることで，セフタジジム耐性株などの腸内細菌科や緑膿菌への活性が高まっている(**表5-15**)。この抗菌薬の最も役に立つのでは，というポイントは基質拡張型βラクタマーゼ(extended-spectrum beta-lactamase：ESBL)，AmpC βラクタマーゼ，そして，KPC型カルバペネマーゼ(*K. pneumoniae* carbapenemase：KPC)を阻害することだ(こうしたβラクタマーゼの詳細については**11章**参照)。結局，腸内細菌科の一部に対して効果が高くなり，緑膿菌への効果も良好なのだ。本薬はESBLやKPCを産生する腸内細菌科の感染治療に一番役に立つだろう。こうした菌に効果的な抗菌薬はほとんど現存しないのだ。

ceftazidime-avibactamは古いセファロスポリンと新しいβラクタマーゼ阻害薬を配合させているが，タゾバクタム・セフトロザンは古いβラクタマーゼ阻害薬に新しいセファロスポリンを配合させている。セフトロザンはセフタジジムに似たところがあり，βヒドロキシイソブチル酸基をR1にもっている。が，R2側鎖はもっとでかい。ここでAmpC βラクタマーゼによる切断を防ぐのだ(**図5-13**と**5-16**を比較せよ)。こうした変更のために緑膿菌への活性は高まっている(**表5-15**)。タゾバクタムは広域ペニシリンとβラクタマーゼ阻害薬配合薬のところで述べられているが，ESBL産生腸内細菌科への活性をもたらす可能性がある。ただし，ここは議論の余地があるところだ。

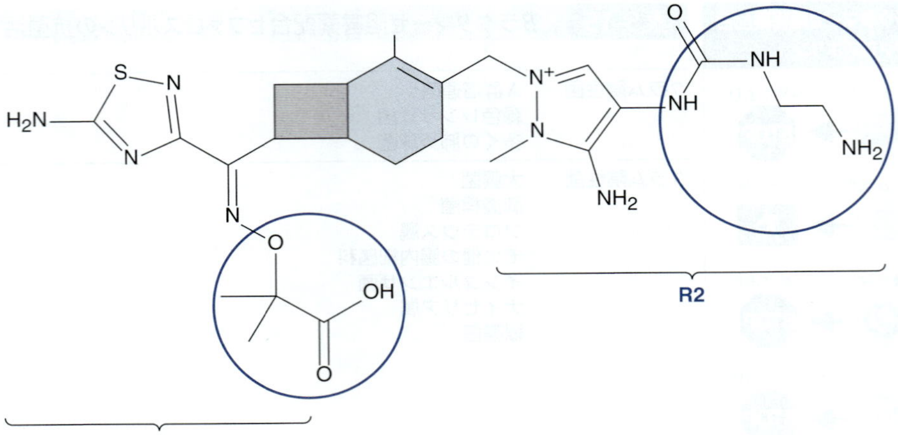

図5-16 ceftarolineの構造式。R1側鎖にはαヒドロキシブチル酸基があり，セフタジジムと同じである（左の○）。ここが緑膿菌活性を高めている。しかし，R2の側鎖はセフタジジムなど他の第3世代セファロスポリンよりもごついもので（右の○），いろいろなβラクタマーゼへの抵抗性を示し，緑膿菌活性もさらに高まっている。

毒性

セファロスポリンの魅力の1つは，比較的安全性が高いことである。これらの薬剤が，皮疹やじんま疹，アナフィラキシーのような即時型の過敏反応を起こすことはまれである。この点に関していえば，ペニシリンアレルギーのある患者の約5～10％がセファロスポリンにも反応する。このことから，ペニシリンで重症の即時型過敏反応の既往がある場合には通常，セファロスポリンによる治療は避けるように勧められている。その他のまれな副作用としては，可逆的な好中球減少，血小板増加，溶血，下痢，肝機能検査値の上昇がある。cefotetanは，低プロトロンビン血症を起こし，アルコールと一緒に用いると，ジスルフィラムのように反応する[*2]。この効果はいずれも，これらの薬剤のR2側鎖のメチルチオテトラゾールの部分と関係する（**図5-12**）。セフトリアキソンは胆汁から排出されるので，高用量では胆泥を引き起こす。ceftarolineを長期使用すると好中球減少のリスクがある。

まとめると，セファロスポリンの抗菌活性はさまざまであるが，以下のように世代で分類できる。(1) 第1世代セファロスポリンは好気性グラム陽性菌に高い抗菌活性をもつ。(2) 第2世代セファロスポリンは好気性グラム陽性菌，好気性グラム陰性菌と，いくつかの嫌気性菌に中等度の抗菌活性をもつ。(3) 第3世代セファロスポリンは好気性グラム陰性菌に高い抗菌活性をもつ。(4) 第4世代セファロスポリンは好気性グラム陰性菌に特別高い抗菌活性をもつ。(5) 第5世代セファロスポリンは好気性グラム陰性菌に強い活性をもち，好気性グラム陽性菌に素晴らしい活性をもつ。(6) βラクタマーゼ阻害薬配合セファロスポリンは多剤

＊2 **訳注：**アンタビューズ/抗酒癖薬のような作用があるということ。

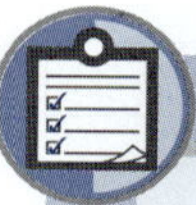

歴史

セファロスポリンは，イタリア人科学者のジュゼッペ・ブロツ(Giuseppe Brotzu)によって1940年代に発見された。彼は，イタリアのカリアリ(Cagliari)の下水の出口の海水が時々きれいになっている現象を，水中に育つ微生物による阻害化合物の産生によるものと考えた。最終的に彼は，その微生物を*Cephalosporium acremonium*と同定し，それがまさに細菌の成長を阻害する物質を産生することを示した。この物質が，初期のセファロスポリン合成のバックボーンとなった。面白いことに，*Cephalosporium*という真菌はアクレモニウム(*Acremonium*)と改名された。時にヒトに感染症を起こす。

Abraham EP. Cephalosporins 1945-1986. In: Williams JD,ed. *The Cephalosporin Antibiotics*. Auckland, New Zealand : Adis Press,1987.

耐性好気性グラム陰性菌への活性が高まっている。

問題

13. セファロスポリン系抗菌薬は［　　　］で分類され，より大きな分類では［　　　］薬に属する。

14. ペニシリンと同じように，セファロスポリンは，ペプチドグリカンを合成する役割をする細菌の酵素である［　　　］と結合して作用する。

15. 第1世代セファロスポリンは，好気性［　　　］(菌)による感染の治療に最も有用である。

16. 第1世代と比べ第2世代セファロスポリンは，好気性［　　　］(菌)に対する抗菌活性があり，第2世代の一部は［　　　］(菌)に対しても抗菌活性が上昇している。

17. 第3世代セファロスポリンは，好気性［　　　］(菌)による感染の治療に最も有用である。

18. 第3世代と比べ第4世代セファロスポリンは，［　　　］(菌)や［　　　］などの好気性グラム陰性菌により広いスペクトラムをもつ。

19. 他のセファロスポリンと異なり，第5世代セファロスポリンは，［　　　］黄色ブドウ球菌に活性がある。

20. βラクタマーゼ阻害薬配合セファロスポリンは多剤耐性好気性［　　　］(菌)の治療に有用だ

21. ［　　　］は，高用量で用いると，胆泥を引き起こす。

22. ［　　　］に対する重症の即時型の過敏反応の既往がある場合，セファロスポリンは注意して使用すべきである。

文献

Allan JD Jr, Eliopoulos GM, Moellering RC Jr. Antibiotics: future directions by understanding structure-function relationships. In: Root RK, Trunkey DD, Sande MA, eds. *New Surgical and Medical Approaches in Infectious Diseases*. Vol. 6. New York, NY: Churchill Livingstone; 1987:262–284.

Endimiani A, Perez F, Bonomo RA. Cefepime: a reappraisal in an era of increasing antimicrobial resistance. *Expert Rev Anti Infect Ther*. 2008;6:805–824.

Petri WA Jr. Penicillins, cephalosporins, and other β-lactam antibiotics. In: Brunton LL, Lazo JS, Parker KL, eds. *Goodman and Gilman's The Pharmacological Basis of Therapeutics*. 11th ed. New York, NY: McGraw-Hill; 2006:1127–1154.

Prober CG. Cephalosporins: an update. *Pediatr Rev*. 1998;19:118–127.

van Duin D, Bonomo RA. Ceftazidime/avibactam and ceftolozane/tazobactam: second-generation β-lactam/β-lactamase inhibitor combinations. *Clin Infect Dis*. 2016;63:234–241.

Zhanel GG, Sniezek G, Schweizer F, et al. Ceftaroline: a novel broad-spectrum cephalosporin with activity against meticillin-resistant *Staphylococcus aureus*. *Drugs*. 2009;69:809–831.

カルバペネム系抗菌薬

βラクタム抗菌薬を大きくて広範な抗菌薬の一族だと考えれば，カルバペネム系抗菌薬は，その一族のなかで，派手な服を着て，バリバリのスポーツカーを乗り回す，尊大な若い息子といえるだろう。カルバペネム系抗菌薬は，今日使用されている抗菌薬のなかで最も広域なものの1つである。他の抗菌薬に耐性を示す多くの細菌に対する最後の砦となることがよくある。このクラスに属する4つの薬剤，**イミペネム**，**メロペネム**，**ドリペネム**，**ertapenem**が市販されている(**表5-16**)。

カルバペネム系抗菌薬の構造は，ペニシリンやセファロスポリンと構造的に親戚関係に当たる(**図5-17**)。βラクタム環が種々の側鎖をもつ5員環に付いている。その5員環は，ペニシリンのチアゾリジン環とは2つの点で異なっている(**図5-17の●**)。すなわち，硫黄がメチレン基に置換され，環内に二重結合を含んでいる。

このようなカルバペネム系抗菌薬の構造が3つの特性をもたらし，途方もなく広域の抗菌活性の理由となる。第1に，とても小さくて特徴的な電荷を帯びているため，グラム陰性菌の外膜に存在する特殊なポーリンを通過でき，ペニシリン結合タンパク(penicillin-binding protein：PBP)に到達できる。第2に，カルバペネム系抗菌薬の構造は，たいていのβラクタ

表5-16 カルバペネム系抗菌薬*

注射薬	経口薬
イミペネム・シラスタチン	なし
メロペネム	
ドリペネム	
ertapenem	

＊訳注：日本では，ほかにもいくつかのカルバペネム系抗菌薬が発売されている。

① βラクタム環

図5-17　カルバペネム系抗菌薬の構造　ペニシリンのコア構造と異なる部分を●で囲んでいる。

マーゼによる分解に抵抗性を示す。第3に，カルバペネム系抗菌薬は，多くの異なった種類の細菌に由来する広範なペニシリン結合タンパクに対して親和性をもつ。これら3つの特性の結果，カルバペネム系抗菌薬は，達人のように上手にペリプラズムに入り込み，そこに存在するβラクタマーゼによって分解されずにペニシリン結合タンパクに結合し，細菌を死滅させるのである。

このような抗菌薬の利点に細菌が打ち勝ったとき，カルバペネム系抗菌薬に対する耐性が生じる。たとえば，緑膿菌(*Pseudomonas aeruginosa*)は，カルバペネム系抗菌薬がペリプラズムに入るときに通過する，外膜ポーリンの合成低下をもたらす突然変異によって，耐性を獲得する傾向がある。この変異は，同時に，排出ポンプの過剰産生を伴うことが多く，ポンプによる排出によって，ペリプラズム腔内の薬剤濃度は制限される。エンテロコッカス・フェシウム(*Enterococcus faecium*)やメチシリン耐性ブドウ球菌の耐性は，カルバペネム系抗菌薬に結合しないように変化したペニシリン結合タンパクの産生によって起こる。最後に，カルバペネム系抗菌薬を分解できるような，特に強力なβラクタマーゼを産生して，耐性を獲得する細菌種もある。

歴史

カルバペネムのなかには，一番パワフルな抗菌薬もあるのだが，いくつかの菌には活性を失ってしまっている。これは重大な抗菌薬耐性増加の問題である。1946年，アレクサンダー・フレミング(Alexander Fleming)はそのような事態を見越して警告を発していた。……人々は(薬を)求め，それを乱用する時代が来る。微生物は教育され，ペニシリンに抵抗する。多くのペニシリン抵抗性の微生物が生まれ，他の人々に伝播し，場合によってはどんどん広がっていって敗血症や肺炎患者がそうした菌をもつようになる。もはやペニシリンでは救えない。これは，無思慮な人間がペニシリンを弄んだ結果であり，この人物は道徳的にはペニシリン耐性菌の感染症にやられた，その人物の死に責任を追うのだ。私はこのような邪悪が回避されることを願わずにはいられない。

イミペネム

イミペネムは，米国において最初に市販されたカルバペネム系抗菌薬である。構造的には，R1側鎖をもたない点で他のカルバペネム系抗菌薬と異なる(**図5-17**)。本薬は，腎臓においてデヒドロペプチダーゼという酵素によって急速に分解されることから，この酵素の阻害薬であるシラスタチンとともに投与される。

イミペネムは，多くの病原細菌種に対して抗菌活性を示す(**表5-17**)。多数のペニシリン耐性肺炎球菌(*Streptococcus pneumoniae*)を含む大部分のレンサ球菌は感受性があり，多くのブドウ球菌も同様に感受性がある(ただし，「メチシリン耐性」ブドウ球菌には無効)。イミペネムは，緑膿菌および，エンテロバクター(*Enterobacter*)やシトロバクター(*Citrobacter*)など高度に耐性のある腸内細菌科を含む，多彩な好気性グラム陰性菌に対して実に素晴らしい抗菌活性をもつ。優れた抗菌活性は嫌気性菌にも及び，この菌種による感染を治療するうえで最も有用な薬剤の1つである。しかし，他の大多数の抗菌薬と同様，クロストリジウム・ディフィシル(*Clostridium difficile*)には無効である。

メロペネム

メロペネムの構造は，R1側鎖・R2側鎖の両方において，イミペネムとは異なっている(**図5-17**)。重要なことに，イミペネムはR1側鎖を欠いているが，メロペネムはこの部位にメチル基をもつため，腎デヒドロペプチダーゼによる分解に抵抗性を示す。その結果，メロペネムはシラスタチンと併用する必要がない。

メロペネムの抗菌スペクトラムは，本質的にイミペネムと同様である。それで，メロペネムも，好気性グラム陽性菌，好気性グラム陰性菌，嫌気性菌に対し，優れた抗菌活性をもつ。

カルバペネム系抗菌薬

グラム陽性	イケイケ
グラム陰性	イケイケ
嫌気性	イケイケ
非定型	やめておけ STOP

表5-17　カルバペネム系抗菌薬の抗菌活性

グラム陽性菌	A群溶連菌(*Streptococcus pyogenes*) 緑色レンサ球菌(viridans group streptococci) 肺炎球菌(*Streptococcus pneumoniae*) 黄色ブドウ球菌(*Staphylococcus aureus*)に対しては中等度の抗菌活性をもつ 腸球菌(enterococci)の一部 リステリア菌(*Listeria monocytogenes*)
グラム陰性菌	インフルエンザ菌(*Haemophilus influenzae*) ナイセリア(*Neisseria*)属 腸内細菌科(*Enterobacteriaceae*) 緑膿菌(*Pseudomonas aeruginosa*)
嫌気性菌	バクテロイデス・フラギリス(*Bacteroides fragilis*) 大部分の他の嫌気性菌

ドリペネム

ドリペネムは近年承認されたカルバペネム系抗菌薬である。メロペネム同様，R1にメチル基を持っており(**図5-17**)，腎デヒドロペプチダーゼで切断されない。ほかのカルバペネム系抗菌薬とはR2側鎖が異なっているが，全般的には抗菌スペクトラムはイミペネムやメロペネムと同様である。人工呼吸器関連肺炎治療については，ドリペネムはイミペネムほど効果は高くない可能性がある。

ertapenem

ertapenemもR1側鎖にメチル基をもつ(**図5-17**)ので，腎デヒドロペプチダーゼによって分解されない。R2側鎖はイミペネムやメロペネム，ドリペネムとは異なっているため，やや特徴のある抗菌的・薬理学的特性を示す。すなわち，他のカルバペネム系抗菌薬と比べ，好気性グラム陽性菌，緑膿菌，アシネトバクター(*Acinetobacter*)属に対して抗菌活性が弱い。ertapenemはこのような欠点をもつが，1日1回の服用でよい利便性がそれを補っている。

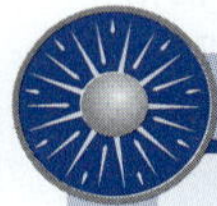

パール

ペニシリンに感受性のあるエンテロコッカス・フェカーリス(*Enterococcus faecalis*)は，カルバペネム系抗菌薬にも感受性がある(ertapenemを除く)。しかし，エンテロコッカス・フェシウム(*Enterococcus faecium*)はすべてのカルバペネム系抗菌薬に耐性である。

Edwards JR. Meropenem: a microbiological overview. *J Antimicrob Chemother.* 1995;36(suppl A):1–17.

毒性

カルバペネム系抗菌薬の服用は，悪心，嘔吐，下痢，皮疹，発熱など，いくつかの副作用を伴う。さらにやっかいな副作用はけいれんである。中枢神経系疾患の既往や腎機能不全のある患者は，この合併症のリスクが最も高く，注意深く本薬を処方すべきである。当初，メロペネムはイミペネムよりもけいれんを起こしにくいと思われたが，今はどちらともいえない。動物実験によると，ドリペネムは他のカルバペネムよりもけいれんを起こしにくいことが示唆されている。

まとめると，カルバペネム系抗菌薬は，多くの好気性グラム陽性菌，大部分の好気性グラム陰性菌，大部分の嫌気性菌など，広範な細菌種に対して優れた抗菌活性をもつ。その結果，今日使用されている最も強力な抗菌薬の1つである。

問題

23. イミペネムは，腎臓でデヒドロペプチダーゼⅠによって加水分解されるので，［　　　］と一緒に投与しなければならない。

24. カルバペネム系抗菌薬は，好気性［　　　］(菌)，好気性［　　　］(菌)，および［　　　］(菌)に対して優れた抗菌活性をもつ。

25. 他のカルバペネム系抗菌薬と比べ，ertapenemは，好気性グラム陽性菌，［　　　］(菌)，および［　　　］属に対して抗菌活性が弱い。

文献

Giske CG, Buarø L, Sundsfjord A, et al. Alterations of porin, pumps, and penicillin-binding proteins in carbapenem resistant clinical isolates of *Pseudomonas aeruginosa*. *Microb Drug Resist*. 2008;14:23–30.

Nicolau DP. Carbapenems: a potent class of antibiotics. *Expert Opin Pharmacother*. 2008;9:23–37.

Papp-Wallace KM, Endimiani A, Taracila MA, et al. Carbapenems: past, present, and future. *Antimicrob Agents Chemother*. 2011;55:4943–4960.

Paterson DL, Depestel DD. Doripenem. *Clin Infect Dis*. 2009;49:291–298.

Zhanel GG, Johanson C, Embil JM, et al. Ertapenem: review of a new carbapenem. *Expert Rev Anti Infect Ther*. 2005;3:23–39.

モノバクタム系抗菌薬

新しく開発されたβラクタム抗菌薬の多くは，非常に広域の抗菌活性をもつが，モノバクタム系抗菌薬はこの傾向に反している。**アズトレオナム**は，唯一市販されているモノバクタム系抗菌薬であり，抗菌スペクトラムは限定されるが，好気性グラム陰性菌を殺す点ではかなり優れている。注射用のみが利用できる。

モノバクタムという用語は，ペニシリン系抗菌薬やセファロスポリン系抗菌薬，カルバペネム系抗菌薬にみられる，二環が付いた構造に対し，単環式のβラクタム環から成るいくつかの細菌由来の抗菌薬を表現するために用いられてきた(**図5-18**)。アズトレオナムは，他のβラクタム抗菌薬が有するいくつかの利点を併せもつよう，完全に合成されたモノバクタム系抗菌薬である。たとえば，アズトレオナムの側鎖の1つには，アミノチアゾリル基が組み込まれているが，この基は第3世代セファロスポリンに導入され，好気性グラム陰性菌に対する抗菌スペクトラムを著しく改善している(**図5-18**と「セファロスポリン系抗菌薬」の**図5-13**と比較)。

その設計された構造の特性によって，アズトレオナムは，好気性グラム陰性菌のペニシリン結合タンパク(penicillin-binding protein：PBP)に到達して十分に結合し，菌の産生する多くのβラクタマーゼに対しても安定である(表5-18)。ナイセリア(*Neisseria*)属とヘモフィルス(*Haemophilus*)属に対して優れた抗菌活性をもち，緑膿菌(*Pseudomonas aeruginosa*)に対して中等度の抗菌活性をもつ。残念なことに，グラム陽性菌や嫌気性菌のペニシリン結合タンパクには結合しないので，これらの菌による感染には有効ではない。

アズトレオナムに対する耐性は，腸内細菌科や緑膿菌の一部で生じている。通常，これらの菌の外膜の透過性の変化やβラクタマーゼによる分解が原因である。

毒性

アズトレオナムの主な利点の1つは，その安全性である。腎毒性がないので，アミノグリコシド系抗菌薬の代わりに，より腎臓の負担が少ない代替薬になる。なぜなら，いずれも好

R1

① βラクタム環

図5-18　**アズトレオナムの構造**　R1側鎖はセフタジジムの側鎖と類似する。

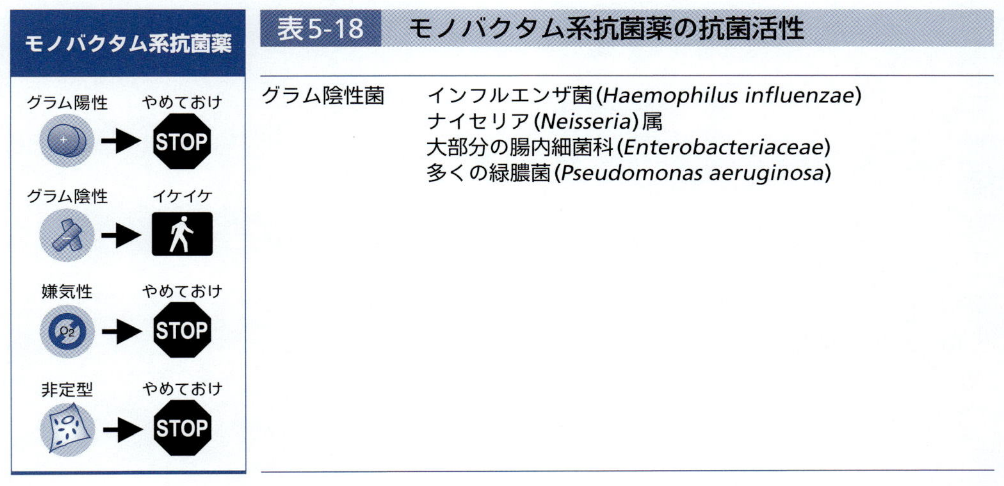

表5-18　モノバクタム系抗菌薬の抗菌活性

グラム陰性菌	インフルエンザ菌(*Haemophilus influenzae*) ナイセリア(*Neisseria*)属 大部分の腸内細菌科(*Enterobacteriaceae*) 多くの緑膿菌(*Pseudomonas aeruginosa*)

気性グラム陰性菌に対して有効だからである。重要なことに，アズトレオナムと他のβラクタム抗菌薬との間にはアレルギー反応の交差がないので，アズトレオナムはペニシリンアレルギーの患者に投与しても安全である。

まとめると，唯一市販されているモノバクタム系抗菌薬であるアズトレオナムは，好気性グラム陰性菌に対して優れた抗菌活性をもつが，グラム陽性菌や嫌気性菌に対しては有効でない。また，比較的安全な薬剤であるので，他のβラクタム抗菌薬に対してアレルギーの患者にも投与できる。

問題

26. ＿＿＿ は，唯一市販されているモノバクタム系抗菌薬である。

27. アズトレオナムは，好気性 ＿＿＿ (菌)には優れた抗菌活性をもつが，好気性 ＿＿＿ (菌)や ＿＿＿ (菌)には無効である。

28. アズトレオナムの特記すべき有用性は，他の ＿＿＿ 抗菌薬に対してアレルギーの患者にも投与できる点である。

文献

Asbel LE, Levison ME. Cephalosporins, carbapenems, and monobactams. *Infect Dis Clin North Am*. 2000;14:435–447, xi.

Sykes RB, Bonner DP. Aztreonam: the first monobactam. *Am J Med*. 1985;78:2–10.

Sykes RB, Bonner DP. Discovery and development of the monobactams. *Rev Infect Dis*. 1985; 7(Suppl 4):S579–S593.

グリコペプチド系抗菌薬と リポグリコペプチド系抗菌薬

バンコマイシンは**グリコペプチド系**抗菌薬だ。このペプチドには糖鎖がついている。**telavancin**，**dalbavancin**と**oritavancin**は**リポグリコペプチド**だ。グリコペプチドが修飾され，さらに脂溶性の側鎖が加わっている(**表5-19**)。こうしたペプチドベースの抗菌薬は消化管から吸収されにくい。だから，全身感染症を治療する場合には，これらの薬剤は静注しなければならない。本薬は他の抗菌薬に比べ分子が著しく大きいため(**図5-19**)，グラム陰性菌の外膜にあるポーリンを通過できない。したがって，その薬効はグラム陽性菌に限定される(**表5-20**)。しかし，グラム陽性菌に対する抗菌スペクトラムは顕著に広い。これらは，メチシリン耐性ブドウ球菌やペニシリン耐性肺炎球菌(*Streptococcus pneumoniae*)を含む，ほとんどすべてのブドウ球菌とレンサ球菌に対して抗菌活性をもつ。腸球菌(enterococci)における感受性は今やさまざまである。リステリア菌(*Listeria monocytogenes*)は通常，*in*

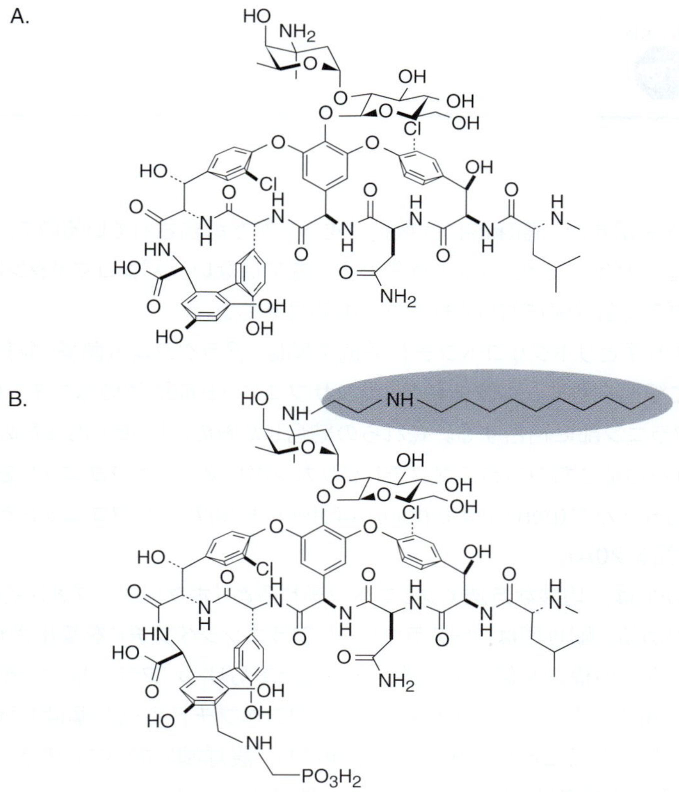

A.

B.

図5-19　**グリコペプチド系とリポグリコペプチド系抗菌薬の構造**　A：バンコマイシン。B：telavancin。telavancinの脂溶性側鎖に丸印がしてある。

表5-19 グリコペプチド系とリポグリコペプチド系抗菌薬

注射薬	経口薬
バンコマイシン	なし
dalvavancin	
telavancin	
oritavancin	

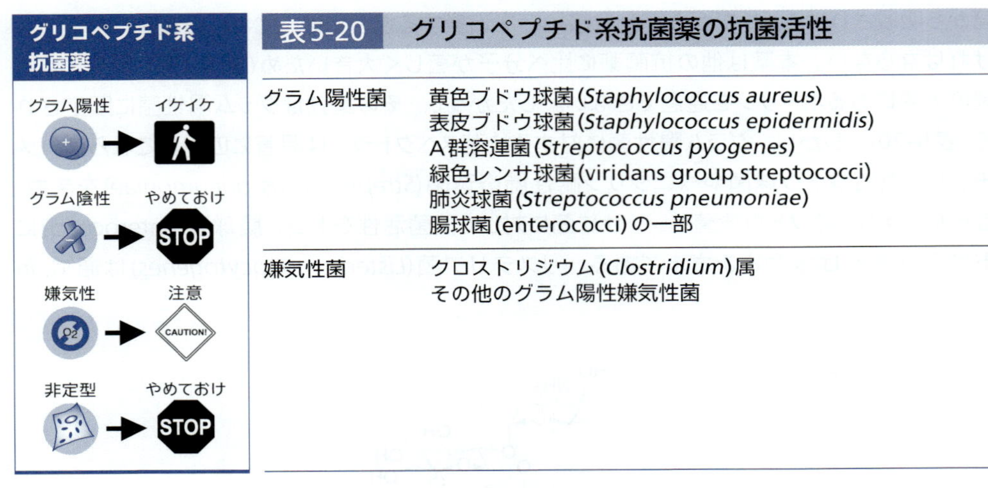

表5-20 グリコペプチド系抗菌薬の抗菌活性

グラム陽性菌	黄色ブドウ球菌(*Staphylococcus aureus*) 表皮ブドウ球菌(*Staphylococcus epidermidis*) A群溶連菌(*Streptococcus pyogenes*) 緑色レンサ球菌(viridans group streptococci) 肺炎球菌(*Streptococcus pneumoniae*) 腸球菌(enterococci)の一部
嫌気性菌	クロストリジウム(*Clostridium*)属 その他のグラム陽性嫌気性菌

*vitro*では感受性を示すが，臨床的には無効であった例が報告されているので，この菌による感染の治療には，バンコマイシンなどは用いるべきではない。バンコマイシンは，*C. difficile*などの嫌気性グラム陽性菌に対しても高い抗菌活性をもつ。

グリコペプチド系とリポグリコペプチド系抗菌薬は，βラクタム抗菌薬同様，細胞壁の合成阻害によって細菌を殺す。ペプチドグリカンサブユニット前駆体のペプチド側鎖にあるD-アラニル-D-アラニン部に結合する。これらの結合したものは巨大であるため，この結合によって，正常なら合成されつつあるペプチドグリカンポリマーにサブユニットを組み込ませるペニシリン結合タンパク(penicillin-binding protein：PBP)が，サブユニットと接触することが妨げられる(図5-20A)。

腸球菌のなかには，巧妙な方法でグリコペプチド系とリポグリコペプチド系抗菌薬耐性を獲得するものがある。耐性菌は，D-アラニル-D-アラニンジペプチドを変化させるようにペプチドグリカン前駆体の構造を修飾する遺伝子をもっており，D-アラニル-D-乳酸に変わる場合が多い(図5-20B)。グリコペプチド系とリポグリコペプチド系抗菌薬はもはや，変化した前駆体を認識し結合することができない。不運にも，腸球菌においてこの活性を担っている遺伝子群は伝達可能であり，すでに黄色ブドウ球菌(*Staphylococcus aureus*)にも認められている。それで，耐性は，ブドウ球菌においても頻度を増していくだろうと予想される。この懸念は今日まで現実のものにはなっていないが。

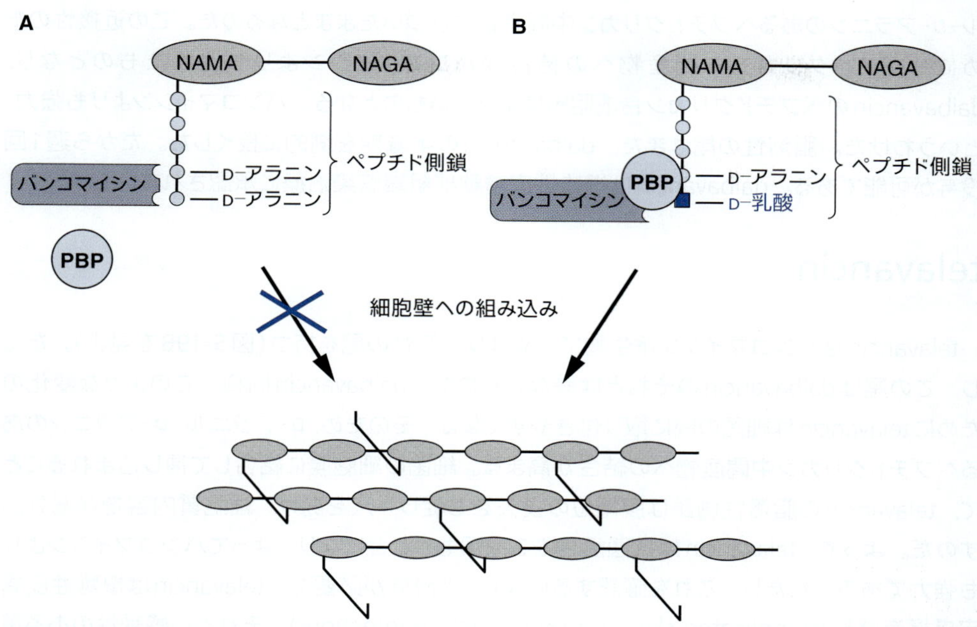

図5-20　バンコマイシン活性と耐性のメカニズム　A：バンコマイシンは，新たに合成されたペプチドグリカンサブユニットのペプチド側鎖にあるD-アラニル-D-アラニンに結合し，サブユニットがペニシリン結合タンパク(PBP)によって細胞壁に組み込まれるのを妨げる。B：多くのバンコマイシン耐性腸球菌において，D-アラニル-D-アラニンは，D-アラニル-D-乳酸に置換されるが，これはバンコマイシンに認識されない。このため，ペプチドグリカンサブユニットは細胞壁に適切に組み込まれる。NAGA＝*N*-アセチルグルコサミン，NAMA＝*N*-アセチルムラミン酸

バンコマイシン

バンコマイシンはこのクラスの抗菌薬で最もよく使われている(**図5-19A**)。古い薬剤で，当時は重大な毒性が問題となっていた。しかし，現在では，その毒性は薬剤の粗精製の過程で生じた混入物によることがわかっている。新しい生産技術によって，バンコマイシンの安全性は非常に高まり，一方，ペニシリン系抗菌薬などの他の薬剤は，薬剤耐性のため次第に使用が制限されてきている。その結果，バンコマイシンは，抗菌薬中の働き者となった。しかし，使用が増加するにつれ，その卓越した地位も，特に腸球菌(enterococci)における耐性菌の出現によって脅かされている。通常，静注で投与される。*C. difficile*による下痢など腸の感染症の治療では，経口でも投与可能であるが，この場合，吸収されない。ペプチドに変化が加えられているから。

dalbavancin

構造的にはdalbavancinはバンコマイシンといくつかの違いがある。たとえば，長い脂溶性の「尾」を持っていることで，このために本薬はリポグリコペプチドに分類される。この尾はdalbavancinが細菌の膜に取り付きやすくする効果をもち，そのため，抗菌薬はD-アラニ

ル-D-アラニンのあるペプチドグリカン中間産物に近づいたままとなるのだ。この近接性のためにペプチドグリカン中間産物への結合がバンコマイシンよりも優れたものとなり，dalbavancinのペプチドグリカン合成阻害はより高いものとなる。バンコマイシンよりも強力，というわけだ。脂溶性の尾はまた，dalbavancinの半減期を劇的に長くした。だから週1回投与が可能である。dalbavancinは複雑性皮膚軟部組織感染治療に承認されている。

telavancin

telavancinはバンコマイシン派生物で，やはり脂溶性の尾を持つ(**図5-19B**を見よ)。ただし，この尾はdalbavancinのそれとは異なるものだ。dalbavancin同様，このような変化のためにtelavancinは細菌の膜に取り付きやすくなる。そのため，D-アラニル-D-アラニンのあるペプチドグリカン中間産物への結合が高まる。細菌の細胞膜に結合して挿し込まれることで，telavancinの脂溶性側鎖は膜電位の喪失をも促し，穴を開け，細胞質内容物が漏れ出すのだ。よって，telavancinは抗菌活性を2種類もつことになり，よってバンコマイシンよりも強力である。ただし，これを確認するにはもっと研究が必要だ。telavancinは複雑性皮膚皮膚構造感染(complicated skin and skin structure infections)，それと，感受性のある黄色ブドウ球菌による院内肺炎治療に承認されている。

oritavancin

oritavancinもまた，バンコマイシンと構造上似ているが，ペプチドコアに別の糖がくっついていて，dalbavancinともtelavancinとも異なる脂溶性の側鎖がある。こうした変化のために，細菌の細胞膜に結合しやすくなり，oritavancinがD-アラニル-D-アラニンのターゲットへの強固な親和性をもつ。telavancin同様，oritavancinもまた膜電位を阻害し，穴を開けて，その結果，細胞質内容物が漏れ出す。この第2の殺菌法の効果のため，oritavancinはバンコマイシン耐性腸球菌にも活性があるのだ。dalbavancinに似て，oritavancinは週1回投与が可能であり，複雑性皮膚軟部組織感染治療に承認されている。

毒性

バンコマイシンは腎毒性や難聴を起こすことがある。特にアミノグリコシドと併用したときはそうだ。まれに，好中球減少が起きることもある。dalbavancinは頭痛と関連がある。telavancinはQT延長，浮動感や頭痛，口に金属や石鹸の味がする，腎毒性といった作用を起こしうる。oritavancinは頭痛や浮動感に関係する。グリコペプチドとリポグリコペプチドすべてにいえることだが，悪心，嘔吐，下痢が起きうる。急いで点滴を落とすと「レッドマン」症候群が起き，これは患者に瘙痒感や紅斑が顔面，首，体幹上部に起きる。レッドマン症候群は真のアレルギーではなく，しばしば点滴速度をゆっくりにするだけで回避できる。

まとめると，グリコペプチド系とリポグリコペプチド系抗菌薬は，大部分の好気性・嫌気性グラム陽性菌に対して優れた抗菌活性をもつ。耐性菌の増加にもかかわらず，今後何年もの間，グラム陽性菌感染の治療における主力であり続けるだろう。

歴史

バンコマイシンは，ボルネオの伝道師が友人に土壌サンプルを送ったことから発見された。その友人は，Eli Lilly社の有機化学者だったのである。その土壌サンプルには，グラム陽性菌に対して著効を示す化合物を産生する細菌が棲息していたのだ。最終的に，その化合物は，精製されてバンコマイシンと命名された。その名は，"vanquish(征服する)"という単語に由来する。

Griffith RS. Vancomycin use—an historical review. *J Antimicrob Chemother.* 1984；14(Suppl D)：1–5.

問題

29. グリコペプチド系およびリポグリコペプチド系抗菌薬は，好気性と嫌気性の［　　　］(菌)に対して優れた抗菌活性をもつ。

30. 最近，バンコマイシンに対する耐性が，［　　　］(菌)においてよくみられるようになった。

31. グリコペプチド系およびリポグリコペプチド系抗菌薬は，βラクタム抗菌薬同様，適切な［　　　］の合成を妨げることによって細菌を殺す。

32. バンコマイシンとは異なり，dalbavancinおよびtelavancin，oritavancinは脂溶性側鎖を有しており，［　　　］に分類される。

文献

Courvalin P. Vancomycin resistance in gram-positive cocci. *Clin Infect Dis*. 2006;42(Suppl 1):S25–S34.

Kirst HA, Thompson DG, Nicas TI. Historical yearly usage of vancomycin. *Antimicrob Agents Chemother*. 1998;42:1303–1304.

Klinker KP, Borgert SJ. Beyond vancomycin: the tail of the lipoglycopeptides. *Clin Ther*. 2015;37:2619–2636.

Van Bambeke F. Lipoglycopeptide antibacterial agents in gram-positive infections: a comparative review. *Drugs*. 2015;75:2073–2095.

Walsh C. Deconstructing vancomycin. *Science*. 1999;284:442–443.

Weigel LM, Clewell DB, Gill SR, et al. Genetic analysis of a high-level vancomycin-resistant isolate of *Staphylococcus aureus*. *Science*. 2003;302:1569–1571.

ダプトマイシン

ダプトマイシンは新規の環状リポペプチド系抗菌薬で，米国では2003年に承認された(**図5-21**)。本薬の脂質部分が細菌の細胞膜に挿入され，そこで膜の液性に影響する。このため，膜脱分極と細胞壁合成に必要な酵素の離脱が起きる。ダプトマイシンは多くの好気性グラム陽性菌に活性があり，そこには高度耐性菌，たとえば，MRSAやペニシリン耐性肺炎球菌(*Streptococcus pneumoniae*)，あるいは一部のバンコマイシン耐性腸球菌(enterococci)も含まれる(**表5-21**)。ダプトマイシンはグラム陰性菌には活性がない。グラム陰性菌の外膜を通過し形質膜に到達することができないからである。残念なことに，ダプトマイシンは肺の中では活性が低く，肺炎治療に用いるべきではない。経口薬は存在しない。

図5-21　ダプトマイシンの構造

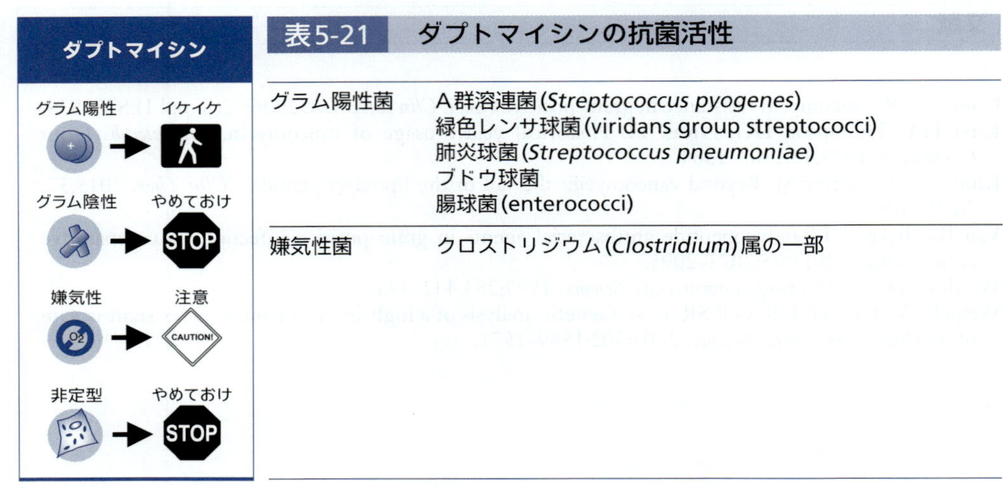

表5-21　ダプトマイシンの抗菌活性

グラム陽性菌	A群溶連菌(*Streptococcus pyogenes*) 緑色レンサ球菌(viridans group streptococci) 肺炎球菌(*Streptococcus pneumoniae*) ブドウ球菌 腸球菌(enterococci)
嫌気性菌	クロストリジウム(*Clostridium*)属の一部

毒性

ダプトマイシンは比較的副作用が少ないが，可逆性のミオパチーが高用量で認められる。静脈炎，皮疹，好酸球性肺炎，消化器症状といった副作用も起きうる。

つまり，ダプトマイシンは好気性グラム陽性菌に効果があり，こうした細菌が起こす感染の治療に広く使われるようになっている。

問題

33. ダプトマイシンの構造は［　　］である。

34. ダプトマイシンは，好気性［　　］(菌)に対して素晴らしい活性がある。

文献

Carpenter CF, Chambers HF. Daptomycin: another novel agent for treating infections due to drug-resistant gram-positive pathogens. *Clin Infect Dis*. 2004;38:994–1000.

Humphries RM, Pollett S, Sakoulas G. A current perspective on daptomycin for the clinical microbiologist. *Clin Microbiol Rev*. 2013;26:759–780.

Muller A, Wenzel M, Strahl H, et al. Daptomycin inhibits cell envelope synthesis by interfering with fluid membrane microdomains [published online ahead of print October 24, 2016]. *Proc Natl Acad Sci USA*. pii:201611173.

Rybak MJ. The efficacy and safety of daptomycin: first in a new class of antibiotics for gram-positive bacteria. *Clin Microbiol Infect*. 2006;12(Suppl 1):24–32.

コリスチン

コリスチンは抗菌薬界の放蕩息子である。1950年代に用いられた後，1980年代前半には招かれざる立場に転落してしまった。毒性が強く，より安全な代替薬が手に入るようになったからだ。しかし近年になって，コリスチンは再び診療医の人気を勝ち得ている。多剤耐性グラム陰性菌治療の選択肢がほとんどなくなってしまったからである。

コリスチンはポリミキシン(polymyxin)のグループに属する抗菌薬である。陽イオンの(陽性にチャージされた)環状デカペプチドで，脂肪酸側鎖が1つ付いている(図5-22)。陽性電荷のため，コリスチンは陰性にチャージされた細菌外膜にあるリポ多糖体(リポポリサッカライド)分子に結合できる。通常であれば，ここにある脂質を安定化させるCaイオンやMgイオンを取り除いてしまう。脂肪酸側鎖は外膜へのコリスチンの侵入をさらに促進する。コリスチンは大きく，通常であれば密に織り込まれているリポ多糖体分子を阻害する。細菌への透

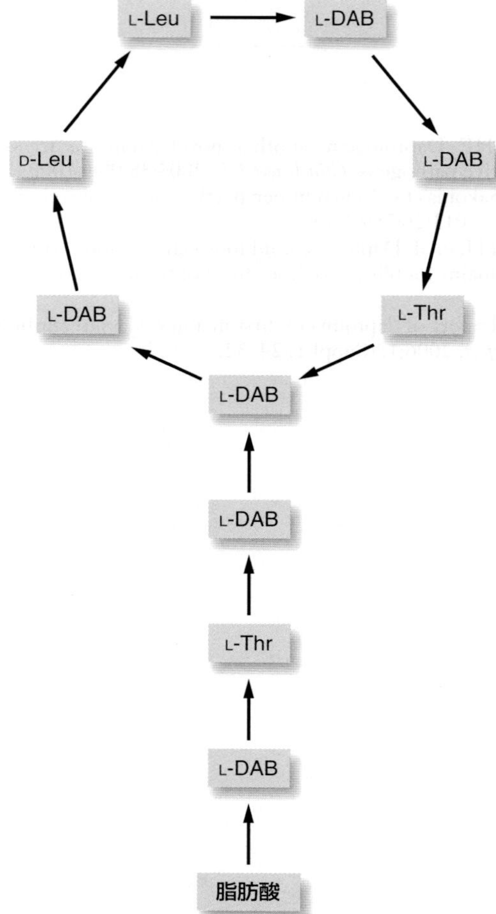

図5-22 **コリスチンの構造** DAB＝ジアミノ酪酸，Leu＝ロイシン，Thr＝スレオニン

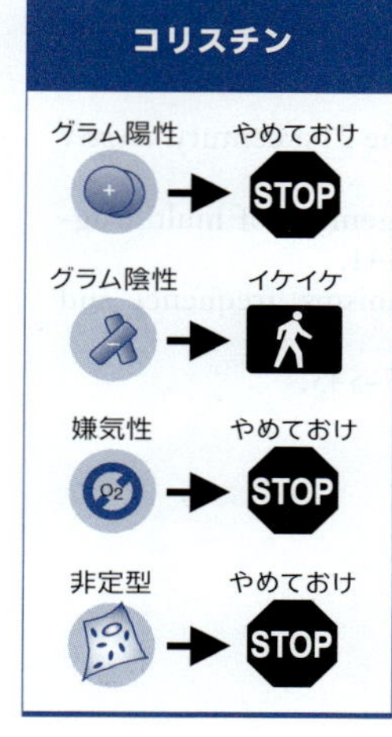

表5-22　コリスチンの抗菌活性

グラム陰性菌	緑膿菌(*Pseudomonas aeruginosa*) 多くの腸内細菌科(*Enterobacteriaceae*) インフルエンザ菌(*Hahaemophilus influenzae*)

過性は増し，遂には細菌は溶解する。耐性メカニズムがいくつか存在する。たとえば，リポ多糖体に関連した陰性チャージの変化であり，コリスチンとリポ多糖体との相互作用は減じてしまう。想像に難くないが，コリスチンは多くの好気性グラム陰性菌に活性がある。緑膿菌(*Pseudomonas aeruginosa*)，大腸菌(*Escherichia coli*)，クレブシエラ(*Klebsiella*)属など(表5-22)。コリスチンは過去数十年間めったに使われてこなかったので，多くのこうした多剤耐性菌はいまだに本薬に感受性を保つ。

毒性

毒性のために，早期に本薬は使われなくなってしまったが，以前に考えられていたほど多くはないことがわかっている。とはいえ，腎毒性(クレアチニンクリアランス低下)，神経毒性(例：浮動性めまい，筋力低下，運動失調，知覚障害，回転性めまい)がみられる。

まとめると，コリスチンは多くの好気性グラム陰性菌に活性があり，他の抗菌薬が使えないような耐性をもつ，こうした細菌感染治療に有用である。

問題

35.　コリスチンは細菌外膜に結合し，[　　　]を阻害する。

36.　コリスチンは好気性[　　　](菌)に活性がある。

文献

Biswas S, Brunel JM, Dubus JC, et al. Colistin: an update on the antibiotic of the 21st century. *Expert Rev Anti Infect Ther*. 2012;10:917–934.

Falagas ME, Kasiakou SK. Colistin: the revival of polymyxins for the management of multidrug-resistant gram-negative bacterial infections. *Clin Infect Dis*. 2005;40:1333–1341.

Falagas ME, Rafailidis PI, Matthaiou DK. Resistance to polymyxins: mechanisms, frequency and treatment options. *Drug Resist Updat*. 2010;13:132–138.

Nation RL, Li J. Colistin in the 21st century. *Curr Opin Infect Dis*. 2009;22:535–543.

6章 タンパク質合成を阻害する抗菌薬

「ウェルキンゲトリクス(Vercingetorix)は，ウェッラウノドゥヌム，ケナブム，ノウィオドゥヌムにおける戦いで，立て続けに敗北を喫した。それゆえ彼は，同盟部族の指導者を戦術会議に召集し，これまでとは全く違う作戦を立て，戦争を遂行せねばならぬと勧告した。彼の率いる一軍は，ローマ人の馬糧徴発と物資輸送を阻止することに全力をあげなければならない。……ローマ軍が馬糧徴発のために進行すると思われる地域内では，すべての村落や家屋は焼き払われなければならない。」

ユリウス・カエサル(Julius Caesar)，『ガリア戦記(The Battle for Gaul)』より

細菌は，新しい生体分子を産生して使い古されたものと置換し，新しい細菌を構築するために，環境中で利用しうる資源を常に使わなければならない。たとえば，遺伝子からmRNAが合成され(転写)，続いてmRNAの鋳型からタンパク質が合成される(翻訳)過程で，絶え間なく新しくタンパク質が産生される。この過程は，細菌の増殖にとって非常に重要であるので，抗菌薬作用のターゲットになりうる。ここでは，細菌の転写と翻訳を阻害する抗菌薬について述べる。

リファマイシン系抗菌薬

リファマイシンは,「アクセサリー的な」抗菌薬である。おしゃれなハンドバッグやきれいなネックレスがドレスを引き立たせるように，この抗菌薬も伝統的な治療薬の衣装群に付け加えられ，それらを引き立てて至適効果を上げている。リファマイシン系抗菌薬には，**リファンピシン**，**リファブチン**，rifapentine，**リファキシミン**がある(表6-1)。それぞれの薬剤は，両端が脂肪族の「取っ手」でつながった芳香族核を含む類似の構造になっている(図6-1)。

リファマイシン系抗菌薬は，細菌のRNAポリメラーゼを阻害することによって作用する。この酵素中のDNA/RNA の「トンネル」に深く入り込み，一度この場所にとどまると，立体構造的に作用して合成中のmRNA鎖の伸長を止める。薬剤耐性は比較的容易に生じ，RNAポリメラーゼをエンコードする細菌遺伝子のいくつかの単一の突然変異によって起こる。この突然変異は，リファマイシン系抗菌薬がRNAポリメラーゼに結合する部位の1個のアミノ酸を変えるにすぎないが，結合を阻害するには十分である。単一の突然変異で容易に耐性が誘導されるので，耐性株の出現を防止するために，リファマイシン系抗菌薬は他の抗菌薬と併用されるのが普通である。

リファマイシン系抗菌薬の多くは，抗酸菌感染治療のための併用療法に頻繁に用いられる(表6-2)。リファマイシン系抗菌薬のうち，リファンピシンは，ブドウ球菌感染を治療するため他の抗菌薬と併用されてきた。リファンピシンは，髄膜炎菌(*Neisseria meningitidis*)やインフルエンザ菌(*Haemophilus influenzae*)に対する感染予防のため，単独で用いても有効である。予防投与の場合は，リファンピシン単独投与は正当化できる。なぜなら，通常，感染症が発症していない場合には存在する菌数はごく少数であり，リファンピシン耐性菌が生じる可能性は非常に低いからである。

リファンピシン

リファンピシンは，リファマイシン系抗菌薬中，最も古くかつ最も広く使用されている。また，最も強くシトクロムP-450系を誘導する。

表6-1 リファマイシン系抗菌薬

注射薬	経口薬
リファンピシン*	リファンピシン
	リファブチン
	rifapentine
	リファキシミン

*訳注：日本には，注射薬はない。

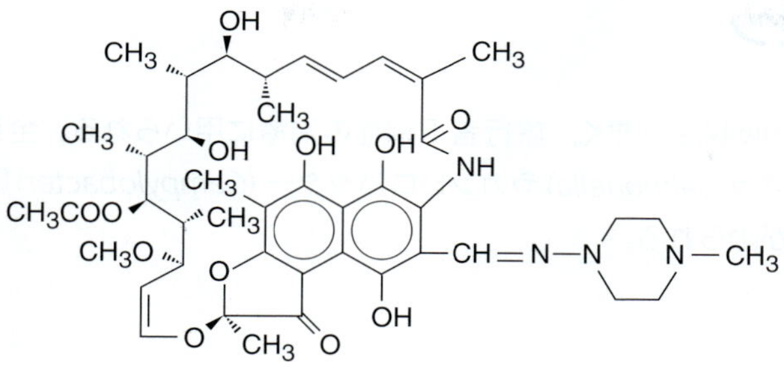

図6-1　リファンピシンの構造

リファブチン

リファブチンは，結核とHIV感染の両方を同時に治療する患者において，リファンピシンよりも重用される。なぜなら，リファブチンは，リファンピシンやrifapentineよりもシトクロムP-450系を阻害しないので，同じくP-450系に影響を及ぼす多くの抗レトロウイルス薬と併用しやすいからである。

rifapentine

rifapentineは血中半減期が長いので，免疫機能が正常な結核患者の週1回投与法に用いられる。

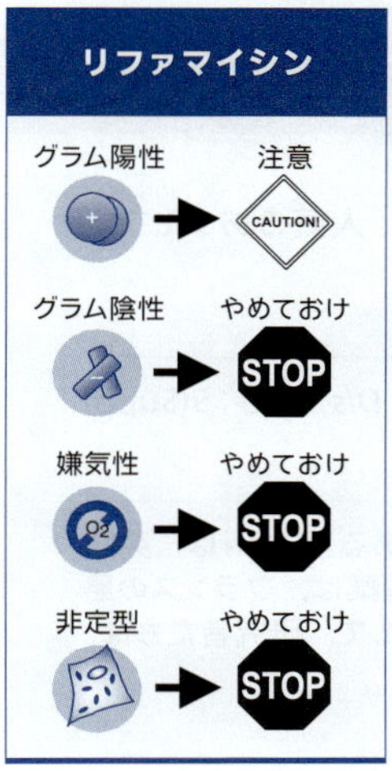

リファマイシン

グラム陽性 → 注意 (CAUTION!)
グラム陰性 → やめておけ (STOP)
嫌気性 → やめておけ (STOP)
非定型 → やめておけ (STOP)

表6-2　リファマイシン系抗菌薬の抗菌活性

グラム陽性菌	ブドウ球菌(staphylococci)
グラム陰性菌	インフルエンザ菌(*Haemophilus influenzae*) 髄膜炎菌(*Neisseria meningitidis*)
抗酸菌	結核菌(*Mycobacterium tuberculosis*) マイコバクテリウム・アビウムコンプレックス(*M. avium* complex) マイコバクテリウム・レプラエ(*M. leprae*)

リファキシミン

リファキシミンは吸収性が悪く，旅行者下痢症の治療に用いられる。全身性には吸収されないので，サルモネラ(*Salmonella*)やカンピロバクター(*Campylobacter*)属などの侵襲性細菌に対しては作用が限られる。

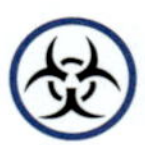

毒性

リファマイシン系抗菌薬は，シトクロムP-450系を強く誘導するので，このシトクロム系によって代謝される他の薬剤の濃度に強い影響を及ぼす。リファマイシン系抗菌薬は，悪心，嘔吐，下痢など胃や腸管の不定愁訴の原因となり，肝炎とも関連する。皮疹や造血異常が起こることもありうる。注目すべきことに，リファンピシンは，涙や尿，その他の体液をオレンジ色–赤色に変色させる。そのため，患者が不安になったり，コンタクトレンズが染色されたりする。リファブチンはブドウ膜炎を起こすことがある。

リファマイシン系抗菌薬は，主に，抗酸菌感染や一部のブドウ球菌感染に対し多剤併用療法の1つとして用いられる。薬剤耐性菌が生じやすいので，顕性感染には単独で使用しない。

歴史

「リファマイシン系抗菌薬」の名前は，これが発見された当時，人気のあったフランス映画の“Rififi”に由来している*。

Sensi P. History of the development of rifampin. *Rev Infect Dis* 1983；5(Suppl 3)：S402-S406.

＊訳注：Rififiは，1955年に上映されたモノクロのフランス映画である。Rififiは，英語のbrawling(騒々しいけんか)を意味する。リファマイシン系抗菌薬は，フランスの島の土壌細菌から最初に分離された化合物を基に開発された。そして，研究者たちは，その島でその映画を見たのだ。

問題

1. リファンピシンは，細菌の ☐ に結合し，☐ の合成を阻害する。
2. リファンピシンは，主に ☐（菌）や ☐（菌）による感染症の治療のための併用療法に用いる。
3. リファマイシン系抗菌薬は，単独で用いると ☐ が生じるので，他の抗菌薬と併用して用いられるのが普通である。

文献

Burman WJ, Gallicano K, Peloquin C. Comparative pharmacokinetics and pharmacodynamics of the rifamycin antibacterials. *Clin Pharmacokinet*. 2001;40:327–341.

Campbell EA, Korzheva N, Mustaev A, et al. Structural mechanism for rifampicin inhibition of bacterial RNA polymerase. *Cell*. 2001;104:901–912.

Huang DB, DuPont HL. Rifaximin—a novel antimicrobial for enteric infections. *J Infect*. 2005;50:97–106.

Munsiff SS, Kambili C, Ahuja SD. Rifapentine for the treatment of pulmonary tuberculosis. *Clin Infect Dis*. 2006;43:1468–1475.

アミノグリコシド系抗菌薬

アミノグリコシドは最も古い抗菌薬の1つで，1944年にストレプトマイセス・グリセウス(*Streptomyces griseus*)から**ストレプトマイシン**が精製されたときにさかのぼる。その後，**ネオマイシン**が1949年に，**ゲンタマイシン**が1963年に，**トブラマイシン**が1967年に，**アミカシン**が1972年に，それぞれ開発された(**表6-3**)。ペニシリン同様，当初はグラム陽性菌とグラム陰性菌のいずれにも有効であった。しかし，ペニシリンとは違って，アミノグリコシド系抗菌薬は30年以上使用されたにもかかわらず，多くの菌種に対する有効性を維持しており，今日よく使用される抗菌薬である。

アミノグリコシド系抗菌薬は，正荷電した分子で非常に大きいが(**図6-2**)，それでもバンコマイシンの1/3でしかない。アミノグリコシド 1分子は，アミノ置換基を含む中心部の6員環にグリコシド結合した2つ以上の糖鎖から成っている。「アミノグリコシド」という名前は，「アミノ」基と「グリコシド」結合に由来する。バンコマイシンと異なり，アミノグリコシドの大きさは細菌の外膜を通過できるので，好気性グラム陰性菌に対して優れた抗菌活性をもつ。さらに，正荷電のアミノグリコシド系抗菌薬は負荷電の外膜に結合し，一過性の孔を形成してそこから入り込む。アミノグリコシド系抗菌薬のターゲットである細菌リボソームに接近するためには，さらに形質膜を通過する必要がある。この通過は，エネルギー依存性の能動輸送系によってなされ，それは酸素と能動的なプロトン駆動力を必要とする。このため，アミノグリコシド系抗菌薬は，膿瘍のような嫌気的で酸性の環境ではあまり効果がなく，嫌気性菌に対しては無効である。アミノグリコシド系抗菌薬は，細菌リボソームの30Sサブユニットに結合して作用するので，アミノグリコシドはどれも細菌リボゾームの30Sサブユニットに結合して作用し，mRNAコドンと電荷をもつアミノアシルtRNAとのミスマッチを起こす。そのため，タンパク合成阻害が促されるのだ。

理由はよくわからないが，アミノグリコシド系抗菌薬に対する耐性は比較的少ない。耐性が生じる場合は，以下の3つのメカニズムのいずれかによる(**図6-3**)。(1) 細菌内部での薬剤濃度の低下：これはたいてい，排出ポンプの存在による。(2) アセチルトランスフェラーゼ，ヌクレオチジルトランスフェラーゼ，ホスホトランスフェラーゼなどの細菌酵素による薬剤の修飾と，それによるリボソームへの結合阻害。(3) 細菌リボソームの突然変異による薬剤の結合阻害(この最後のメカニズムは比較的まれなようである)。薬剤耐性は，必ずしもアミノ

表6-3 アミノグリコシド系抗菌薬

注射薬	経口薬
ストレプトマイシン	ネオマイシン(フラジオマイシン)[a]
ゲンタマイシン	
トブラマイシン	
アミカシン	

a 経口投与されても吸収されない。腸管感染症に用いる。

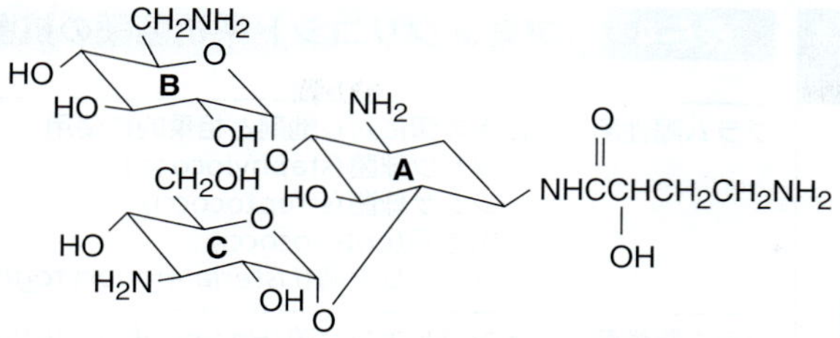

図6-2　**アミノグリコシド系アミカシンの構造**　アミノグリコシド系抗菌薬の特徴は，アミノ置換基を含む比較的構造が保存されている6員環(A)に，アミノ糖(B, C)がグリコシド結合している点である。

グリコシド系抗菌薬全体には及ばない。たとえば，ゲンタマイシンやトブラマイシンを修飾する細菌酵素でも，アミカシンはそのユニークな側鎖のため修飾されない。

アミノグリコシド系抗菌薬は，好気性グラム陰性菌に対して優れた抗菌活性をもつ(**表6-4**)。腸内細菌科(*Enterobacteriaceae*)や緑膿菌(*Pseudomonas aeruginosa*)による感染症の治療によく用いられる。動物実験での期待外れの成績から，アミノグリコシド系抗菌薬は，高感受性の細菌株に対しても，他の有効な薬剤と併用されることが多い。また，好気性グラム陽性菌に対しては効果が劣る。アミノグリコシド系抗菌薬の細菌への取り込みは，βラクタム薬やバンコマイシンなどの細胞壁合成阻害薬との併用によって増加する。それで，腸球菌(enterococci)など一部の好気性グラム陽性菌に対して，これらと併用すると，アミノグリコシド系抗菌薬にやや耐性である菌であっても相乗効果がみられる。**相乗効果のための投与量**と呼ばれる低用量のアミノグリコシド系抗菌薬が，好気性グラム陽性菌感染の治療のため，細胞壁合成阻害薬と併用される。アミノグリコシド系抗菌薬のいくつかは，結核菌(*Mycobacterium tuberculosis*)やマイコバクテリウム・アビウムコンプレックス(*M. avium* complex)などの抗酸菌に対して有効である。

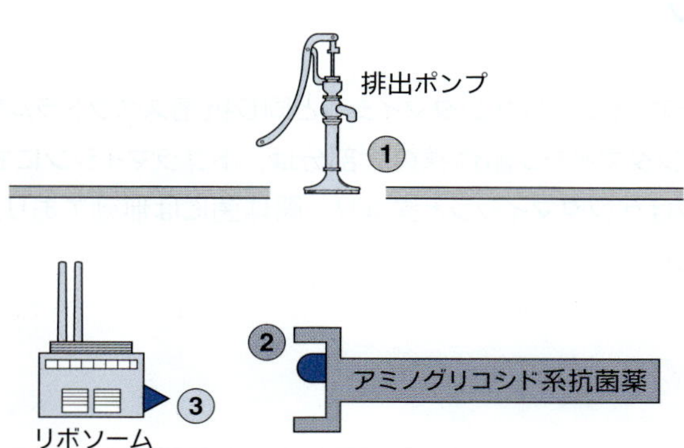

図6-3　アミノグリコシド系抗菌薬に対する耐性は，薬剤のターゲットであるリボソームへの正常な結合を妨げる以下の3つのメカニズムのいずれかによって起こる。① 排出ポンプによって，アミノグリコシド系抗菌薬が細菌の細胞質に蓄積することが妨げられる。② アミノグリコシド系抗菌薬が修飾されて，リボソームへの結合が妨げられる。③ リボソームに突然変異が起こり，アミノグリコシド系抗菌薬の結合が妨げられる。

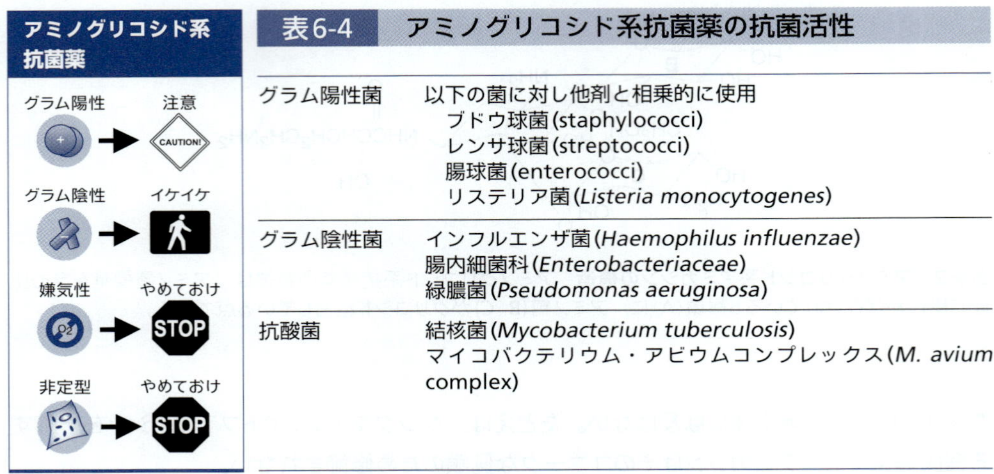

表6-4 アミノグリコシド系抗菌薬の抗菌活性

グラム陽性菌	以下の菌に対し他剤と相乗的に使用 ブドウ球菌(staphylococci) レンサ球菌(streptococci) 腸球菌(enterococci) リステリア菌(*Listeria monocytogenes*)
グラム陰性菌	インフルエンザ菌(*Haemophilus influenzae*) 腸内細菌科(*Enterobacteriaceae*) 緑膿菌(*Pseudomonas aeruginosa*)
抗酸菌	結核菌(*Mycobacterium tuberculosis*) マイコバクテリウム・アビウムコンプレックス(*M. avium* complex)

ストレプトマイシン

ストレプトマイシンは最も古い抗菌薬で，今日ではめったに使われない。結核治療においては，今でも第2選択薬である。同様に，耐性メカニズムの違いから，ゲンタマイシンや他のアミノグリコシド系抗菌薬の相乗効果に耐性である腸球菌にも，ストレプトマイシンは有効である。

ゲンタマイシン

ゲンタマイシンは最もよく使用されるアミノグリコシド系抗菌薬である。好気性グラム陰性菌，好気性グラム陽性菌のいずれにも有効である。

トブラマイシン

実際的には，トブラマイシンはゲンタマイシンと同じ抗菌スペクトラムをもち，同様に使用される。一般に，ゲンタマイシン耐性株の大部分は，トブラマイシンにも感受性がない。しかし，トブラマイシンはゲンタマイシンと異なり，腸球菌には無効であり，この菌による感染には用いるべきでない。

アミカシン

ゲンタマイシンとトブラマイシンに耐性の好気性グラム陰性菌も，アミカシンには感受性がある可能性がある。それで，全体的にみて，アミカシンはこの細菌種にはより有効である。しかし，トブラマイシン同様，腸球菌に対しては臨床的に有意な有効性はない。

覚えておこう!

トブラマイシン(tobramycin), ネオマイシン(neomycin), ストレプトマイシン(streptomycin)とは異なり, ゲンタマイシン(gentamicin)はスペルに“y”を含まない。このため, 最もよくミススペルされる医学単語になっている。ミススペルランキングのライバルとしては, “pruritic(瘙痒)”と“guaiac(グアヤック)”がある。

毒性

アミノグリコシド系抗菌薬の使用を制限する主な要因は, その毒性である。比較的高頻度に, 腎毒性と耳毒性を伴う。アミノグリコシド系抗菌薬は, ヒト細胞への移行性は悪いが, 近位尿細管細胞は例外であり, この部位に薬剤が濃縮される。その結果, アミノグリコシド系抗菌薬を投与された患者の約5～10%に, 腎毒性, すなわち, 腎機能障害が発現する。この発生率は, 高齢や他の腎毒性薬剤との併用などの危険因子を有する患者では, 50%にも上昇する。幸い, 腎障害は通常可逆的で, 薬剤を中止すれば腎機能は正常に戻る。注目すべき点は, 腎毒性は4～5日間投与して初めて発現するので, アミノグリコシド系抗菌薬は, 短期間であれば, 患者に副作用のリスクを与えることなく安全に投与できる。耳毒性には2つのタイプがある。すなわち, 非可逆性の難聴に至る場合もある聴覚障害と, 平衡障害をきたす前庭器毒性である。ストレプトマイシンは, 特に高率に前庭器毒性の原因となる。

アミノグリコシド系抗菌薬は, 現在でも, 好気性グラム陰性菌による多くの感染症を治療するうえで有効な薬剤である。また, 細胞壁合成阻害薬と相乗効果を有するので, 好気性グラム陽性菌の一部に対して, これらと併用すると有用である。毒性が使用上の懸念である。

問題

4. アミノグリコシド系抗菌薬は, 好気性 [　　　] (菌)に対して優れた抗菌活性をもつ。
5. アミノグリコシド系抗菌薬は, 好気性 [　　　] (菌)の一部に対して, 細胞壁合成阻害薬と併用し相乗効果のための投与量で使用する。
6. アミノグリコシド系抗菌薬に関連する2つの主な毒性は, [　　　] と [　　　] である。

文献

Chambers HF. Aminoglycosides. In: Burunton LL, Lazo JS, Parker KL, eds. *Goodman and Gilman's the Pharmacological Basis of Therapeutics*. 11th ed. New York, NY: McGraw-Hill; 2006:1155–1172.

Gonzalez LS III, Spencer JP. Aminoglycosides: a practical review. *Am Fam Physician*. 1998;58:1811–1820.

Mingeot-Leclercq MP, Glupczynski Y, Tulkens PM. Aminoglycosides: activity and resistance. *Antimicrob Agents Chemother*. 1999;43:727–737.

Vakulenko SB, Mobashery S. Versatility of aminoglycosides and prospects for the future. *Clin Microbiol Rev*. 2003;16:430–450.

マクロライド系抗菌薬とケトライド系抗菌薬

マクロライド系抗菌薬は「多芸は無芸」という古いことわざで称される。グラム陽性菌，グラム陰性菌と，非定型菌および抗酸菌の一部に抗菌活性をもち，スピロヘータにさえ抗菌活性をもつことがある。しかし，これらのグループのほとんどに自信をもって効果があるというわけではない。そうはいっても，特定の感染症の治療(呼吸器感染症や特定の微生物の治療)に対しては，まだまだ非常に有用である。マクロライド系抗菌薬のグループには，**エリスロマイシン**，**クラリスロマイシン**，**アジスロマイシン**が含まれる(**表6-5**)。telithromycinはケトライド系と呼ばれる薬剤であり，構造的に親戚関係に当たるので，これについてもここで述べる。

すべてのマクロライド系抗菌薬は，大環状(マクロ)ラクトン環と呼ばれる大きな環を核として構成される(**図6-4**)(だから「マクロライド」と呼ばれている)。この環は糖残基により修飾される。マクロライド系抗菌薬は，新しく合成されたペプチドの出口をブロックする場所で，細菌のリボソームの50Sサブユニットに固く結合する。そういうわけで，マクロライド系抗菌薬は，リボソームをターゲットとしタンパク合成を阻害するという点で，アミノグリコシド系抗菌薬と同じような働きをする。耐性は次第に増加しており，以下のようなメカニズムで起こる。(1) 薬剤の侵入と蓄積の阻害：マクロライド系抗菌薬は，大部分の好気性グラム陰性桿菌の外膜を透過することができず，ある種の耐性菌では能動的にポンプで排出される。たとえば，肺炎球菌(*Streptococcus pneumoniae*)のようなある種のグラム陽性菌は，*mef*遺伝子をもっているが，これは，細菌の中にマクロライド系抗菌薬が蓄積するのを阻害するような排出ポンプをエンコードしている。(2) 酵素を介在したリボソーム結合部位の変化：ある種の細菌は，50Sリボソームの本来ならマクロライド系抗菌薬が結合する部位をメチル化して，この結合を阻害することによって耐性を獲得する。たとえば，このタイプの耐性は，肺炎球菌の*erm*遺伝子によりエンコードされる。このようなリボソームのメチル化は，クリンダマイシンやストレプトグラミン系抗菌薬の耐性化ももたらす。というのも，これらの薬剤も細菌のリボソームに結合し，タンパク翻訳を阻害することによって作用するからである。(3) リボソーム結合部位の変異：マクロライド系抗菌薬の細菌のリボソーム結合部位に，まれに変異が起こる。いずれのメカニズムにせよ，マクロライド系抗菌薬の1つに耐性があれば，通常は他のすべてのマクロライド系抗菌薬にも耐性をもつ。

表6-5　マクロライド系抗菌薬とケトライド系抗菌薬

注射薬	経口薬
エリスロマイシン	エリスロマイシン クラリスロマイシン
アジスロマイシン	アジスロマイシン telithromycin

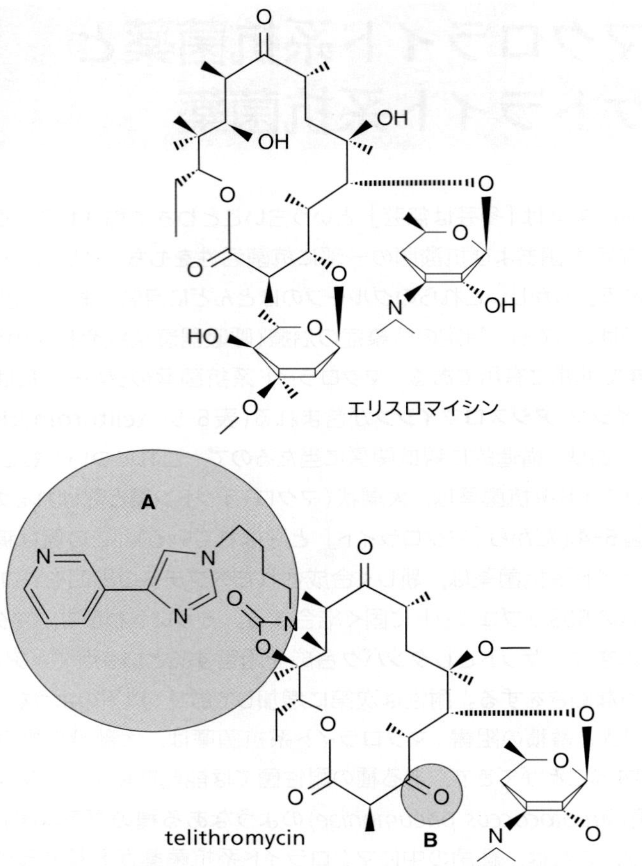

図6-4 エリスロマイシン(上)とtelithromycin(下)の構造 ◎で囲まれた置換基 AとBが，telithromycinとマクロライド系抗菌薬の違いである。置換基 Aにより，telithromycinは細菌のリボソームの第2部位に結合できる。

マクロライド系抗菌薬は，さまざまな細菌に広く活性をもつ(表6-6)。ブドウ球菌やレンサ球菌に活性をもつことがあるが，メチシリン耐性ブドウ球菌やペニシリン耐性レンサ球菌には，通常，活性がない[*1]。マクロライド系抗菌薬のスペクトラムの大きな穴は，大部分の好気性グラム陰性桿菌に耐性があるということであるが，ナイセリア(*Neisseria*)属，ボルデテラ(*Bordetella*)属，ヘモフィルス(*Haemophilus*)属の細菌株には感受性をもつことがある。マクロライド系抗菌薬は，ほとんどの嫌気性菌感染症の治療には効果がない。一方で，多くの非定型菌，いくつかの抗酸菌，スピロヘータには抗菌活性をもつ。

＊1 **訳注：**日本では，マクロライド系抗菌薬の過剰使用のためか，多くのブドウ球菌，レンサ球菌はマクロライド耐性である。

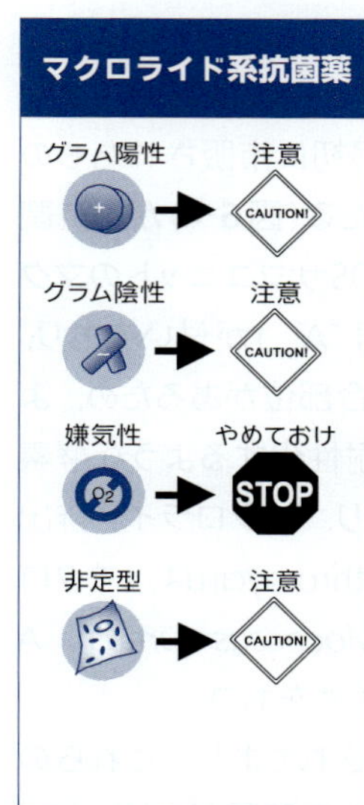

表6-6　マクロライド系抗菌薬の抗菌活性

グラム陽性菌	A群溶連菌(*Streptococcus pyogenes*)の一部 緑色レンサ球菌(viridans group streptococci)の一部 肺炎球菌(*Streptococcus pneumoniae*)の一部 黄色ブドウ球菌(*Staphylococcus aureus*)の一部
グラム陰性菌	ナイセリア(*Neisseria*)属 インフルエンザ菌(*Haemophilus influenzae*)の一部 百日咳菌(*Bordetella pertussis*)
非定型菌	クラミジア(*Chlamydia*)属 マイコプラズマ(*Mycoplasma*)属 レジオネラ・ニューモフィラ(*Legionella pneumophila*) リケッチア(*Rickettsia*)属の一部
抗酸菌	マイコバクテリウム・アビウムコンプレックス(*Mycobacterium avium* complex) マイコバクテリウム・レプラエ(*M. leprae*)
スピロヘータ	梅毒トレポネーマ(*Treponema pallidum*) ボレリア・ブルグドルフェリ(*Borrelia burgdorferi*)

エリスロマイシン

エリスロマイシンは最も古いマクロライド系抗菌薬で，1952年に発見されたものであり，14員環のラクトン環をもつ(図6-4)。インフルエンザ菌(*Haemophilus influenzae*)への活性を欠くため，呼吸器感染症の治療においては，他のマクロライド系抗菌薬に比べると有用性は低い。抗菌スペクトラムはクラリスロマイシンとアジスロマイシンと同様であるが，それらに比べると副作用が多い。新しいマクロライドに取って代わられてきている。

クラリスロマイシン

クラリスロマイシンはエリスロマイシンの半合成誘導体であり，14員環のラクトン環をもつ。好気性グラム陽性菌やインフルエンザ菌に対しては，エリスロマイシンよりもいくらか高い抗菌活性をもつ。

アジスロマイシン

アジスロマイシンは15員環の大環状ラクトン環をもつため，ある種の好気性グラム陰性菌の外膜を透過しやすくなっている。したがって，これらの細菌への活性がいくらか高くなっており，インフルエンザ菌の治療にも用いられる。この薬剤の主な利点の1つとして，組織内へ高濃度に取り込まれて，その後，数日かけてゆっくりと放出されることがある。このため，5日間の経口薬治療で，治療域の薬物濃度が10日間維持される。

telithromycin[*2]

telithromycinは，抗菌薬分類である**ケトライド系抗菌薬**のなかで最初に市販されたものである。ケトライド系抗菌薬は，マクロライド系と構造的に親戚に当たる(**図6-4**)が，抗菌スペクトラムは広くなっている。telithromycinは，細菌のリボソーム50Sサブユニットのマクロライドと同部位に結合するが，アルキル-アリール基(**図6-4**の記号“A”)が付いており，これがリボソームの別の離れた部位に結合する。1つではなく2つの結合部位があるため，より強固に結合し，リボソームをメチル化してマクロライド系抗菌薬を耐性化するような酵素が存在しても，作用を維持し続けることができる。この強い結合により，マクロライド排出ポンプによるtelithromycinの排出を抑えることもできる。こうしてtelithromycinは，マクロライド系抗菌薬に耐性があるような肺炎球菌，黄色ブドウ球菌(*Staphylococcus aureus*)，A群溶連菌(*Streptococcus pyogenes*)といった多くの菌に対しても抗菌活性をもつ。

telithromycinは，米国では細菌性呼吸器感染症患者に対して承認されており，これらの感染症を起こす原因菌に対して最もよく研究されている(**表6-7**)。こうした背景があり，ペニシリン耐性やマクロライド耐性の肺炎球菌の大部分に有効である。telithromycinは，ブドウ球菌や他のレンサ球菌に対してもマクロライド系抗菌薬よりも感受性があるが，なかには，telithromycinでさえも，もはや結合できないようなリボソーム変異を起こして耐性を獲得した細菌株もある。腸内細菌科(*Enterobacteriaceae*)はtelithromycinに耐性をもつが，インフルエンザ菌や百日咳菌(*Bordetella pertussis*)は感受性がある。ナイセリア(*Neisseria*)属に対する活性はあまり調査されていない。クラミジア・ニューモニアエ(*Chlamydia pneumoniae*)，肺炎マイコプラズマ(*Mycoplasma pneumoniae*)，レジオネラ・ニューモフィラ(*Legionella pneumophila*)などの多くの非定型菌も，telithromycinに感受性があるが，抗酸菌とスピロヘータに対する活性はまだよくわかっていない。telithromycinは，現在のところ，経口薬のみである。

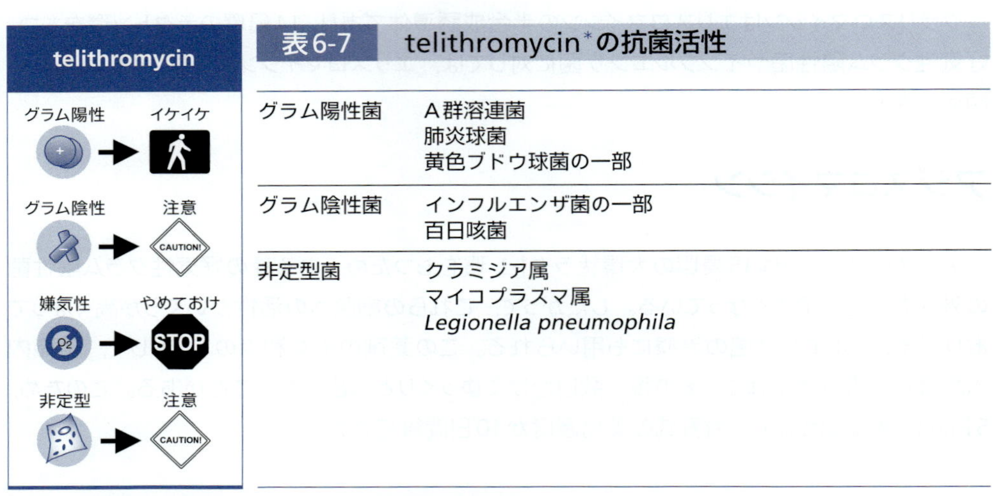

表6-7 telithromycin*の抗菌活性

グラム陽性菌	A群溶連菌 肺炎球菌 黄色ブドウ球菌の一部
グラム陰性菌	インフルエンザ菌の一部 百日咳菌
非定型菌	クラミジア属 マイコプラズマ属 *Legionella pneumophila*

＊訳注：意識消失の副作用により，日本では販売中止になった。

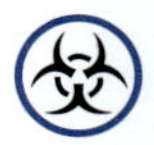

毒性

マクロライド系抗菌薬は比較的安全な薬剤であるが，軽い副作用がある。エリスロマイシンは，消化器症状(例：悪心，嘔吐，下痢)や静注後に血栓性静脈炎を起こすことがあるが，クラリスロマイシンやアジスロマイシンは通常，副作用が少ない。しかし，多形性心室性頻拍をきたすようなQT延長が，これらの薬剤の使用で報告されている。アジスロマイシンは心血管死亡をわずかに増やすのに寄与していた。エリスロマイシンとクラリスロマイシンは，シトクロムP-450系を阻害し，他の薬剤の血中濃度に影響を及ぼすことがあるが，アジスロマイシンにはこの作用はない。telithromycinは，P-450系の強力な阻害作用をもつため，この系で代謝される他の薬剤の血中濃度に影響を及ぼす。消化器症状や頭痛，浮動性めまい，QT延長が起こることもある。さらに，可逆性の霧視や複視，目の焦点が合わなくなるような視覚障害が起こることがある。重症の肝障害をきたすことがあると報告されていることはとても懸念された。よって米国ではマーケットから撤退した。

マクロライド系抗菌薬は，好気性グラム陽性菌，好気性グラム陰性菌，非定型菌，抗酸菌，スピロヘータの一部に抗菌活性がある。しかし，これらのいずれのグループにも，耐性をもつ細菌がいくつかある。このため，マクロライド系抗菌薬をエンピリック(経験的)治療として使用する場合は，注意して使用しなければならない。telithromycinは，ケトライドと呼ばれる新しい抗菌薬分類に属する薬剤で，マクロライド系抗菌薬の親戚である。肺炎球菌に対して優れた抗菌活性をもつことで知られている。この薬剤は，開発当初から，軽症から中等症の市中肺炎でよく研究されてきている。

問題

7. マクロライド系抗菌薬のなかで，好気性グラム陰性菌のカバーが最もよいのは［　　　］であるため，［　　　］(菌)に対して有用である。

8. ［　　　］と［　　　］は，エリスロマイシンよりも副作用が少ないマクロライド系抗菌薬である。

9. マクロライド系抗菌薬は，［　　　］(菌)にはあまり効果がない。

10. telithromycinは，［　　　］という抗菌薬分類の1つである。

11. 抗菌スペクトラムのために，telithromycinは［　　　］感染症において最もよく使用される。

＊2 **訳注：**意識消失の副作用により，日本では販売中止になった。

文献

Clark JP, Langston E. Ketolides: a new class of antibacterial agents for treatment of community-acquired respiratory tract infections in a primary care setting. *Mayo Clinic Proc*. 2003;78:1113–1124.

Leclercq R. Mechanisms of resistance to macrolides and lincosamides: nature of the resistance elements and their clinical implications. *Clin Infect Dis*. 2002;34:482–492.

Lonks JR, Goldmann DA. Telithromycin: a ketolide antibiotic for treatment of respiratory tract infections. *Clin Infect Dis*. 2005;40:1657–1664.

Neu HC. New macrolide antibiotics: azithromycin and clarithromycin. *Ann Intern Med*. 1992;116: 517–519.

Zuckerman JM. The newer macrolides: azithromycin and clarithromycin. *Infect Dis Clin North Am*. 2000;14:449–462.

テトラサイクリン系抗菌薬とグリシルサイクリン系抗菌薬

テトラサイクリン系抗菌薬は，1950年代に開発された抗菌薬分類である。今日では，このグループの3種類の薬剤(**テトラサイクリン**，**ドキシサイクリン**，**ミノサイクリン**)がよく使用されている(**表6-8**)。**チゲサイクリン**は，**グリシルサイクリン**と呼ばれる抗菌薬分類の1つである。

テトラサイクリンの核構造は，4つ並んだ6員環から成る(**図6-5**)。この構造のおかげで，テトラサイクリンは細菌のリボソーム30Sサブユニットに作用し，アミノ酸をもったトランスファー RNA(tRNA)が結合するのを防ぐ。こうして，タンパク合成が阻害される。テトラサイクリンに対する耐性は，ほとんど以下の2つのメカニズムのうちの1つによって起こる。1つは，排出ポンプをエンコードするような外因性の遺伝子を獲得することにより，細胞内に薬剤が蓄積することを防ぐことである。もう1つは，リボソーム防御タンパクをエンコードする遺伝子の獲得である。これらの遺伝子により，細菌のリボソームは形態を変化させて，テトラサイクリン系抗菌薬が結合できないようにし，タンパク翻訳は影響を受けないようにする。

テトラサイクリン系抗菌薬は，肺炎球菌(*Streptococcus pneumoniae*)などの一部の好気性グラム陽性菌やインフルエンザ菌(*Haemophilus influenzae*)，髄膜炎菌(*Neisseria meningitidis*)といったグラム陰性菌に抗菌活性をもつ(**表6-9**)。嫌気性菌の一部にも抗菌活性があり，また，スピロヘータの一部〔ボレリア・ブルグドルフェリ(*Borrelia burgdorferi*)，梅毒トレポネーマ(*Treponema pallidum*)〕の治療にも使用することができる。しかし，この薬剤のいちばんの強みは，非定型菌〔リケッチア(*Rickettsia*)，クラミジア(*Chlamydia*)，マイコプラズマ(*Mycoplasma*)〕に活性をもつことである。

テトラサイクリン

テトラサイクリンは1953年に発見され，今日でも使用されている。経口薬のみ入手可能である。

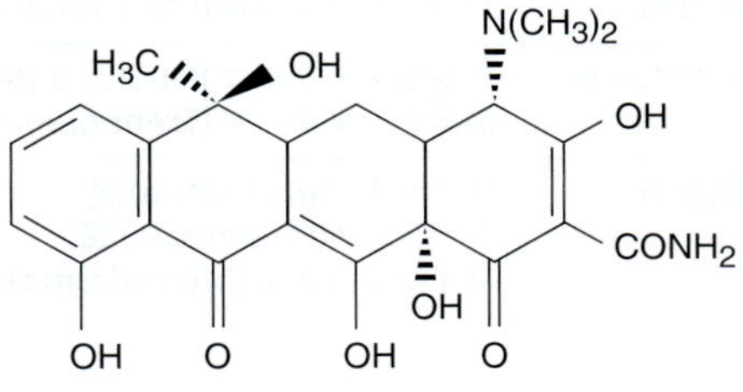

$N(CH_3)_2$　H_3C　OH　OH　$CONH_2$　OH　OH　O　OH　O

図6-5　テトラサイクリンの構造

表6-8 テトラサイクリン系抗菌薬とグリシルサイクリン系抗菌薬

注射薬	経口薬
ドキシサイクリン*	テトラサイクリン
チゲサイクリン	ドキシサイクリン
	ミノサイクリン

＊訳注：日本には，ドキシサイクリンの注射薬はない。

ドキシサイクリン

ドキシサイクリンの抗菌スペクトラムは，本質的にテトラサイクリンと同じである。半減期が長く，1日2回投与ができるため，よく使用される。

ミノサイクリン

ミノサイクリンの抗菌スペクトラムは，他のテトラサイクリン系抗菌薬と同じだが，メチシリン耐性ブドウ球菌の治療にはミノサイクリンが好まれる。ミノサイクリンは，マイコバクテリウム・レプラエ(*Mycobacterium leprae*)が原因のHansen病にも時に使用されることがある。

チゲサイクリン

チゲサイクリンは，厳密にはテトラサイクリン系抗菌薬ではないが，構造的に親戚のグリシルサイクリン系抗菌薬に属する薬剤であり，唯一市販されているものである。キーとなる修飾は，グリシルサイクリン系抗菌薬には，テトラサイクリン系抗菌薬の核になる構造の6

テトラサイクリン系抗菌薬

グラム陽性	やめておけ（STOP）
グラム陰性	注意（CAUTION!）
嫌気性	注意（CAUTION!）
非定型	イケイケ

表6-9 テトラサイクリン系抗菌薬の抗菌活性

グラム陽性菌	肺炎球菌(*Streptococcus pneumoniae*)の一部
グラム陰性菌	インフルエンザ菌(*Haemophilus influenzae*) 髄膜炎菌(*Neisseria meningitidis*)
嫌気性菌	クロストリジウム(*Clostridium*)属の一部
スピロヘータ	ボレリア・ブルグドルフェリ(*Borrelia burgdorferi*) 梅毒トレポネーマ(*Treponema pallidum*)
非定型菌	リケッチア(*Rickettsia*)属 クラミジア(*Chlamydia*)属 マイコプラズマ(*Mycoplasma*)属

員環終末にグリシルアミド基が追加されていることである(図6-6)。この追加により，チゲサイクリンが多くの細菌の排出ポンプに認識されるのが防がれ，テトラサイクリン耐性をもたらすような30Sリボソームサブユニットの修飾が無効になる。テトラサイクリン系抗菌薬への耐性の大部分は，このメカニズムによるので，チゲサイクリンは見事な広域抗菌スペクトラムを達成している。大部分の好気性グラム陰性菌〔多剤耐性アシネトバクター(*Acinetobacter*)属も含む〕に活性をもつ。しかし，緑膿菌(*Pseudomonas aeruginosa*)やプロテウス(*Proteus*)属は，この薬剤を認識できるような排出ポンプを産生するので，通常，耐性である(**表6-10**)。ほとんどの好気性グラム陽性菌〔メチシリン耐性ブドウ球菌，バンコマイシン耐性腸球菌(enterococci)，ペニシリン耐性肺炎球菌〕も，チゲサイクリンに感受性をもつ。嫌気性菌にも優れた活性をもつが，この点では，カルバペネムやタゾバクタム・ピペラシリンには劣る。テトラサイクリン系抗菌薬の親戚であることからわかるように，非定型菌にも非常に優れた活性をもつ。めちゃくちゃに広域スペクトラムなのに，チゲサイクリンは他の薬に比べて全体のアウトカムは悪かった。よって，米国食品医薬品局(Food and Drug Administration：FDA)はこれを，他に代わりの手段がないときだけ使うよう推奨している。

毒性

テトラサイクリン系抗菌薬は，比較的安全な薬剤であるが，いくつかの禁忌はしっかり覚えておく必要がある。これら薬剤の核のリングの1つは，カルシウムなど金属イオンの強力なキレート剤である。これにより，活発に成長している歯を灰色から黄色に変色させたり，成長している骨に影響を及ぼすことがある。このため，妊婦には投与は禁忌であり，8歳以下の小児に投与するときは注意を要する。皮疹やアナフィラキシーといった過敏反応は起こることがあるが，頻度は高くない。例外としては，皮膚や粘膜の青黒い色素沈着があり，ミノサイクリンの使用で比較的よくみられる。テトラサイクリン系は光過敏を起こすことがある。消化器症状(例：悪心，嘔吐，食道潰瘍)もみられることがあり，肝毒性も起こることがある。

テトラサイクリン系抗菌薬は古い薬剤ではあるが，ある種の病原体，特に非定型菌の起こ

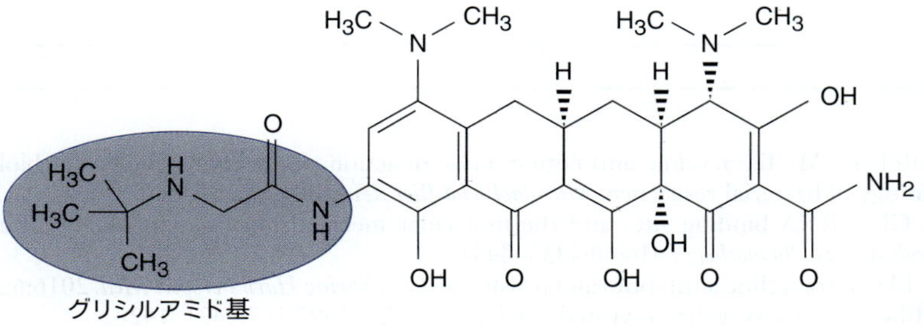

図6-6　チゲサイクリンの構造　グリシルアミド基がチゲサイクリンと他のテトラサイクリン系を区別している。● で示した。

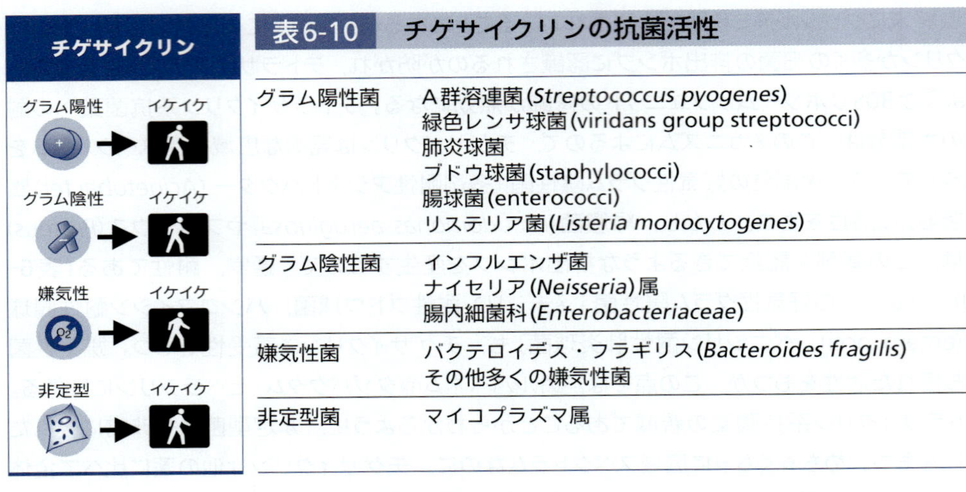

表6-10 チゲサイクリンの抗菌活性

グラム陽性菌	A群溶連菌(*Streptococcus pyogenes*) 緑色レンサ球菌(viridans group streptococci) 肺炎球菌 ブドウ球菌(staphylococci) 腸球菌(enterococci) リステリア菌(*Listeria monocytogenes*)
グラム陰性菌	インフルエンザ菌 ナイセリア(*Neisseria*)属 腸内細菌科(*Enterobacteriaceae*)
嫌気性菌	バクテロイデス・フラギリス(*Bacteroides fragilis*) その他多くの嫌気性菌
非定型菌	マイコプラズマ属

す感染症に対しては今もなお使用されている。グリシルサイクリン系のチゲサイクリンは新しい薬剤であり，他の多くの抗菌薬に耐性のある菌も含めて，好気性菌や嫌気性菌に幅広く活性をもっている。毒性のために，妊婦への使用は禁忌であり，小児には注意して使用する必要がある。

問題

12. テトラサイクリン系抗菌薬は，細菌の＿＿＿に結合して細菌の成長を阻害する。

13. テトラサイクリン系抗菌薬は，＿＿＿(菌)に対して非常に優れた活性をもつ。

14. 歯の変色と骨の成長障害という副作用のために，テトラサイクリン系抗菌薬は＿＿＿には禁忌であり，＿＿＿には注意して使用する必要がある。

15. チゲサイクリンは，＿＿＿と呼ばれる抗菌薬分類の1つである。

16. チゲサイクリンは，多くの高度耐性な好気性＿＿＿(菌)や＿＿＿(菌)に*in vitro*で活性をもつ。

文献

Chopra I, Roberts M. Tetracycline antibiotics: mode of action, applications, molecular biology, and epidemiology of bacterial resistance. *Microbiol Mol Biol Rev*. 2001;65:232–260.

Chukwudi CU. rRNA binding sites and the molecular mechanism of action of the tetracyclines. *Antimicrob Agents Chemother*. 2016;60:4433–4441.

Grossman TH. Tetracycline antibiotics and resistance. *Cold Spring Harb Perspect Med*. 2016;6:a025387.

Joshi N, Miller DQ. Doxycycline revisited. *Arch Intern Med*. 1997;157:1421–1428.

Slover CM, Rodvold KA, Danziger LH. Tigecycline: a novel broad-spectrum antimicrobial. *Ann Pharmacother*. 2007;41:965–972.

Stein GE, Babinchak T. Tigecycline: an update. *Diag Microbiol Infect Dis*. 2013;75:331–336.

クロラムフェニコール

クロラムフェニコールは，1947年から臨床的に使用されている非常に古い抗菌薬である。今でも種々の細菌に効果があるが，その毒性のため，使用されるのは，コストや耐性により他剤が使用できないときに限られているのが現状である。クロラムフェニコールの構造(**図6-7**)は，リボソームの50Sサブユニットに結合し，アミノ酸をもったトランスファーRNA(tRNA)の結合を妨げる。耐性は，細菌がクロラムフェニコールをアセチル化して，ターゲットに効率的に結合できなくするような酵素遺伝子を獲得することによって起こる。この薬剤に対する排出ポンプも知られている。米国では，クロラムフェニコールは注射薬のみ入手可能であるが，経口カプセルが利用できる国もある*。

クロラムフェニコールは，さまざまなカテゴリーの細菌に効く広域のスペクトラムをもっている(**表6-11**)。多くの好気性グラム陽性レンサ球菌〔大部分の肺炎球菌(*Streptococcus pneumoniae*)やA群溶連菌(*Streptococcus pyogenes*)株〕に効果がある。多くの好気性グラム陰性菌にも効果があり，インフルエンザ菌(*Haemophilus influenzae*)，ナイセリア(*Neisseria*)属，サルモネラ(*Salmonella*)属，赤痢菌(*Shigella*)属などをカバーする。クロラムフェニコールは，嫌気性菌にも最もよく効く薬剤の1つであり，バクテロイデス・フラギリス(*Bacteroides fragilis*)や，一部のクロストリジウム(*Clostridium*)属の感染症治療にも使用されることがある。さらに，非定型菌〔クラミジア・トラコマティス(*Chlamydia trachomatis*)，肺炎マイコプラズマ(*Mycoplasma pneumoniae*)，リケッチア(*Rickettsia*)属〕にも優れた抗菌活性をもつ。

毒性

クロラムフェニコールについて要約するのであれば，その毒性の特徴を語らないわけにはいかない。その毒性は，この薬剤の使用に当たって大きな影響を及ぼしている。最も深刻な副作用は骨髄に対する影響である。クロラムフェニコールは，治療中に可逆性で用量依存性の骨髄抑制を起こすことが多い。この副作用は，クロラムフェニコールが細菌のリボソーム

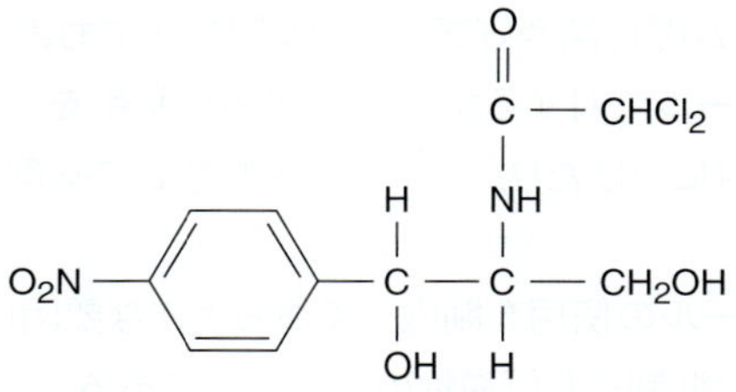

図6-7　クロラムフェニコールの構造

＊ **訳注：**日本には，注射薬，経口薬，点眼液，軟膏，腟錠，局所用液がある。

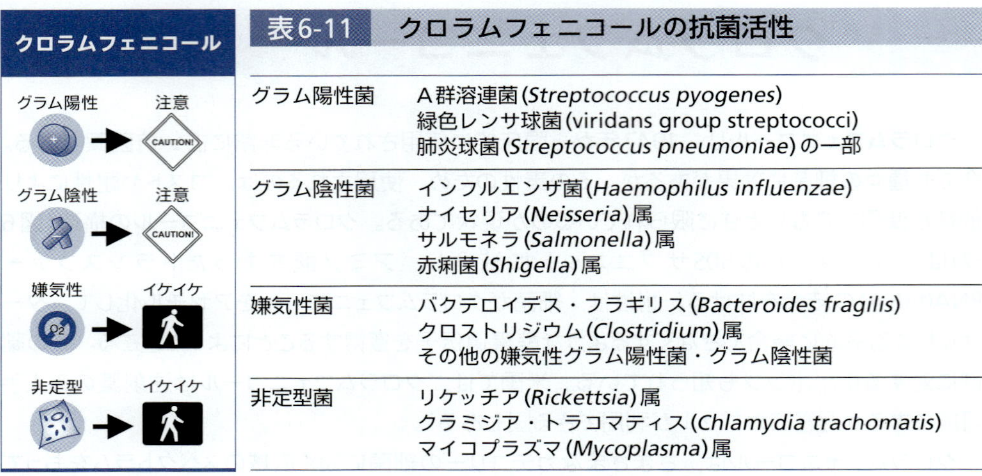

表6-11 クロラムフェニコールの抗菌活性

グラム陽性菌	A群溶連菌(*Streptococcus pyogenes*) 緑色レンサ球菌(viridans group streptococci) 肺炎球菌(*Streptococcus pneumoniae*)の一部
グラム陰性菌	インフルエンザ菌(*Haemophilus influenzae*) ナイセリア(*Neisseria*)属 サルモネラ(*Salmonella*)属 赤痢菌(*Shigella*)属
嫌気性菌	バクテロイデス・フラギリス(*Bacteroides fragilis*) クロストリジウム(*Clostridium*)属 その他の嫌気性グラム陽性菌・グラム陰性菌
非定型菌	リケッチア(*Rickettsia*)属 クラミジア・トラコマティス(*Chlamydia trachomatis*) マイコプラズマ(*Mycoplasma*)属

に似ているミトコンドリアのリボソームに結合することによって起こると考えられている。もっと怖いのは，まれではあるが，非可逆性の再生不良性貧血が起こりうることであり，これは，典型的には治療終了後に起こる。予想されるように，これらの副作用のために，クロラムフェニコールの使用は大幅に制限されることになった。新生児には**グレイ症候群**と呼ばれる致死的な状態を起こしうること，視神経炎のような神経学的異常をきたすことも知られている。

クロラムフェニコールは，多くの好気性グラム陽性菌・グラム陰性菌，嫌気性菌，非定型菌に対する広域スペクトラムをもつ。しかし，副作用のため，その使用は大幅に制限されている。

問題

17. クロラムフェニコールは，細菌の [　　] に結合して細菌の成長を妨げる。

18. クロラムフェニコールは，[　　] (菌)と [　　] (菌)に非常に優れた活性をもつ。多くの好気性グラム陽性菌や好気性グラム陰性菌にもよく効く。

19. クロラムフェニコールに対する耐性は，細菌が薬剤を [　　] することによって不活化する能力を身につけたり，[　　] を産生して薬剤蓄積を妨げることによって起こる。

20. クロラムフェニコールの使用を制限する最も大きな要因は [　　] であり，それは可逆性の [　　] 抑制と非可逆性の [　　] である。

文献

Feder HM Jr, Osier C, Maderazo EG. Chloramphenicol: a review of its use in clinical practice. *Rev Infect Dis*. 1981;3:479–491.

Trevett AJ, Naraqi S. Saint or sinner? A look at chloramphenicol. *PNG Med J*. 1992;35:210–216.

Wallerstein RO, Condit PK, Kasper CK, et al. Statewide study of chloramphenicol therapy and fatal aplastic anemia. *JAMA*. 1969;208:2045–2050.

クリンダマイシン

クリンダマイシンは，1966年に開発された薬剤であり，リンコマイシンという抗菌薬の合成誘導体である。クリンダマイシン，リンコマイシンは，リンコサミドという抗菌薬のグループを構成し，アミノ酸がアミノ糖に結合した共通構造を特徴とする(**図6-8**)。今日では，クリンダマイシンのみが，経口薬，静注薬で利用可能であり，よく使用されている。最近，クリンダマイシンに対する興味が復活してきている。というのは，クリンダマイシンが多くの市中型メチシリン耐性黄色ブドウ球菌(methicillin-resistant *Staphylococcus aureus*：MRSA)に抗菌活性をもっていたり*，ブドウ球菌(staphylococci)やレンサ球菌(streptococci)の毒素を介するような疾患の治療に効果がある可能性があるからである。

リンコサミド系抗菌薬は，細菌のリボソームの50Sサブユニットに結合してタンパク合成を阻害する。理論的には，これらの薬剤は細菌の毒素産生を阻害するはずであり，このため，レンサ球菌やブドウ球菌によるトキシックショック症候群(toxic shock syndrome)の治療にしばしば補助的に用いられる。クリンダマイシンの作用メカニズムは，マクロライド系抗菌薬と非常によく似ている。実際，これらの結合部位は重複する。このため，リボソーム修飾のためにエリスロマイシンに耐性をもっている一部の細菌株は，クリンダマイシンにも耐性である。ほとんどのグラム陰性菌はクリンダマイシンに固有型耐性がある。これは，グラム陰性菌の細胞外膜がこの薬剤に透過抵抗性だからである。

クリンダマイシンの使いどころは，以下の2つの細菌グループにある。すなわち，好気性グラム陽性菌と嫌気性菌である(**表6-12**)。特に多くのブドウ球菌，レンサ球菌に抗菌活性をもち，市中型MRSAの一部にも効果がある。同様に，嫌気性菌に対しても比較的広くよく効くが，なかには耐性のバクテロイデス・フラギリス(*Bacteroides fragilis*)やクロストリジウム(*Clostridium*)属も存在する。前述したように，好気性グラム陰性菌または非定型菌には効果がない。

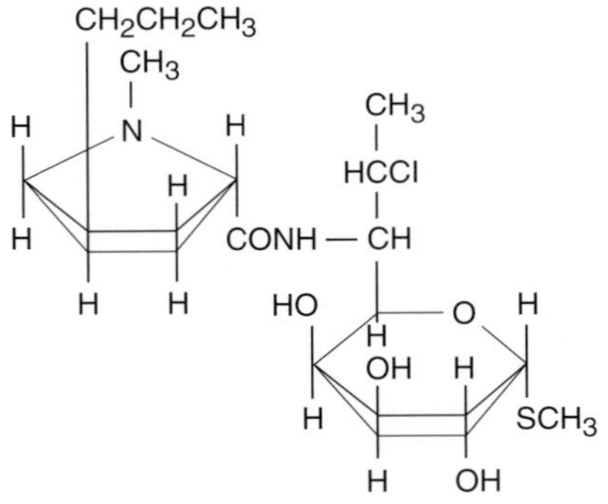

図6-8　**クリンダマイシンの構造**

* **訳注：** MRSAにクリンダマイシンを使用する際には，Dテストを行い，感受性を確認する必要がある。

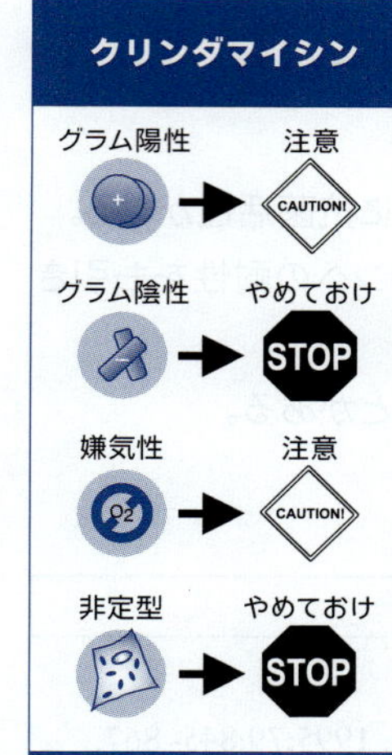

表6-12　クリンダマイシンの抗菌活性

グラム陽性菌	A群溶連菌(*Streptococcus pyogenes*)の一部 緑色レンサ球菌(viridans group streptococci)の一部 肺炎球菌(*Streptococcus pneumoniae*)の一部 黄色ブドウ球菌(*Staphylococcus aureus*)の一部
嫌気性菌	バクテロイデス・フラギリス(*Bacteroides fragilis*) クロストリジウム(*Clostridium*)属の一部 その他大部分の嫌気性菌

歴史

リンコサミド系抗菌薬グループの名前は，リンコマイシンを産生する細菌が分離された場所(ネブラスカ州リンカーン)からとられている。

Mason KJ, Dietz A, Deboer C. Lincomycin, a new antibiotic, I:discovery and biologic properties. *Antimicrob Agents Chemother.* 1962 ; 2 : 554–559.

毒性

クリンダマイシンの主な毒性は，クロストリジウム・ディフィシル(*Clostoridium difficile*)腸炎の発生であり，投与された患者の0.01～10%に起こるとされている。これにより使用が制限される。クリンダマイシンは，腸管の正常細菌叢を構成する多くの細菌を殺し，この薬剤に耐性の*C. difficile*の過剰増殖につながる。最も重症の*C. difficile*腸炎では，結腸に壊死組織のプラークが列を成すので，偽膜性腸炎と呼ばれる。クリンダマイシンは，*C. difficile*によらない下痢にも関連していることもあり，皮疹を起こすこともある。

クリンダマイシンは，好気性グラム陽性菌と嫌気性菌による一部の感染症治療に有用な薬剤である。好気性グラム陰性菌または非定型菌には効果がない。使用に際しては，比較的よくみられる*C. difficile*腸炎の発生に対し注意しなければならない。

問題

21. クリンダマイシンは，多くの好気性 [　　] (菌) と [　　] (菌) に抗菌活性がある。

22. [　　] に対する耐性は，一部の細菌においてクリンダマイシンへの耐性をも引き起こす。

23. クリンダマイシンの使用は，生命を脅かす [　　] を起こすことがある。

文献

Falagas ME, Gorbach SL. Clindamycin and metronidazole. *Med Clin North Am*. 1995;79:845–867.

Fass RJ, Scholand JF, Hodges GR, et al. Clindamycin in the treatment of serious anaerobic infections. *Ann Intern Med*. 1973;78:853–859.

Russell NE, Pachorek RE. Clindamycin in the treatment of streptococcal and staphylococcal toxic shock syndromes. *Ann Pharmacother*. 2000;34:936–939.

Sutter VL. In vitro susceptibility of anaerobes: comparison of clindamycin and other antimicrobial agents. *J Infect Dis*. 1977;135(Suppl):S7–S12.

ストレプトグラミン系抗菌薬

この数十年の間で，ある抗菌薬の組み合わせが細菌の殺菌効果を相乗的に高めること(相乗効果)がわかってきた。当然のことながら，それよりもずっと以前から，細菌自身はこのことを知っていたわけである。ストレプトマイセス(*Streptomyces*)属は，**ストレプトグラミン**系抗菌薬の組み合わせの分泌能をもともともっており，これらは共同作業で他の細菌を殺すよう働く。ストレプトグラミン系抗菌薬を古いと呼ぶか，新しいと呼ぶかは難しい。これらの物質は1953年には分離されていたが，この分類に属する薬剤であるpristinamycinがヨーロッパで市販されたのは1968年のことであった。さらに，このグループの薬剤の合剤である**キヌプリスチン・ダルホプリスチン**が米国で市販されたのは1999年のことであった。現在では，キヌプリスチン・ダルホプリスチンの注射薬が，米国で利用できる唯一のストレプトグラミン系抗菌薬である。

ストレプトグラミン系抗菌薬には，2種類の大環状化合物が含まれており(**図6-9**)，それぞれが細菌のリボソーム50Sサブユニットに結合し，タンパク合成を阻害する。いずれも単独では中等度の抗菌活性しかもたないが，両者が共同して作用すると，非常に強力である。この相乗効果は，以下の事実によって説明できる。それぞれ単独では，タンパク合成の異なるステップを阻害するだけだが，ダルホプリスチンはリボソームの立体構造の変化を生じさ

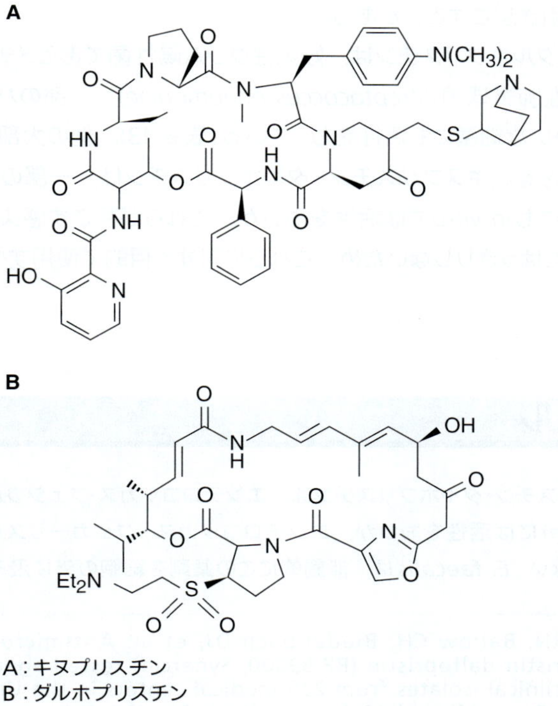

A：キヌプリスチン
B：ダルホプリスチン

図6-9　キヌプリスチン・ダルホプリスチンの構造

キヌプリスチン・ダルホプリスチン

グラム陽性 → イケイケ
グラム陰性 → やめておけ
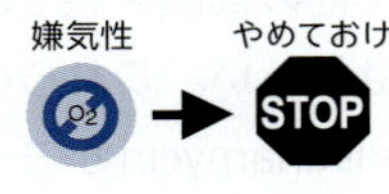

嫌気性 → やめておけ
非定型 → やめておけ

表6-13 キヌプリスチン・ダルホプリスチンの抗菌活性

グラム陽性菌	A群溶連菌(*Streptococcus pyogenes*) 緑色レンサ球菌(viridans group streptococci) 肺炎球菌(*Streptococcus pneumoniae*) 黄色ブドウ球菌(*Staphylococcus aureus*) 腸球菌(enterococci)の一部

せ，キヌプリスチンの結合を促進するのである。

ストレプトグラミン系抗菌薬に対する耐性は，以下の3つのメカニズムによって起こる。すなわち，50Sリボソームサブユニットの修飾(ストレプトグラミンの結合を妨げるようなサブユニットの立体構造変化)，ストレプトグラミンの酵素による不活化，排出ポンプの産生である。キヌプリスチンとダルホプリスチンのリボソームへの結合領域は，マクロライド系抗菌薬やクリンダマイシンと同じなので，この3つのうち50Sサブユニットの装飾は，この3種類の薬剤の間で交差耐性を引き起こすことがある。

キヌプリスチン・ダルホプリスチンは，好気性グラム陽性菌であるメチシリン耐性ブドウ球菌，ペニシリン耐性肺炎球菌(*Streptococcus pneumoniae*)，一部のバンコマイシン耐性腸球菌といったやっかいな細菌にも活性をもっている(表6-13)。他の大部分の好気性グラム陽性菌にも感受性がある。キヌプリスチン・ダルホプリスチンは，一部の好気性グラム陰性菌や一部の嫌気性菌にも*in vitro*では活性をもつが，これらが起こす感染症治療についての臨床的な有効性はまだはっきりしないため，これらに対する目的で使用すべきではない。

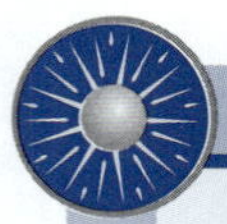

パール

キヌプリスチン・ダルホプリスチンは，エンテロコッカス・フェシウム(*Enterococcus faecium*)には活性をもつが，エンテロコッカス・フェカーリス(*E. faecalis*)には効果がない。*E. faecalis*は，能動的にこの薬剤を細胞の外に汲み出すのである。

Jones RN, Ballow CH, Biedenbach DJ, et al. Antimicrobial activity of quinupristin-dalfopristin (RP 59500, Synercid) tested against over 28,000 recent clinical isolates from 200 medical centers in the United States and Canada. *Diagn Microbiol Infect Dis*. 1998 ; 31 : 437–451.

毒性

キヌプリスチン・ダルホプリスチンを末梢静脈カテーテルから投与すると，注射部位に関連した副作用が非常によく起こる。注射部位の痛み，炎症，血栓性静脈炎が起こる。このため，この薬剤は中心静脈カテーテルからの投与が勧められる。関節痛，筋肉痛，高ビリルビン血症もよく起こる。キヌプリスチン・ダルホプリスチンは，シトクロムP-450系を阻害するので，他の薬剤の血中濃度に影響を及ぼしうる。

キヌプリスチン・ダルホプリスチンは，高度耐性のブドウ球菌，レンサ球菌，一部の腸球菌に活性をもつ。しかし，いくつかの副作用もある。

問題

24. ストレプトグラミン系抗菌薬は，相乗的に作用する［　　］種類の抗菌薬により構成される。

25. キヌプリスチン・ダルホプリスチンは，好気性の［　　］(菌)に非常によい活性をもっている。

26. キヌプリスチン・ダルホプリスチンの強みは，［　　］耐性ブドウ球菌や［　　］耐性肺炎球菌，一部の［　　］耐性腸球菌にも活性をもっていることである。

文献

Allington DR, Rivey MP. Quinupristin/dalfopristin: a therapeutic review. *Clin Ther*. 2001;23:24–44.

Bouanchaud DH. In-vitro and in-vivo antibacterial activity of quinupristin/dalfopristin. *J Antimicrob Chemother*. 1997;39(Suppl A):15–21.

Cocito C, Di Giambattista M, Nyssen E, et al. Inhibition of protein synthesis by streptogramins and related antibiotics. *J Antimicrob Chemother*. 1997;39(Suppl A):7–13.

オキサゾリジノン系抗菌薬

オキサゾリジノンは現在，承認されている薬が2つある。**リネゾリド**と**テジゾリド**だ。前述の他の薬は細菌や真菌から得られたものだが，オキサゾリジノンは完全な合成化合物だ。

リネゾリドとテジゾリドは，大部分の好気性グラム陽性菌に非常に優れた活性をもち，メチシリン耐性ブドウ球菌，ペニシリン耐性肺炎レンサ球菌，バンコマイシン耐性腸球菌(enterococci)にも効果がある(**表6-14**)。*in vitro*では，好気性グラム陰性菌の一部，嫌気性菌，非定型菌にも抗菌活性があるとされるが，現状では，これらの病原体の感染症治療には使用されない。リネゾリドとテジゾリドには，経口薬も静注薬もあるが，いずれの経路から投与されても，同様に高い血中濃度を達成できる。テジゾリドの利点は1日1回投与なことだ。

リネゾリド

リネゾリドの構造は，オキサゾリジノン核にいくつかの修飾がなされて構成されている(**図6-10**)。細菌のリボソームの50Sサブユニットに結合することによって，30Sサブユニットとの連携を阻害し，リボソームの集合を妨げる。また，最初のペプチドが新生ペプチドと結合するのを妨げることによって，タンパク合成を阻害する。リネゾリドは自然界では発見されていない新しい薬剤であり，その構造は抗菌薬のなかでもユニークなものであるが，耐性はすでに報告されている。耐性は，リボソーム領域をエンコードする遺伝子のなかの単一アミノ酸の変異によって起こる。興味深いことに，大腸菌(*Escherichia coli*)などの好気性グラム陰性桿菌の一部は，リネゾリドに対して固有型耐性があり，これは，それらの細菌がリネゾリドに対する排出ポンプを産生するからである。

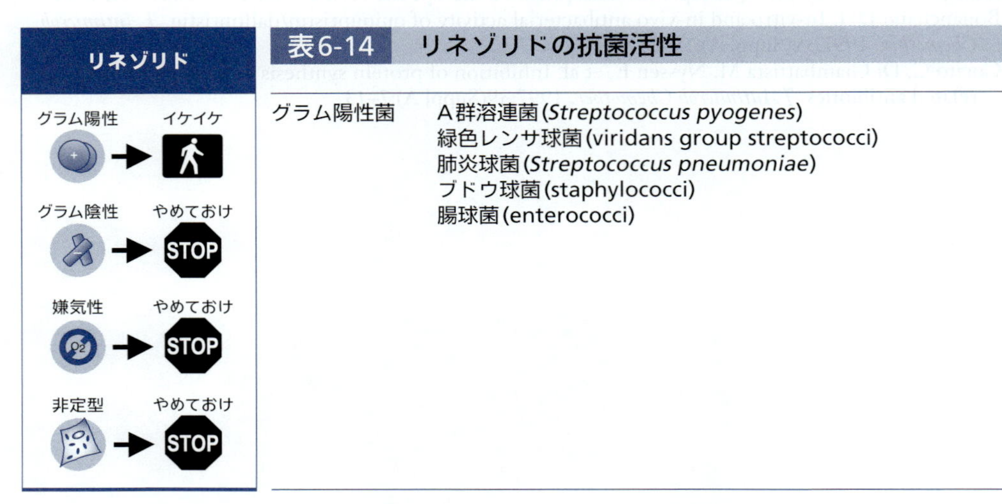

表6-14 リネゾリドの抗菌活性

グラム陽性菌	A群溶連菌(*Streptococcus pyogenes*) 緑色レンサ球菌(viridans group streptococci) 肺炎球菌(*Streptococcus pneumoniae*) ブドウ球菌(staphylococci) 腸球菌(enterococci)

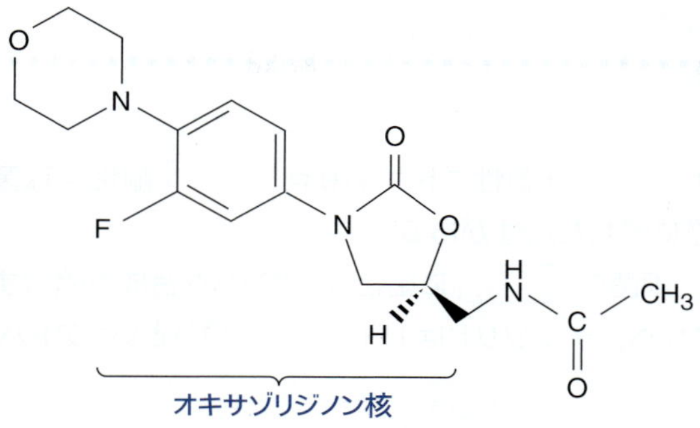

オキサゾリジノン核

図6-10　リネゾリドの構造

テジゾリド

テジゾリドの構造はリネゾリドに似ているが，左側にDNAリング(Dリング)が加わっており，右側のアセタミド基の代わりにヒドロキシメチル基がついている(図6-10)。Dリングの追加により，細菌のリボソームにより強固に結合する。また，ヒドロキシメチル基のおかげで，リネゾリドの結合を妨げているリボソームの修飾を原因とする立体構造上の阻害が回避されている。全体としては，テジゾリドはリネゾリドよりもより強力で，耐性菌に対してもわずかに活性が高いのだ

毒性

オキサゾリジノン系薬は，一般に副作用が少ない。ほとんどの他の抗菌薬と同じように，悪心，嘔吐，下痢などの消化器症状が起こることがある。血小板減少症や貧血，白血球減少症は比較的よく起こるが，可逆性である。テジゾリドはリネゾリドよりもいくぶん毒性が少ないかもしれない。オキサゾリジノン系薬は，モノアミンオキシダーゼ(MAO)阻害薬と併用してはならない。これらの薬剤は，セロトニン受容体阻害薬と併用する場合は，セロトニン症候群(例：発熱，興奮，意識障害，振戦)を起こしうるので，併用には注意する必要がある。

オキサゾリジノン系薬は抗菌薬における重要な新兵器である。多くの多剤耐性菌を含め，好気性グラム陽性菌に対して非常に優れた活性をもっている。

問題

27. リネゾリドは，［　　　］耐性ブドウ球菌や［　　　］耐性腸球菌などのグラム陽性菌に対して非常に優れた活性がある。

28. この薬剤は，細菌の［　　　］に結合してタンパク合成を阻害する。

29. リネゾリドに比べ，テジゾリドは1日［　　　］投与というアドバンテージがある。

文献

Burdette SD, Trotman R. Tedizolid: the first once-daily oxazolidinone class antibiotic. *Clin Infect Dis*. 2015;61:1315–1321.

Hamel JC, Stapert D, Moerman JK, et al. Linezolid, critical characteristics. *Infection*. 2000;28:60–64.

Moellering RC. Linezolid: the first oxazolidinone antimicrobial. *Ann Intern Med*. 2003;138:135–142.

Swaney SM, Aoki H, Ganoza MC, et al. The oxazolidinone linezolid inhibits initiation of protein synthesis in bacteria. *Antimicrob Agents Chemother*. 1998;42:3251–3255.

nitrofurantoin

nitrofurantoinは古い薬剤である。1953年から発売されている。これは**ニトロフラン**と呼ばれる化合物のグループに属する(**図6-11**)。nitrofurantoinは血中濃度が低いが，尿で濃縮される。よって，本薬は基本的に急性膀胱炎に対してのみ用いられてきた。本薬は腎盂腎炎には勧められない。血流感染をしばしば伴うからである。nitrofurantoinの作用機序はよくわかっていないが，リボソームに結合し，翻訳を阻害するのかもしれない。よって，細菌内で炭水化物代謝に悪影響を及ぼすのだ。nitrofurantoinは尿路感染を起こす多くの細菌に作用する。好気性グラム陰性菌〔ただし，プロテウス(*Proteus*)属と緑膿菌(*pseudomonas aeruginosa*)を除く〕，そして好気性グラム陽性菌，たとえば，腸球菌(enterococci)や腐性ブドウ球菌(*Staphylococcus saprophyticus*)である(**表6-15**)。本薬が長く使われているのは，耐性菌の出現がまれだからである。nitrofurantoinには経口薬しかない。

毒性

nitrofurantoinの使用でいくつかの重篤な副作用が生じうる。たとえば，悪心，嘔吐，皮疹，肺過敏反応および間質性肺炎，肝炎，溶血性貧血，そして末梢ニューロパチーだ。

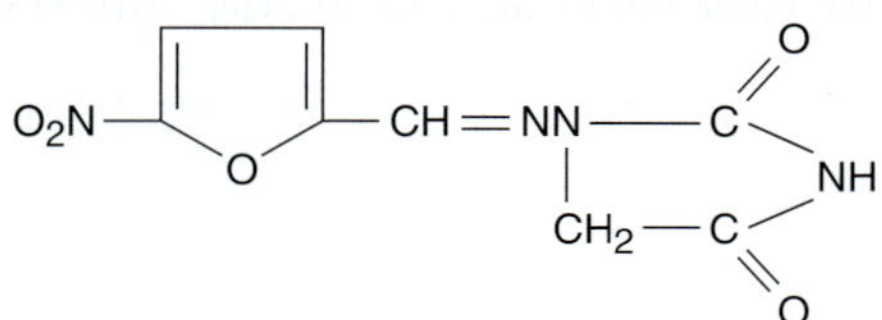

図6-11　nitrofurantoinの構造式

nitrofurantoin

グラム陽性	注意 (CAUTION!)
グラム陰性	注意 (CAUTION!)
嫌気性	やめておけ (STOP)
非定型	やめておけ (STOP)

表6-15　nitrofurantoinの抗菌活性[a]

グラム陽性菌	腐性ブドウ球菌(*Statphylococcus saprophyticus*) 腸球菌(enterococci)
グラム陰性菌	ほとんどの腸内細菌科(*Enterobacteriaceae*)

a ただし，急性膀胱炎の原因として，である。

nitrofurantoinは「ニッチな」抗菌薬で，急性膀胱炎の原因となる多くの細菌に素晴らしい活性をもつ。尿路以外の組織では治療に十分な濃度を達成しないため，他の感染症に用いるべきではない。

問題

30. nitrofurantoinは急性膀胱炎の原因となる多くの好気性［　　］と［　　］（菌）に素晴らしい活性をもつ。

31. nitrofurantoinは高い［　　］濃度に達することがないため，全身感染症や腎盂腎炎に用いてはならない。

32. 何十年も使われているが，nitrofurantoinに対してほんのわずかな［　　］しか出現していない。

文献

Cunha BA. New uses for older antibiotics: nitrofurantoin, amikacin, colistin, polymyxin B, doxycycline, and minocycline revisited. *Med Clin North Am*. 2006;90:1089–1107.

Cunha BA. Nitrofurantoin: an update. *Obstet Gynecol Surv*. 1989;44:399–406.

Mandell GL, Bennett JE, Dolin R. *Mandell, Douglas, and Bennett's Principles and Practice of Infectious Disease*. 7th ed. Philadelphia, PA: Churchill Livingstone/Elsevier; 2010:515–520.

7章 DNAやDNA複製をターゲットにする抗菌薬

「仏国海軍をかくも畏怖すべきものにしたのは，素晴らしき将軍，ジャン・ド・ビエンヌ(Jean de Vienne)であった。彼の目的はドーバー海峡を支配し，英国の増援がギュイエンヌ地方やブルターニュへ到着するのを防ぐことにあった。」

Desmond Seward，“The Hundred Years War”より

細菌という侵入者とヒトの免疫反応の戦いにおいて，数のうえでの優劣が重要になることがしばしばある。この点，細菌は分裂増殖のスピードが速く，優位にある。つまり，彼らは素早くDNA複製を行って，増援し続けていくことができる。これに対して，いくつかの抗菌薬は，細菌のDNA複製を阻害して分裂増殖を抑制し，細菌たちの増援到着を妨げることができる。この章では，これらの抗菌薬について詳細に説明する。

サルファ剤

サルファ剤は非常に古く，その歴史は20世紀初頭にまでさかのぼる。つまり，この抗菌薬は，かのペニシリンの先輩に当たる。この章では，現在広く使用されているこのグループの2つの薬剤，**スルファメトキサゾール・トリメトプリム(ST合剤)**と**ダプソン**(ジアフェニルスルホン。**表7-1**)について述べる。第3の薬剤であるsulfisoxazoleは，エリスロマイシンと併用して小児の中耳炎の治療に使用されている。

その名が示すように，スルファメトキサゾール・トリメトプリム(ST合剤)は，2つの抗菌薬，スルファメトキサゾールとトリメトプリムの合剤である。トリメトプリムはサルファ剤ではないのだが，これらの薬剤は同じ代謝経路に作用する。サルファ剤ほど古くはないのだが，その始まりは1950年代から1960年代にさかのぼる。しかし，ST合剤の開発が画期的に進んだのは，1968年にこれらの薬剤を併用すると強力な抗菌活性を発揮することが発見されてからである。その後，30年以上もの間，ST合剤は実にさまざまな感染症の治療に使用されてきた。

ST合剤は，葉酸の活性型である**テトラヒドロ葉酸**(tetrahydrofolate：THF)の合成を妨げることで細菌の増殖を抑制する。このTHFは，DNAをつくるうえでの構成要素であるデオキシヌクレオチドの合成経路における必須の補因子である(**図7-1**)。スルファメトキサゾールは，パラアミノ安息香酸(*para*-aminobenzoate：PABA)と似通っているため，通常はPABAを組み込んでTHFを合成するジヒドロプテロイン酸合成酵素を競合的に阻害する(**図7-1，2**)。一方，トリメトプリムはジヒドロ葉酸と構造が類似しているため，ジヒドロ葉酸還元酵素を阻害する。これは本来，ジヒドロ葉酸をTHFに変換するために必要な酵素である(**図7-1，3**)。このようにして，これら2つの抗菌薬は同じ代謝経路の異なる段階を阻害し，細菌の発育に必須となる化合物の合成を妨げ，同時に細菌の耐性獲得をしにくくすると考えられている。しかし実際は，耐性株が出現して，ST合剤が使用できないことがある。これら両方の抗菌薬に対して耐性を示す細菌は，ターゲットとなる酵素の構造を変化させて抗菌薬による阻害を受けないようにしているか，または透過性を変化させて菌体内部に抗菌薬が集積するのを防いでいる。また，PABAを過剰産生することにより，ジヒドロプテロイン酸合成酵素に対するスルファメトキサゾールとの競合で打ち勝てるだけその濃度を上昇させ，スルファメトキサゾールへの耐性を獲得している細菌もいる。

ST合剤は，広範囲の好気性グラム陽性菌および好気性グラム陰性菌に抗菌活性をもつ(**表**

表7-1 サルファ剤

注射薬	経口薬
スルファメトキサゾール・トリメトプリム(ST合剤)	ST合剤
	ダプソン(ジアフェニルスルホン)
	sulfisoxazole(エリスロマイシンと併用)

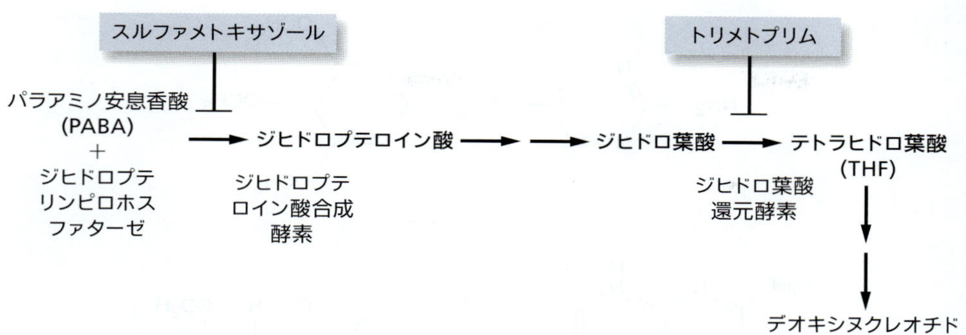

図7-1　**スルファメトキサゾール・トリメトプリム(ST合剤)によるテトラヒドロ葉酸(THF)の合成阻害**

7-2)。しかし，長期間にわたって広く使用されてきたためか，もともと感受性をもつ(固有型耐性)はずの株も，現在では耐性を獲得している。それでもまだ，多くのレンサ球菌やブドウ球菌，そしてリステリア菌(*Listeria monocytogenes*)は，この薬剤の組み合わせに対して感受性をもっている。ある種の腸内細菌科〔*Enterobacteriaceae*。例：大腸菌(*Escherichia coli*)，サルモネラ(*Salmonella*)属，赤痢菌(*Shigella*)属〕も感受性がある。また，インフルエンザ菌(*Haemophilus influenzae*)のなかにも，感受性をもつ細菌株がある。その一方で，嫌気性菌や非定型菌は，ST合剤に耐性を示すことが多い。この抗菌薬は，経口薬，注射薬のいずれでも使用できる。経口投与する場合でも，両薬剤の吸収は良好であり，血中濃度は静脈内投与(静注投与)の場合と同等にまで達する。

ダプソンは，現在でもよく使用されているサルファ剤の第2の薬剤である。その構造はスルファメトキサゾールに似ており(**図7-4**)，同様のメカニズムで作用する。しかし，その有効なスペクトラムは大きく異なっている。ダプソンを抗菌薬として使用するのは，マイコバクテリウム・レプラエ(*Mycobacterium leprae*)によるHansen病の治療に限られている*(**表7-2**)。

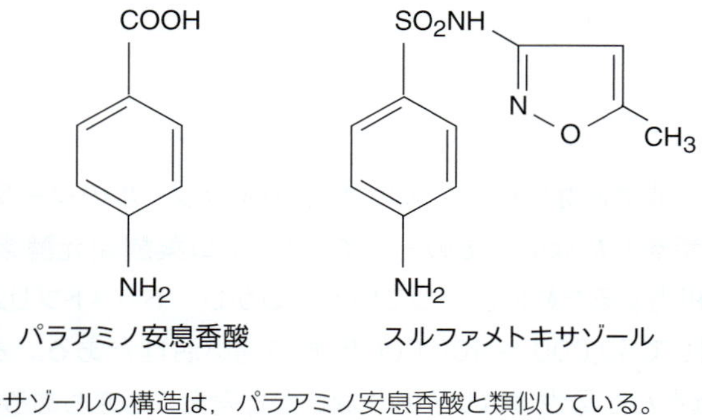

パラアミノ安息香酸　　スルファメトキサゾール

図7-2　スルファメトキサゾールの構造は，パラアミノ安息香酸と類似している。

＊ **訳注：**実際には，ニューモシスチス(*Pneumocystis*)など，他の微生物にも用いることは可能である。

トリメトプリム

ジヒドロ葉酸

図7-3　トリメトプリムの構造は，ジヒドロ葉酸と類似している。

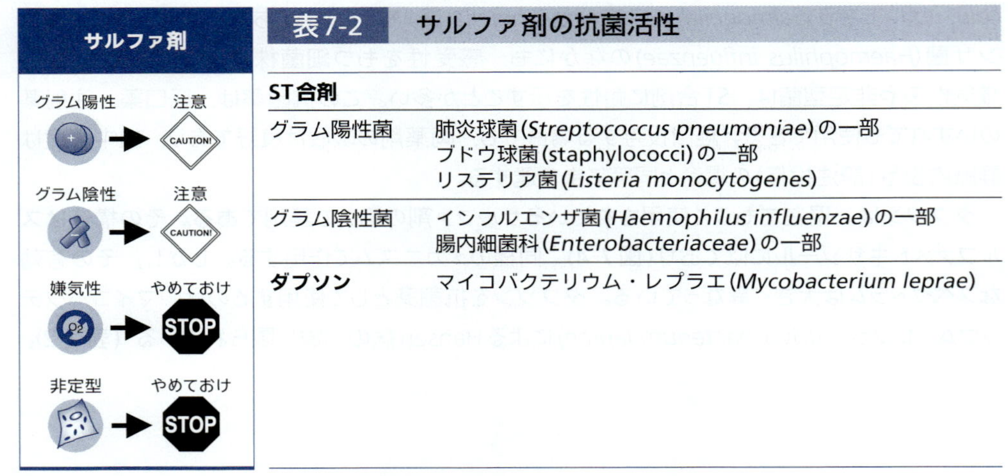

表7-2　サルファ剤の抗菌活性

ST合剤	
グラム陽性菌	肺炎球菌(*Streptococcus pneumoniae*)の一部 ブドウ球菌(staphylococci)の一部 リステリア菌(*Listeria monocytogenes*)
グラム陰性菌	インフルエンザ菌(*Haemophilus influenzae*)の一部 腸内細菌科(*Enterobacteriaceae*)の一部
ダプソン	マイコバクテリウム・レプラエ(*Mycobacterium leprae*)

毒性

ヒト細胞は葉酸を合成できないので，スルファメトキサゾールのターゲットとなるジヒドロプテロイン酸合成酵素をもたない。その一方で，ジヒドロ葉酸還元酵素はもっており，THFをジヒドロ葉酸に再利用するために使用している。しかし，トリメトプリムは，ヒトの酵素よりも細菌の酵素に対して50,000〜100,000倍もの高い活性がある。というわけで，ST合剤は，ヒトに対してほとんど毒性はないんじゃないかと考えるむきもあろうが，これは間違っている。消化器症状や発熱，皮疹(Stevens-Johnson症候群を含む)，白血球減少症，血小板減少症，肝炎，高カリウム血症をきたすことがある。また，理由ははっきりとしないのだ

スルファメトキサゾール

ダプソン

図7-4　スルファメトキサゾールとダプソン(ジアフェニルスルホン)の構造の比較

が，HIV感染患者では，特にST合剤の毒性が出やすい。ダプソンも同じような副作用を起こすが，さらに溶血やメトヘモグロビン血症を起こすことがある。

サルファ剤は非常に古く，今なおよく使用されている抗菌薬である。ST合剤は，好気性のグラム陽性菌やグラム陰性菌による感染症の治療に使用されている。ダプソンは，Hansen病に対する第1選択薬である。

歴史

サルファ剤は，米国で最初に使用された抗菌薬であった。1935年，インフルエンザ菌(*Haemophilus influenzae*)による髄膜炎に罹患した10歳の少女を治療するために，sulfachrysoidineが使用された。患児の父親は医師であり，ドイツにおいてこのサルファ剤による感染症治療が成功したことを聞いていた。そこで彼は，娘を治療するためにsulfachrysoidineを取り寄せ，投与した。しかし治療は失敗に終わり，娘は死亡したという。

Carithers HA. The first use of an antibiotic in America. *Am J Dis Child*. 1974 ; 128 : 207–211.

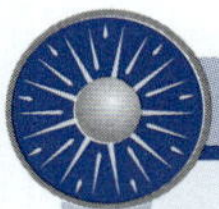

パール

いくつかの細菌は，ヒト細胞と同じように，葉酸を周囲の環境から取り込むことができるため，それを合成する必要がない。たとえば，腸球菌(enterococci)を検査室で葉酸を含まない培地に植えた場合，ST合剤により増殖が抑制される。しかし，腸球菌は人体にある葉酸を使用することができるので，腸球菌感染症の治療薬としてST合剤は有効ではない。

Wisell KT, Kahlmeter G, Giske CG. Trimethoprim and enterococci in urinary tract infections : new perspectives on an old issue. *J Antimicrob Chemother*. 2008 ; 62 : 35–40.

問題

1. スルファメトキサゾールとトリメトプリムは，構造的には無関係な抗菌薬であるが，いずれも ［　　　］ の合成を阻害する。
2. この抗菌薬の組み合わせは，好気性 ［　　　］ (菌)や ［　　　］ (菌)の一部に抗菌活性をもつ。
3. ［　　　］ に感染した患者は，特にST合剤の副作用が生じやすい。
4. ダプソンは，［　　　］ の治療に主に用いられる抗菌薬である。

文献

Burchall JJ. Mechanism of action of trimethoprim-sulfamethoxazole. II. *J Infect Dis*. 1973;128(Suppl): 437–441.

Huovinen P. Increases in rates of resistance to trimethoprim. *Clin Infect Dis*. 1997;24(Suppl 1):S63–S66.

Masters PA, O'Bryan TA, Zurlo J, et al. Trimethoprim-sulfamethoxazole revisited. *Arch Intern Med*. 2003;163:402–410.

Meyers WM. Leprosy. *Dermatol Clin*. 1992;10:73–96.

キノロン系抗菌薬

キノロン系抗菌薬は，ペニシリン同様，偶然の産物に論理的薬剤デザインの手法が味付けされて生み出された抗菌薬のグループである。キノロン系抗菌薬を発見したきっかけをたどると，クロロキンを合成する際に生じる副産物がグラム陰性菌にある程度効果があったという観察に行き当たる。クロロキンは抗マラリア化合物であるが，わずかにグラム陰性菌に対して抗菌活性がある。この化合物を次々に改良し，好気性グラム陰性菌や好気性グラム陽性菌，そして嫌気性菌にまで活性をもつ強力な抗菌薬にしたのである。広域スペクトラム，吸収が良好であることから，キノロン系抗菌薬は，今では最もよく使用される抗菌薬の1つになっている。なかでも，**シプロフロキサシン**，**レボフロキサシン**，**オフロキサシン**，**モキシフロキサシン**，**gemifloxacin**が最もよく処方されている(**表7-3**)。gatifloxacinは今では米国で使われない。

市販されているキノロン系抗菌薬はすべて，その核として2つの環状構造をもっている(**図7-5**)。この核を改良していく過程で，ここにフッ素を加えると活性が増強されることが発見された。このため，現在よく使用されているすべてのキノロン系抗菌薬にはこの変更が組み込まれており，ナリジクス酸のようにフッ素が入っていない昔ながらのキノロン系抗菌薬と区別するために，これらのキノロン系抗菌薬を**フルオロキノロン系抗菌薬**と呼んでいる。

キノロン系抗菌薬は，細菌のDNA超らせん構造を調節する酵素である2種類のトポイソメラーゼを阻害することで作用する。これらは，DNAジャイレース，トポイソメラーゼⅣと呼ばれるトポイソメラーゼである。DNA鎖が切断されてから再結合されるまでに形成されるトポイソメラーゼとDNAの複合体を，キノロン系抗菌薬は安定化してしまう。その結果，染色体に二重鎖の切断部位が蓄積し，このような切断のためにDNA複製機構が止まってしまい，DNA合成阻害が起き，細菌は死に至る。

DNAジャイレースとトポイソメラーゼⅣをエンコードしている特定の遺伝子領域に突然変異が生じることにより，キノロン系抗菌薬に対する耐性が生じる。不幸にも，これらの遺伝子のうちのいずれか1つに単一の突然変異が生じれば，キノロン系抗菌薬に対する感受性は著しく低下する。キノロン系抗菌薬の存在下では，このような変異をもった細菌のほうが生存しやすいため，時間とともに2つめの変異が生じ，さらにキノロン系抗菌薬への耐性を強

表7-3　キノロン系抗菌薬

注射薬	経口薬
シプロフロキサシン	シプロフロキサシン
レボフロキサシン	レボフロキサシン
モキシフロキサシン	モキシフロキサシン
	gemifloxacin
	オフロキサシン

図7-5 キノロン系抗菌薬の核となる構造

めてしまうことになる。結局は，DNAジャイレースとトポイソメラーゼの両方の遺伝子に特定の変異があり，キノロン系抗菌薬に対する高度耐性を示す細菌が出現する。単一の突然変異さえ起これば，この過程が進むことになるので，キノロンに対する耐性こそが，その使用を制限する大きな要因になるのも驚くことではない。耐性が生じる第2のメカニズムは，細菌における排出ポンプの過剰発現である。この排出ポンプは，キノロン系抗菌薬を含めたいくつかの異なる抗菌薬を輸送するので，キノロンと他種の抗菌薬との間で交差耐性を生じる。3番目のメカニズムはDNAジャイレースやトポイソメラーゼⅣにキノロンが結合するのを防ぐ物質の産生である。

キノロン系抗菌薬は，さまざまな細菌に対して広域の抗菌活性をもつ（**表7-4**）。その強みは，好気性グラム陰性菌に対する抗菌活性である。概してキノロン系抗菌薬は，大部分の腸内細菌科（*Enterobacteriaceae*），ヘモフィルス（*Haemophilus*）属，ナイセリア（*Neisseria*）属に対して高い抗菌活性をもつ。また，ブドウ球菌（staphylococci）やレンサ球菌（streptococci）の一部，多くの非定型菌，そして抗酸菌に対してさえも有効である。

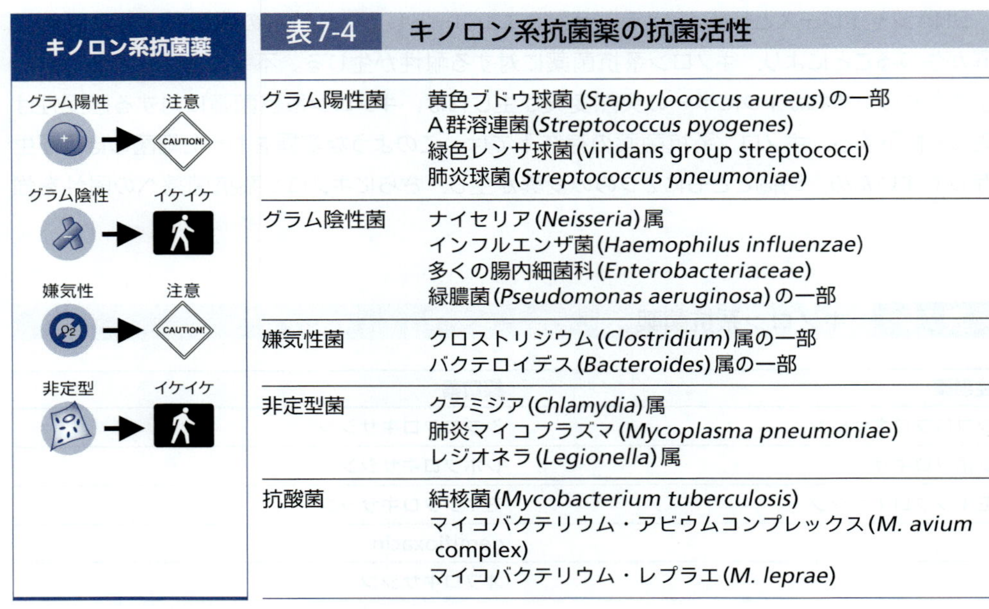

表7-4 キノロン系抗菌薬の抗菌活性

グラム陽性菌	黄色ブドウ球菌（*Staphylococcus aureus*）の一部 A群溶連菌（*Streptococcus pyogenes*） 緑色レンサ球菌（viridans group streptococci） 肺炎球菌（*Streptococcus pneumoniae*）
グラム陰性菌	ナイセリア（*Neisseria*）属 インフルエンザ菌（*Haemophilus influenzae*） 多くの腸内細菌科（*Enterobacteriaceae*） 緑膿菌（*Pseudomonas aeruginosa*）の一部
嫌気性菌	クロストリジウム（*Clostridium*）属の一部 バクテロイデス（*Bacteroides*）属の一部
非定型菌	クラミジア（*Chlamydia*）属 肺炎マイコプラズマ（*Mycoplasma pneumoniae*） レジオネラ（*Legionella*）属
抗酸菌	結核菌（*Mycobacterium tuberculosis*） マイコバクテリウム・アビウムコンプレックス（*M. avium* complex） マイコバクテリウム・レプラエ（*M. leprae*）

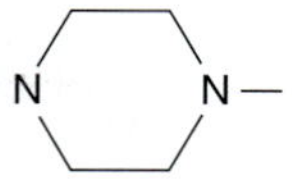

$$
\begin{array}{c}
\diagup\overline{\quad}\diagdown \\
\mathrm{N} \qquad \mathrm{N}- \\
\diagdown\underline{\quad}\diagup
\end{array}
$$

図7-6　シプロフロキサシンのR1側鎖はピペラジン誘導体であり，これが好気性グラム陰性菌に対する活性を高めている。

シプロフロキサシン

シプロフロキサシンは現在でもよく使用されている，最も古いフルオロキノロン系抗菌薬の一種である。多くのフルオロキノロン系抗菌薬と同様に，R1側鎖としてピペラジン誘導体を含んでおり，これが好気性グラム陰性菌に対する活性を非常に高めている(**図7-6**。ペニシリンの核となる構造にピペラジン誘導体を加えると，グラム陰性菌に対する抗菌活性を高めたピペラシリンという抗菌薬になることに注目！)。キノロン系抗菌薬が最も効果を発揮するのは好気性グラム陰性菌に対してであり，また，緑膿菌(*Pseudomonas aeruginosa*)に対しても有効である。それに対して，好気性グラム陽性菌に対する抗菌活性はやや低い。たとえば，シプロフロキサシンを肺炎球菌(*Streptococcus pneumoniae*)による重症感染症の治療に使用すべきではない。また，シプロフロキサシンは，多くの非定型菌や抗酸菌の一部に対して抗菌活性をもっている。

レボフロキサシン，オフロキサシン

構造的にみれば，レボフロキサシンとオフロキサシンは非常に似通っている。**オフロキサシン**は，光学異性体の活性型と非活性型から成るラセミ混合体であるが，**レボフロキサシン**は，活性型光学異性体のみで構成されている。そのため，これら2つの抗菌薬の抗菌スペクトラムは似ているが，レボフロキサシンのほうが2倍程度高い抗菌活性をもっているので，より多く使用されている。レボフロキサシンは，好気性グラム陰性菌に対してシプロフロキサシンほど効果はないが，緑膿菌を含む多くの細菌による感染症に対しては有効である。シプロフロキサシンと比べ，レボフロキサシンは，好気性グラム陽性菌に対する抗菌活性が高められているため，ペニシリン耐性株を含む肺炎球菌による重症感染症の治療にも効果がある。

モキシフロキサシン，gemifloxacin

これらの新しい抗菌薬，特にgemifloxacinは，肺炎球菌(ペニシリン耐性株を含む)や非定型菌に対する抗菌活性が高められている。これは，好気性グラム陰性菌，特に緑膿菌に対する抗菌活性を犠牲にして得られた効果である。モキシフロキサシンはR2にメトキシ基をもっており，これが嫌気性菌への効果を高めている(**図7-7**)。

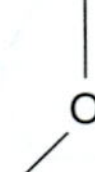

図7-7 モキシフロキサシンのR2側鎖はメトキシ基であり，これが嫌気性菌に対する抗菌活性を高めている。

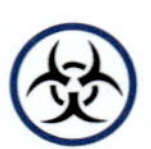

毒性

キノロンは当初，副作用なく服用しやすいものと思われていた。が，ものすごく本薬が使用された時期に，いくつかの問題となる副作用があるとわかってきたのだ。消化器症状が最も多い副作用であり，投与患者の5～10%に認められる。皮疹などは約1～2%に起こるが，頭痛や浮動性めまい，末梢ニューロパチーのような神経系の副作用は患者の約5%に起こる。キノロン系抗菌薬により幼若な動物は軟骨に異常をきたすため，18歳未満の子どもには可能な限り避けるべきで，妊婦には使用を慎むべきである。高齢者では，アキレス腱断裂が起こったという報告がある。また，心電図上でのQT延長および大動脈解離・動脈瘤と，キノロンの使用には関係が認められる。特に，他のQT延長を起こす薬剤と併用する場合，torsades de pointesのような心室性不整脈を誘発する可能性がある。また，キノロンを使用する場合，大部分の抗菌薬よりも高い頻度でクロストリジウム・ディフィシル(*Clostridium difficile*)関連腸炎が引き起こされる，という報告もある。重篤な副作用リスクのため，米国食品医薬品局(Food and Drug Administration：FDA)はフルオロキノロンを，単純な感染のいくつかには使わぬよう推奨した。

キノロン系抗菌薬は，好気性グラム陰性菌，非定型菌，そして一部の好気性グラム陽性菌や抗酸菌による感染症の治療に有用であるといえる。また，緑膿菌や嫌気性菌にも抗菌活性をもつものもある。

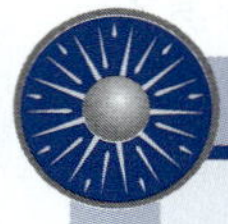

パール

一般に，キノロン系抗菌薬は，肺炎球菌に対して良好な抗菌活性をもつが，特にペニシリン耐性の肺炎球菌による感染症に有効である。しかし，治療失敗例の報告があるため，シプロフロキサシンを肺炎球菌による重症感染症の治療に使用する際には注意が必要である。

Mandell LA, Wunderink RG, Anzueto A, et al. Infectious Diseases Society of America/American Thoracic Society consensus guidelines on the management of community-acquired pneumonia in adults. *Clin Infect Dis*. 2007 ; 44(suppl 2) : S27–S72.

問題

5. フルオロキノロン系抗菌薬は，好気性 [ ] (菌)による感染症の治療に最も有効である。しかし，好気性 [ ] (菌)や非定型菌，抗酸菌に対しても抗菌活性をもつ。

6. フルオロキノロン系抗菌薬のなかで，緑膿菌に対して最も高い抗菌活性をもつのは [ ] である。

7. 嫌気性菌に対して最も有効なキノロン系抗菌薬は，[ ] である。

8. キノロン系抗菌薬は，細菌の [ ] と [ ] をターゲットとしており，細菌染色体の破壊を引き起こす。

9. フルオロキノロン系抗菌薬は，[ ] に障害を与える可能性があるため，小児に対しては注意して使用すべきである。

文献

Bolon MK. The newer fluoroquinolones. *Med Clin N Am*. 2011;95:793–817.

Domagala JM. Structure-activity and structure-side-effect relationships for the quinolone antibacterials. *J Antimicrob Chemother*. 1994;33:685–706.

Drlica K, Malik M, Kerns RJ, et al. Quinolone-mediated bacterial death. *Antimicrob Agents Chemother*. 2008;52:385–392.

O'Donnell JA, Gelone SP. Fluoroquinolones. *Infect Dis Clin North Am*. 2000;14:489–513.

Redgrave LS, Sutton SB, Webber MA, et al. Fluoroquinolone resistance: mechanisms, impact on bacteria, and role in evolutionary success. *Trends Microbiol*. 2014;22:438–445.

Saravolatz LD, Leggett J. Gatifloxacin, gemifloxacin, and moxifloxacin: the role of 3 newer fluoroquinolones. *Clin Infect Dis*. 2003;37:1210–1215.

Stein GE, Goldstein EJ. Fluoroquinolones and anaerobes. *Clin Infect Dis*. 2006;42:1598–1607.

メトロニダゾール

メトロニダゾール(5−ニトロイミダゾール)は，1950年代に発見された。この抗菌薬は，嫌気性菌による感染症の治療にいまだ重要であり，かつ頻繁に使用されている。

メトロニダゾールは小さな分子であるため，細菌内部にまで受動拡散する。その構造のなかで重要な部分が，5員環から伸びるニトロ基である(**図7-8**)。この部分が還元される(すなわち，電子を受け取る)ことにより，メトロニダゾールは抗菌活性をもつ。嫌気性菌は，代謝機序の一部として，酸化還元電位の低い電子輸送タンパクをもっており，これがニトロ基に電子を供給する。これに対し，好気性菌はこのタンパクをもっていない。なぜなら，酸素という強力な電子受容器となりうるものが存在する環境と，このタンパクが相いれないからである。このため，メトロニダゾールの抗菌活性スペクトラムは，偏性嫌気性菌と，低濃度酸素のある環境で増殖しやすい微好気性菌の一部に限られている。ひとたびニトロ基が還元されると，フリーラジカルを形成し，それがDNA分子を破壊して，細菌を死に至らしめると考えられている。

偏性嫌気性菌がメトロニダゾールに対して耐性であることはまれである。耐性が生じるとすれば，メトロニダゾールのニトロ基を還元する電子輸送タンパクの能力が低下した場合が考えられる。微好気性菌であるピロリ菌(*Helicobacter pylori*)で耐性が生じていることは多いが，そのメカニズムはわかっていない。

メトロニダゾールは，バクテロイデス・フラギリス(*Bacteroides fragilis*)を含むほぼすべての嫌気性グラム陰性菌に有効であり，クロストリジウム(*Clostridium*)属を含む大部分の嫌気性グラム陽性菌にも効果がある(**表7-5**)。クロストリジウム・ディフィシル(*C. difficile*)に対して活性をもつ数少ない抗菌薬の1つである。微好気性菌であるピロリ菌も，しばしば感受性がある。

メトロニダゾールは，経口と静注，いずれでも投与可能である。経口のメトロニダゾールの吸収はきわめて良好であり，血中濃度は静注投与に匹敵する。

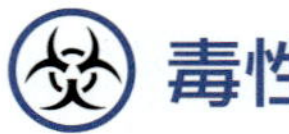

毒性

メトロニダゾールは，比較的副作用が少ないが，悪心や心窩部不快感などのいくつかの軽度の副作用がある。また，「不愉快な」金属味を起こしたり，舌苔が出来たりする。メトロニ

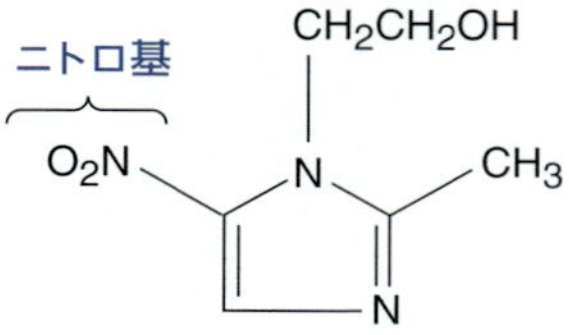

ニトロ基

O_2N — N — CH_2CH_2OH, CH_3, N

図7-8　メトロニダゾールの構造

メトロニダゾール

グラム陽性	やめておけ　STOP
グラム陰性	やめておけ　STOP
嫌気性	イケイケ
非定型	やめておけ　STOP

表7-5　メトロニダゾールの抗菌活性

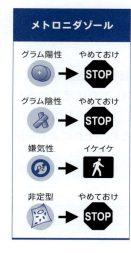

嫌気性菌	バクテロイデス・フラギリス (*Bacteroides fragilis*) クロストリジウム(*Clostridium*)属 大部分の他の嫌気性菌

歴史

メトロニダゾールが発見されたのは，もともと原虫に対する抗菌活性があったからであった。しかし，原虫である腟トリコモナス(*Trichomonas vaginalis*)による腟炎の治療をメトロニダゾールで行ったところ，その患者の歯肉炎(嫌気性菌により起こる)が劇的に改善することが認められた。このことから，メトロニダゾールの嫌気性菌に対する抗菌活性について研究が進められたのであった。

Mascaretti OA. *Bacteria versus Antibacterial Agents : An Integrated Approach*. Washington, DC : ASM Press ; 2003.

ダゾールは時に，頭痛，浮動性めまい，末梢ニューロパチーなどの神経学的合併症を引き起こす。ジスルフィラムに似た反応を引き起こすことがあるので，この薬剤を使用している間は，アルコール摂取を避けるべきである。

メトロニダゾールは偏性嫌気性菌に対して優れた抗菌活性をもち，ピロリ菌などのある種の微好気性菌の治療にも有効である。

問題

10. メトロニダゾールは，大部分の[ ]（菌）に対して優れた抗菌活性をもつ。

11. メトロニダゾールは，ピロリ菌などの[ ]（菌）の一部に対しても抗菌活性をもつ。

12. 好気性菌は，メトロニダゾールのニトロ基を[ ]しないため，それによる殺菌効果を受けない。

文献

Bartlett JG. Metronidazole. *Johns Hopkins Med J*. 1981;149:89–92.

Edwards DI. Nitroimidazole drugs—action and resistance mechanisms. I. Mechanisms of action. *J Antimicrob Chemother*. 1993;31:9–20.

Finegold SM. Metronidazole. *Ann Intern Med*. 1980;93:585–587.

8章 抗酸菌に対する抗菌薬

「この地で哀れな人々に行われた恐るべき行為や拷問を，私はすべてを知っているわけではなく，また，すべてを伝えることもできない。スティーブン(Stephen)が王位にあった19年間，それは日を追うごとに悲惨さを増しながら続いた。彼らは奪い，すべての村を焼き，もはや1日中旅しても人の住む村や耕された畑をみつけることができないほどであった。そして，トウモロコシも，肉も，チーズも，バターも高価なものとなった。なぜなら，その地には何もなかったからである。哀れな人々は飢えに苦しんだ。どんなに土地を耕そうともトウモロコシは得られなかった。その地はすでに枯れ果てていたのである。人々は『神はいずこに』，と声を挙げた。罪深き我らは，このような伝えようもないほど悲惨な出来事により19年間，苦しめられたのだ。」

Michael Swanton編訳，"The Anglo-Saxon Chronicles"より

長引く戦火により荒廃した土地に住む人々のように，抗酸菌感染症に侵された患者は徐々に弱り，やせ衰えて，慢性の経過を経て死に至ることすらある。このような緩徐な進行をたどる感染症を引き起こす細菌は発育が遅い。分裂の遅い細菌に対して，多くの抗菌薬は抗菌活性が低いため，抗酸菌は抗菌薬に対して耐性を獲得しやすい。結果として，抗酸菌による感染症を治療するには，複数の抗菌薬を長期にわたって投与する必要がある。抗酸菌は種ごとに異なる疾患を引き起こすが，それぞれに独特な抗菌療法を必要とする。ここでは，よくみる抗酸菌感染症の治療に使用される，いくつかの抗菌薬に絞って述べる。

結核は，結核菌(*Mycobacterium tuberculosis*)により引き起こされる。マイコバクテリウム・アビウムコンプレックス(*M. avium* complex)は，免疫不全宿主，特にHIV感染者にしばしば疾患を引き起こす抗酸菌のグループである。容姿を傷つけるHansen病の原因となるのは，マイコバクテリウム・レプラエ(*M. leprae*)である。そのほか，多くの抗酸菌は非定型抗酸菌*と呼ばれるが，それらもヒトにさまざまな疾患を引き起こす。抗酸菌感染症に対してよく使用される抗菌薬として，**イソニアジド**，**リファマイシン系薬**，**ピラジナミド**，**エタンブトール**，**クラリスロマイシン**，**アジスロマイシン**がある。抗酸菌感染症治療に用いられるその他の薬剤には，アミカシン，ストレプトマイシン，サイクロセリン，エチオナミド，capreomycin，パラアミノサリチル酸，クロファジミン，ダプソン(ジアフェニルスルホン)，そしてキノロン系抗菌薬がある。

---

* **訳注**：近年は「非結核性抗酸菌」という呼び方が一般的になっている。

イソニアジド

イソニアジドは，大部分の細菌に対しては抗菌活性をほとんどもたないが，細胞内および細胞外にいる結核菌の両方を殺菌することができる。イソニアジドは，結核菌の細胞膜の重要な構成成分であるミコール酸を合成するために必須の酵素を阻害すると考えられている。その他の細菌はミコール酸を合成しないことから，抗酸菌に対してイソニアジドが特異性をもっていることが説明できる。イソニアジドを活性型に変化させるために必要なカタラーゼ·ペルオキシダーゼをエンコードしている遺伝子に変異が起こると，耐性が生じる。同様に，イソニアジドがターゲットとするミコール酸合成に必須の酵素をエンコードしている遺伝子に変異が起きても耐性が生じる。イソニアジドにより，皮疹，発熱，肝障害，末梢ニューロパチーが起こることがある。ピリドキシンを予防投与することで，ニューロパチーを予防できる。

リファンピシン，リファブチン，rifapentine

イソニアジドと異なり，リファマイシン系抗菌薬は広域の抗菌スペクトラムをもっている。これらの抗菌薬は細菌のRNAポリメラーゼを阻害するが，詳細は「リファマイシン系抗菌薬」で述べた。抗酸菌は，リファマイシン系抗菌薬による単独治療を行うと，すみやかにそれに対する耐性を獲得する。RNAポリメラーゼをエンコードする遺伝子に変異が生じることにより耐性となる。

ピラジナミド

ピラジナミドは，止まったリボソームを再開始させるのに必要な蛋白質をターゲットとする。この抗菌薬は，酸性pHの環境下で唯一抗酸菌を殺菌できる薬剤である。細菌が圧力を受けて止まると，リボソームがもっと多くなる。幸いにも，細胞内に入り込んだ結核菌は，酸性のファゴソームの中にいる。結果として，この薬剤は，細胞内の菌に対して抗菌活性をもつ。耐性が生じるのは，ピラジナミダーゼというピラジナミドを活性型に変化するために必要な酵素をエンコードしている遺伝子に変異が起こったときである。副作用としては，肝障害と血中尿酸値の上昇があり，痛風を起こすこともある。

エタンブトール

エタンブトールは，抗酸菌の細胞壁の合成に関与する酵素をターゲットにしている。この酵素をエンコードしている遺伝子に変異が生じると耐性を獲得する。主な副作用として視神経炎があり，視力の低下や赤緑色盲をきたす。

クラリスロマイシン，アジスロマイシン

クラリスロマイシンやアジスロマイシンは，いくつかの抗酸菌を含め，多くの種類の細菌の

リボソームをターゲットとして，タンパク質の翻訳を阻害する。これらの薬剤については，「マクロライド系抗菌薬とケトライド系抗菌薬」で詳しく述べた。

いくつかの抗菌薬が，抗酸菌に対して抗菌活性をもっている。そのなかでも，抗酸菌感染症の治療に特定して使用されるイソニアジドのような薬剤もあれば，リファンピシンのように広域の細菌に対して抗菌活性を示す薬剤もある。抗酸菌は抗菌薬に対して耐性を獲得しやすいため，根絶するのは困難であり，複数の薬剤を用いて数か月にわたる治療を行うことが多い。副作用はやっかいなので，抗菌薬の投与期間を過ぎても注意して観察する必要がある。

問題

1. 抗酸菌感染症は通常，＿＿＿＿の薬剤を用いて長期にわたり治療を行う。
2. ＿＿＿＿や＿＿＿＿，＿＿＿＿，＿＿＿＿が，結核菌治療の第1選択薬である。
3. イソニアジド，リファンピシン，そしてピラジナミドはすべて，＿＿＿＿の原因となる。

文献

Di Perri G, Bonora S. Which agents should we use for the treatment of multidrug-resistant *Mycobacterium tuberculosis*? *J Antimicrob Chemother*. 2004;54:593–602.

Miotto P, Cirillo DM, Migliori GB. Drug resistance in *Mycobacterium tuberculosis*: molecular mechanisms challenging fluoroquinolones and pyrazinamide effectiveness. *Chest*. 2015;147:1135–1143.

Nahid P, Dorman SE, Alipanah N, et al. Official American Thoracic Society/Centers for Disease Control and Prevention/Infectious Diseases Society of America Clinical Practice Guidelines: treatment of drug-susceptible tuberculosis. *Clin Infect Dis*. 2016;63:e147–e195.

Shi W, Zhang X, Jiang X, et al. Pyrazinamide inhibits trans-translation in *Mycobacterium tuberculosis*. *Science*. 2011;333:1630–1632.

Vilchèze C, Wang F, Arai M, et al. Transfer of a point mutation in *Mycobacterium tuberculosis* inhA resolves the target of isoniazid. *Nat Med*. 2006;12:1027–1029.

9章 抗菌薬のまとめ

さあ，ここで一息ついて学んだことを見直してみよう。最もはっきりしているのは，細菌感染症の治療に使用する抗菌薬はたくさんある！，ということかもしれない。確かに，年々多くの抗菌薬が開発されるにつれ，これらすべてに習熟するのは難しくなってきている。しかし，抗菌活性スペクトラムを基にこれらをグループ分けすれば，わかりやすくなる。

まず，好気性グラム陽性菌から始めよう。すでに述べてきた抗菌薬のまとめをみてみると，ある薬剤はグラム陽性菌に対して強力な抗菌活性をもち，他の薬剤は中等度の活性をもつ。さらに，このほかに，非常に限られた活性をもったり全く活性をもたない薬剤があることもわかる（**図9-1**）。大部分のグラム陽性菌に対して抗菌活性を示すのが，βラクタマーゼ阻害薬配合βラクタム薬，カルバペネム系抗菌薬，グリコペプチド系およびリポグリコペプチド系抗菌薬，ストレプトグラミン系抗菌薬，オキサゾリジノン系抗菌薬，ダプトマイシンである。グラム陽性菌によると思われる感染症をエンピリックに治療する場合，これらの薬剤のなかから，どれかを使用すれば効果があるだろう。この効果の高い抗菌薬のグループを覚えておこう！　しかし，これらの薬剤も完璧ではなく，それぞれ弱点がある。たとえば，カルバペネムやβラクタマーゼ阻害薬配合βラクタム薬は，メチシリン耐性黄色ブドウ球菌（*Staphylococcus aureus*）に対して効果がない。いうまでもなく，バンコマイシン耐性腸球菌をバンコマイシンで倒すことはできない。ストレプトグラミン系抗菌薬であるキヌプリスチン・ダルホプリスチンは，エンテロコッカス・フェカーリス（*Enterococcus faecalis*）に対して効果はない。オキサゾリジノンやダプトマイシンに対して耐性を示すグラム陽性菌もすでに報告されている。このため，感受性をチェックして，治療を修正することを忘れてはならない。また，グラム陽性菌に対して中等度の抗菌活性をもつ薬剤も多い（**図9-1**）。これらは，グラム陽性菌の一部に対しては効果があるが，他には効果がない。アミノグリコシド系抗菌薬やリファンピシンのようないくつかの薬剤を使用する場合，必ずグラム陽性菌に対して有効な他の抗菌薬と一緒に使用すべきである。

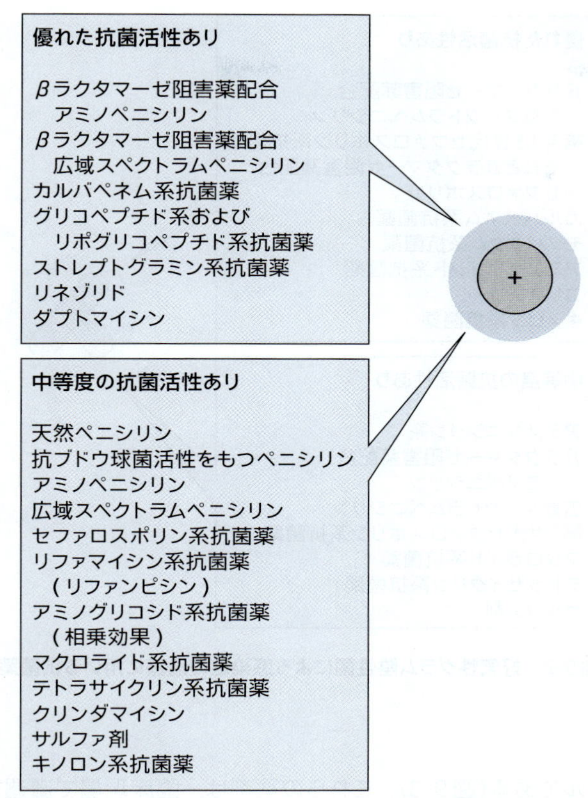

図9-1　好気性グラム陽性菌による感染症の治療に用いる抗菌薬

好気性グラム陰性菌は，特にやっかいな感染症の原因になるので，多くの抗菌薬がこのグループをターゲットとして開発されてきた（図9-2）。最も広域の抗菌活性をもっているのは，βラクタマーゼ阻害薬配合広域スペクトラムペニシリン，第3および4世代，第5世代セファロスポリン，それとβラクタマーゼ阻害薬配合セファロスポリン，カルバペネム系抗菌薬，モノバクタム系抗菌薬，アミノグリコシド系抗菌薬，コリスチン，キノロン系抗菌薬である。これらの薬剤には大部分のグラム陰性菌がもつ外膜を通過する能力があり，通常の耐性メカニズムでは不活化されない。それにもかかわらず，非常に多くのグラム陰性菌がこのグループの薬剤のなかで1つ以上の薬剤に対して耐性をもっている。したがって，個々の細菌株によって感受性をチェックして，治療を確実なものにしなくてはならない。2つめのグループは，グラム陰性菌に対して中等度の活性をもつ抗菌薬であるが，これらは一部のグラム陰性菌による感染症の治療に対して有効である（図9-2）。

嫌気性菌は混合感染を起こす傾向があり，培養もしにくい。結果として，嫌気性菌による感染症を治療する場合，エンピリックに行わざるをえないことも多く，個々の抗菌薬の抗菌スペクトラムを十分に理解しておく必要がある。特に，嫌気性菌の広い範囲に抗菌活性をもつ5つのグループがある。すなわち，βラクタマーゼ阻害薬配合アミノペニシリン，βラクタマーゼ阻害薬配合広域スペクトラムペニシリン，カルバペネム系抗菌薬，メトロニダゾール，

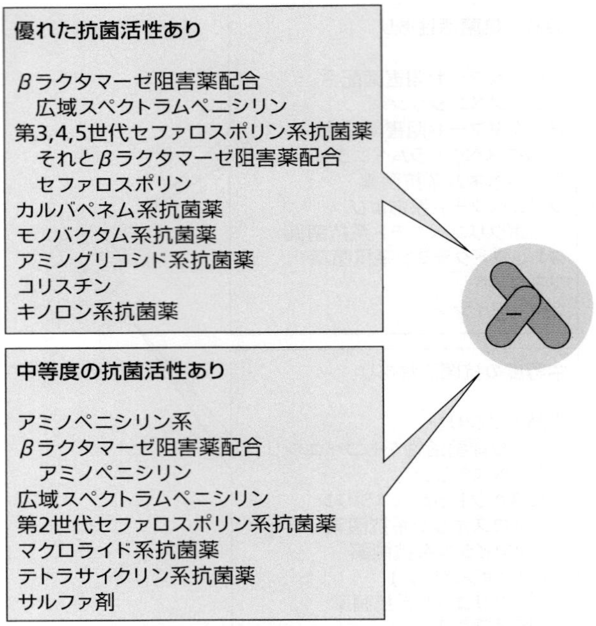

優れた抗菌活性あり

βラクタマーゼ阻害薬配合
　広域スペクトラムペニシリン
第3,4,5世代セファロスポリン系抗菌薬
　それとβラクタマーゼ阻害薬配合
　セファロスポリン
カルバペネム系抗菌薬
モノバクタム系抗菌薬
アミノグリコシド系抗菌薬
コリスチン
キノロン系抗菌薬

中等度の抗菌活性あり

アミノペニシリン系
βラクタマーゼ阻害薬配合
　アミノペニシリン
広域スペクトラムペニシリン
第2世代セファロスポリン系抗菌薬
マクロライド系抗菌薬
テトラサイクリン系抗菌薬
サルファ剤

図9-2　**好気性グラム陰性菌による感染症の治療に用いる抗菌薬**

クロラムフェニコールである(**図9-3**)。これらの薬剤は，臨床現場で遭遇する大部分の嫌気性菌に対して有効である。唯一の重要な例外が，偽膜性腸炎による下痢の原因となるクロストリジウム・ディフィシル(*Clostridium difficile*)である。これは，メトロニダゾールかバンコマイシンにのみ，確かな感受性を示す。第1選択薬ほどのほぼ全般的な抗菌活性はもたないが，そのほかにも多くの抗菌薬が嫌気性菌感染症の治療によく用いられており，嫌気性菌に対する代替薬として第2の群を成している(**図9-3**)。これらの薬剤は，感受性がすでにわかっている嫌気性菌のあるグループによる感染症の治療に使用されている。

非定型菌をグラム染色のようなルーチンの手法で目に見えるようにするのは難しく，また，検査培地で増殖させるのも困難である。このため，非定型菌という分類は完璧ではないが，抗菌療法に合わせて細菌のグループを分けて考えることができる。非定型菌に含まれる細菌としては，クラミジア(*Chlamydia*)属，マイコプラズマ(*Mycoplasma*)属，レジオネラ・ニューモフィラ(*Legionella pneumophila*)，ブルセラ(*Brucella*)属，フランシセラ・ツラレンシス(*Francisella tularensis*)，リケッチア(*Rickettsia*)属がある。これらの細菌の多くは，マクロファージの中や他の宿主の細胞型内部で生存している。したがって，宿主細胞の中に入り込みやすい抗菌薬こそ，これらの細菌に対して最も活性が高いことになる。このなかには，テトラサイクリン系抗菌薬やキノロン系抗菌薬が含まれる(**図9-4**)。またマクロライド系抗菌薬も，これらの細菌による感染症に対して有効である。

異なるグループの細菌に対して，どの抗菌薬群が活性をもつかを知っておけば，適切な抗菌薬を選択するのに便利である。しかし，1つ覚えておかなくてはならないのは，ある同じグループの抗菌薬であっても，抗菌活性が大きく異なることがある，ということである。たと

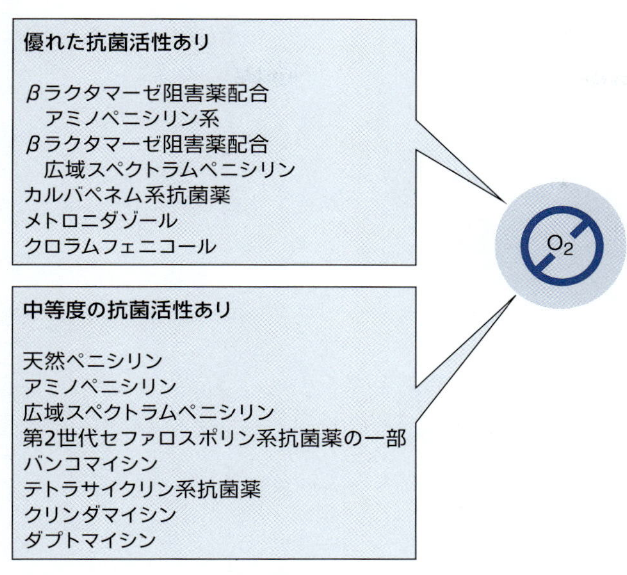

図 9-3　嫌気性菌による感染症の治療に用いる抗菌薬

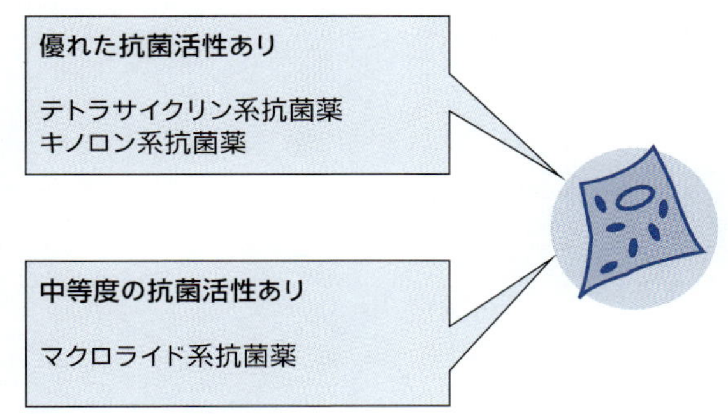

図 9-4　非定型菌による感染症の治療に用いる抗菌薬

えば，キノロン系抗菌薬は，嫌気性菌に対して活性をもたないグループになっているが，モキシフロキサシンは，一部の嫌気性菌による感染症に対して効果がある。同様に，チゲサイクリンや telithromycin は，それぞれ他のテトラサイクリン系抗菌薬やマクロライド系抗菌薬よりも広域の抗菌活性をもっている。つまり，ここでまとめた抗菌活性は，多くの例外を含む一般的なガイドラインとして考えてほしい。

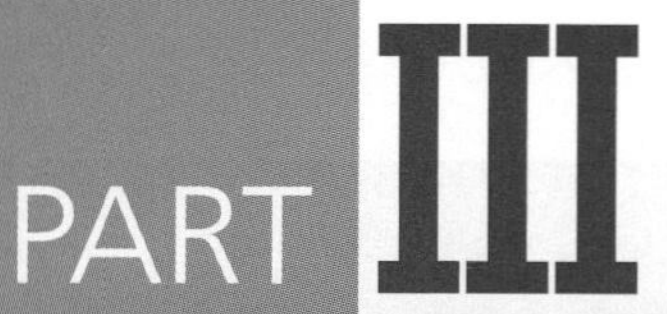

PART III

原因限定治療

「敵の戦略をみて，その長所と短所を知ることにより，行く手に成功を収めることができる」

宮本武蔵，『五輪書』より

細菌感染症を治療するために処方する抗菌薬の選択は，通常，以下の3つの状況のうちの1つにより決定される。まず第1に，患者に細菌感染症があるか，もしくは疑われるが，その疾患の原因となる細菌の種類がまだ同定されていない場合である。このようなケースでは，**エンピリック（経験的）治療**（empiric therapy）を行う。治療は，抗菌薬や患者を苦しめている疾患症候群（例：市中肺炎）に最も関連した細菌に対して効果のある薬剤により構成される。このようなケースの場合は，臨床上必要な検体は抗菌薬使用の前に採取されていることが多く，これらの検体は，培養や，原因菌を同定するためのそれ以外の検査のために使用される。いったん原因菌が同定されれば，治療はその特定の菌をターゲットとした治療に狭められる。たとえば，市中肺炎患者の喀痰の検体から肺炎球菌（*Streptococcus pneumoniae*）が培養された場合，臨床医の仕事は，その肺炎を治療するために最適な抗菌薬を選択することである。このような処方は，すでに原因菌がわかっているため，**原因限定治療**（definitive therapy）と呼ばれる。抗菌薬の最終的な決定は，数日後，培養された原因菌の感受性試験結果がわかったときになることが多い。そのときには，原因菌に対する活性や費用，服用の簡便性，標的臓器への移行性やその他の因子により，その原因菌に感受性のある数ある抗菌薬のなかから，最も適切な抗菌薬が選択される。

ここでは，原因限定治療に重点をおく。原因限定治療のための最適な抗菌薬の選択に最も重要なことは，個々の細菌にどの抗菌薬が有効かを熟知していることであり，それにより臨床の場で最も頻繁に遭遇する細菌にどの抗菌薬を推奨すべきかを論じることができるようになる。ここでは，特に重症の感染症を治療するために使用する注射用の抗菌薬について述べたい。PART IIのように，ここでも暫定的に，よくみる細菌を，グラム陽性菌，グラム陰性菌，嫌気性菌，非定型菌に分類した。このように，ここでは，PART IIで習得した知識を復習し，地固めしていく。さらに，これ以外の2つの細菌グループ（スピロヘータと抗酸菌）についても述べる。

臨床の場では，ある特定の患者に処方する抗菌薬の決定には種々の因子が関与していることに注意してほしい。患者のアレルギー歴や各種抗菌薬の感染部位への移行性，費用，服用の簡便性などである。また，最近の抗菌薬への曝露歴は，ある抗菌薬への耐性のリスクを示唆しているかもしれない。抗菌薬への耐性を防ぐために，広域スペクトラムの抗菌薬の使用を避け，狭域スペクトラムの抗菌薬の使用が推奨されることが多い。しかし，ここでは，ある特定の菌種の抗菌薬に対する感受性に重点をおく。なぜなら，ほとんどの場合，そこが抗菌薬を決定する際の出発点になるからだ。

10章 グラム陽性菌

「名もなき詩人に『鉄の繭を身にまとった毒虫』と呼ばれ，馬の背の高々とした丸みの上に鞍を乗せ，騎士は馬上にある。ほとんど立ち上がるようにして，彼の足はとても長い鐙に乗せられ，右に左に，その鐙の一片に至るまで，大きく大きく揺れ動く。彼は槍を持って闘い，それで敵を馬上から引きずり下ろす。腰には両手持ちの刀剣を一方に，18インチの短剣をもう一方に携えている。さらに，念のための武器は，鞍に付けてあるか，あるいは彼の盾に付けてある。たとえば，長剣。槍のように突くために使うのである。さらに携えたのは戦闘用の斧。湾曲した刃の後ろ側には棘が付いている。さらに持てるは先の丸い棍棒。その縁は鋭く隆起しており，僧兵たちに好んで用いられた。『刀剣の刃で一撃を加えること』は聖職者の規則で禁じられており，棍棒はその規則の規定外だ，という理屈に基づいていた。」

Barbara W. Tuchman，“A Distant Mirror”より

この中世の騎士のように，グラム陽性菌は強力な攻撃と防御のための武具を備えている。防御のため，グラム陽性菌は，厚くて，強固な細胞壁をもっている。この強固な鎧の背後から，グラム陽性菌は，宿主を征服するためにつくられた数々の強力な毒素を剣のように振りかざすのである。グラム陽性菌が，人体の防御メカニズムに対し手に負えない敵として存在するのは，このような特徴があるからである。

比較的穏やかな時代を経て，グラム陽性菌は近年，突然出現し，重篤かつ治療困難な感染症の原因として再び悪名を得た。ほとんどは，それらの抗菌薬への耐性獲得の著しい増加によるものであり，その最たるものに，メチシリン耐性を示す黄色ブドウ球菌(*Staphylococcus aureus*)や，ペニシリンへの感受性が減弱した肺炎球菌(*Streptococcus pneumoniae*)，バンコマイシンに耐性を獲得した腸球菌(enterococci)がある。ここでは，特に重要なグラム陽性菌：ブドウ球菌(staphylococci)，肺炎球菌，そのほかのレンサ球菌(streptococci)，腸球菌，リステリア菌(*Listeria monocytogenes*)，炭疽菌(*Bacillus anthracis*)について説明する。さらに，それらの菌により起こる感染症に対する適切な抗菌療法について述べる。

ブドウ球菌

3種類のブドウ球菌が医学の分野では重要である。すなわち，黄色ブドウ球菌(*Staphylococcus aureus*)，表皮ブドウ球菌(*S.epidermidis*)，腐性ブドウ球菌(*S.saprophyticus*)である。黄色ブドウ球菌は，「仕事中毒」である。それは，この細菌がヒトへの感染をよく引き起こすからだけでなく，菌血症，心内膜炎，皮膚軟部組織感染症，骨髄炎，肺炎，そしてトキシックショック症候群など，さまざまな特徴的な疾患を呈するからである(図10-1)。それは，宿主またはその免疫反応に影響を及ぼす毒素の過剰産生によって引き起こされる。黄色ブドウ球菌はグラム陽性球菌であり，ブドウの房のように発育し，黄金色のコロニーを培地上に形成することが多い(このため，aureusという名前，金という意味だ)。表皮ブドウ球菌は，**コアグラーゼ陰性ブドウ球菌**という，より大きな分類上のグループのなかで，最も重要な菌である。これらの細菌は，主に静脈カテーテル，人工心臓弁，人工関節などの異物によって生じる感染症に関連している。腐性ブドウ球菌は，市中尿路感染症の原因となるコアグラーゼ陰性ブドウ球菌である。

黄色ブドウ球菌感染症を治療するために行われてきた試みの歴史的概要は，細菌を抑え込もうとする我々の最善の努力に対し，細菌が反撃できる能力を見事に例証している(図10-2)。1940年代から1950年代にかけて，黄色ブドウ球菌による感染症は，細菌の厚い細胞壁に対して有効な**ペニシリン**で治療されていた。しかし，間もなくペニシリンを容易に開環

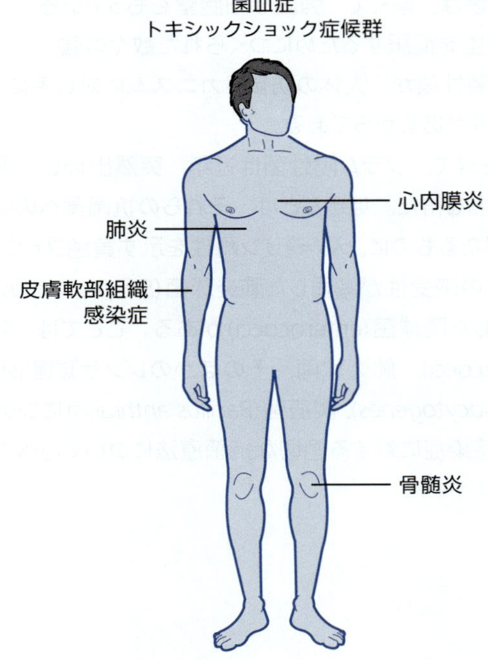

図10-1　黄色ブドウ球菌(*Staphylococcus aureus*)の感染部位

するβラクタマーゼを産生する細菌へ進化した(**図10-2**の①ステップ1)。幸運にも，ブドウ球菌の産生するβラクタマーゼによる開環に対し安定した構造に変化した抗ブドウ球菌をもつペニシリンが手に入るようになり，それらは黄色ブドウ球菌に対して非常に強い抗菌活性をもっていた。この抗菌薬には，**nafcillin**や**oxacillin**とmethicillinがある(米国には，methicillinはない。**表10-1**)。狭域スペクトラムと強力な抗菌活性のため，これらの抗菌薬は，現在でもなお，黄色ブドウ球菌によるさまざまな感染症の第1選択薬である。さらに，ブドウ球菌の産生するβラクタマーゼによる開環に対し安定した構造をもつセファロスポリンも開発された。第1世代セファロスポリン(例：**セファゾリン**)といくつかの第2世代セファロスポリン(例：**セフロキシム**)は，非常に強力な殺菌的作用を示し，第3世代セファロスポリン(例：**セフトリアキソン**，**セフォタキシム**)は，ブドウ球菌に対して多少抗菌活性が減弱する。その後，ブドウ球菌の産生するβラクタマーゼを阻害するβラクタマーゼ阻害薬であるクラブラン酸やスルバクタム，タゾバクタムが開発された。このようにして，βラクタマーゼ阻害薬配合βラクタム薬の組み合わせである，**アンピシリン・スルバクタム**，**タゾバクタム・ピペラシリン**，**ticarcillin-clavulanate**が，黄色ブドウ球菌感染症治療の選択肢の1つとして現在

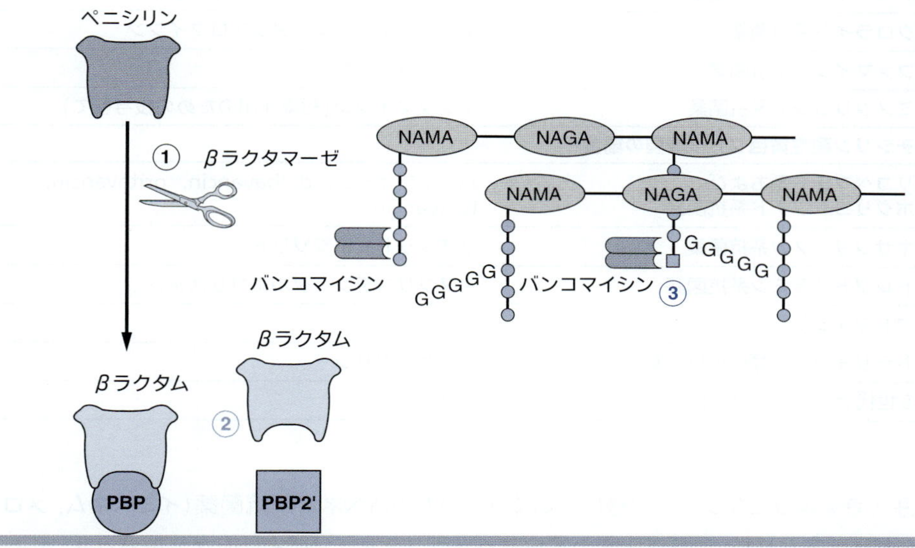

図10-2　**黄色ブドウ球菌(*Staphylococcus aureus*)の抗菌薬への耐性メカニズム**　① ペニシリンは当初，黄色ブドウ球菌に対して効果的であったが，現在，多くのブドウ球菌はβラクタマーゼを産生し，ペニシリンを開環，失活させる。このため，ブドウ球菌の産生するβラクタマーゼによる開環に対し安定した構造をもつ抗ブドウ球菌ペニシリンが開発された。② しかし，メチシリン耐性黄色ブドウ球菌(MRSA)が産生するペニシリン結合タンパク(PBP)を変化させたペニシリン結合タンパク(PBP2′と表記)は，(抗ブドウ球菌ペニシリンなど)の合成ペニシリンやその他のβラクタム抗菌薬によって認識されない。グリコペプチドであるバンコマイシンは，(細胞壁にみられる)ペプチドグリカンのペプチド側鎖のアラニル–アラニン末端に結合し，PBPに結合することなくペプチドグリカンの交差連結を阻害することにより，この問題を解決した。③ 現在，バンコマイシン耐性黄色ブドウ球菌が同定されている。これらのブドウ球菌のいくつかは，新しく形成されたペプチドグリカンのペプチド側鎖の構造を変化させ，バンコマイシンに認識されなくなることにより，バンコマイシンへの耐性を示す。
NAGA＝*N*–アセチルグルコサミン，NAMA＝*N*–アセチルムラミン酸

表10-1 黄色ブドウ球菌(*Staphylococcus aureus*)による感染症の治療に用いる抗菌薬

抗菌薬の分類	抗菌薬
抗ブドウ球菌活性をもつペニシリン	nafcillin, oxacillin
第1世代セファロスポリン系抗菌薬	セファゾリン
第2世代セファロスポリン系抗菌薬	セフロキシム
第3世代セファロスポリン系抗菌薬	セフトリアキソン, セフォタキシム
第4世代セファロスポリン系抗菌薬	セフェピム
βラクタマーゼ阻害薬配合βラクタム薬	アンピシリン・スルバクタム, タゾバクタム・ピペラシリン, ticarcillin-clavulanate
カルバペネム系抗菌薬	イミペネム, メロペネム, ドリペネム
時に有効	
クリンダマイシン	
サルファ剤	スルファメトキサゾール・トリメトプリム(ST合剤)
キノロン系抗菌薬	シプロフロキサシン, レボフロキサシン, モキシフロキサシン
テトラサイクリン系抗菌薬	ミノサイクリン, ドキシサイクリン
マクロライド系抗菌薬	エリスロマイシン, アジスロマイシン
リファマイシン系抗菌薬	リファンピシン
アミノグリコシド系抗菌薬	ゲンタマイシン(相乗作用のための投与量で)
メチシリン耐性黄色ブドウ球菌の場合	
グリコペプチド系および リポグリコペプチド系抗菌薬	バンコマイシン, dalbavancin, oritavancin, telavancin
オキサゾリジノン系抗菌薬	リネゾリド, テジゾリド
ストレプトグラミン系抗菌薬	キヌプリスチン・ダルホプリスチン
ダプトマイシン	
テトラサイクリン類似の抗菌薬	チゲサイクリン
第5世代セファロスポリン	ceftaroline

入手できるようになった。同様に, いくつかのカルバペネム系抗菌薬(**イミペネム**, **メロペネム**, **ドリペネム**)は, ブドウ球菌の産生するβラクタマーゼにより加水分解されず, これらの感染症の治療にも用いられるようになった。

しかし,「非常に頭のよい」黄色ブドウ球菌は, ペニシリン結合タンパク(penicillin-binding protein : PBP)の1つの変化によって, 再び耐性を獲得した(**図10-2**の②ステップ2)。変異したPBPはペニシリン結合タンパク(PBP2′)と呼ばれ, いずれのβラクタム化合物もこれに結合しない。このようにして, 歴史的観点により, メチシリン耐性ブドウ球菌(MRSA)と呼ばれている, PBP2′を産生する黄色ブドウ球菌株は, 実際にはすべてのペニシリン(すべての抗ブドウ球菌ペニシリンを含む), セファロスポリン, カルバペネム系抗菌薬に対して耐性である。これらの菌株は, 特に集中治療室(ICU)において重篤かつよくみる問題であり, さらに最近は, 市中感染の原因として現在頻繁に認められる。通常, これらの菌に対して有効な抗菌活性を示す数少ない抗菌薬であるバンコマイシンで治療される。しかし残念なことに，バンコマイシン耐性黄色ブドウ球菌がすでに報告されている。これらの菌は，**バンコマイシン**が通常結合するはずのペプチドグリカンの一部を変異させる能力を獲得している。このようにして，この抗菌薬の効果が発揮されるのを阻害するのである(図10-2の③ステップ3)。オキサゾリジノン，新しいグリコペプチド，そしてリポグリコペプチド，**チゲサイクリン**，**キヌプリスチン・ダルホプリスチン**，**ダプトマイシン**，ceftarolineなど，少数の新しい抗菌薬のみが，これらのブドウ球菌に対して信頼度の高い有効性を示す。

クリンダマイシン，キノロン系抗菌薬(**シプロフロキサシン**，**レボフロキサシン**，**モキシフロキサシン**)，**スルファメトキサゾール・トリメトプリム(ST合剤)**，ある種のテトラサイクリン系抗菌薬(**ミノサイクリン**，**ドキシサイクリン**)，マクロライド系抗菌薬(**エリスロマイシン**，**アジスロマイシン**)などのその他の抗菌薬は，時に黄色ブドウ球菌に対して有効性を示すが，一般に，これらの抗菌薬は，細菌の感受性試験の結果がすでにわかっていたり，第1選択薬の使用が不可能な場合にのみ使用すべきである(**表10-1**)。**リファンピシン**や相乗効果のための投与量の**ゲンタマイシン**は，黄色ブドウ球菌による心内膜炎や骨髄炎の場合に，βラクタム抗菌薬やバンコマイシンとともに時に用いられる。リファンピシンは，人工心臓弁や人工関節などの人工物の表面の細菌の除去を促進すると考えられている。

表皮ブドウ球菌感染症は，黄色ブドウ球菌感染症と同様に治療するが，ほとんどの表皮ブドウ球菌はペニシリンに耐性であり，その多くはまた，抗ブドウ球菌ペニシリンに対しても耐性である。このため，**バンコマイシン**がこれらの感染症の治療に用いられることが多い。

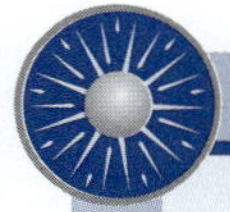

パール

昔から，メチシリン耐性黄色ブドウ球菌(MRSA)は入院患者や医療機関での曝露のある者からみつかっていた。しかし，現在はそうではない。MRSAによる感染はしばしばコミュニティー(市中)で起きている。最近の調査では，市中型黄色ブドウ球菌感染症の12%がMRSAによるものと報告され，さらにいくつかの地域では，その割合はさらに高いものとなっている。

Naimi TS, LeDell KH, Como-Sabetti K, et al. Comparison of community- and health care-associated methicillin-resistant *Staphylococcus aureus* infection. *JAMA*. 2003 ; 290 : 2976–2984.
National Nosocomial Infections Surveillance System. National Nosocomial Infections Surveillance (NNIS) System report, data summary from January 1992 through June 2004, issued October 2004. *Am J Infect Control*. 2004 ; 32 : 470–485.

問題

1. 静注投与に使われる2つの抗ブドウ球菌活性をもつペニシリンは，[ ]と[ ]である。
2. 抗ブドウ球菌活性をもつペニシリンに耐性を示す黄色ブドウ球菌は，[ ]（菌）と呼ばれる。
3. メチシリンに耐性であることに加え，メチシリン耐性黄色ブドウ球菌は，他のすべての[ ]にもまた耐性がある。
4. メチシリン耐性黄色ブドウ球菌は，[ ]に対して，通常，感受性がある。

文献

David MZ, Daum RS. Community-associated methicillin-resistant *Staphylococcus aureus*: epidemiology and clinical consequences of an emerging epidemic. *Clin Microbiol Rev*. 2010;23:616–687.

Liu C, Bayer A, Cosgrove SE, et al. Clinical practice guidelines by the Infectious Disease Society of America for the treatment of methicillin-resistant *Staphylococcus aureus* infections in adults and children: executive summary. *Clin Infect Dis*. 2011;52:285–292.

Tong SY, Davis JS, Eichenberger E, et al. *Staphylococcus aureus* infections: epidemiology, pathophysiology, clinical manifestations, and management. *Clin Microbiol Rev*. 2015;28:603–661.

肺炎球菌

肺炎球菌はしばしば，市中肺炎，中耳炎，副鼻腔炎，髄膜炎の原因となる（図10-3）。肺炎球菌（*Streptococcus pneumoniae*）と呼ばれるこの細菌は，あからさまな感染を起こす。発見しにくいとか，秘密裏に疾患を起こすということはなく，肺炎球菌は，大胆かつ激しく人体を攻撃し，重度の組織破壊の原因となる。その結果，肺炎球菌感染症は宿主の組織傷害に至る強い炎症反応を起こす。

長年，肺炎球菌によって生じる感染症の治療は，単純明快であり，**ペニシリン Gやアンピシリン**を使用していた。治療の選択がより複雑になった昨今，内科医にとって，もはやそのような時代は郷愁となってしまった。天然ペニシリンやアミノペニシリンによって認識されにくいペニシリン結合タンパク（penicillin-binding protein：PBP）を産生する肺炎球菌の割合の増加により，相対的耐性をつくり出してしまった。米国で分離される肺炎球菌の約40％は，ペニシリン，アンピシリンに対して中等度または高度耐性である。しかし，多くの症例において，この相対的耐性は，高用量のペニシリンまたはアンピシリン投与で高濃度を保つことにより，殺菌能を有するためのPBPへの十分な結合を得ることができ，治療が可能である。

ペニシリンなどの多くのβラクタム抗菌薬では，血中または肺の薬剤濃度は脳脊髄液中よりも約100倍高いという状況が，さらに治療を複雑にしている。つまり，「ペニシリン耐性」の肺炎球菌株は，肺での高濃度のペニシリンによって殺菌されるかもしれないが，脳脊髄液中では，ペニシリンは比較的低濃度のため感染が持続する。

この間，肺炎球菌感染症を治療するために通常使用されるセファロスポリンへの耐性もま

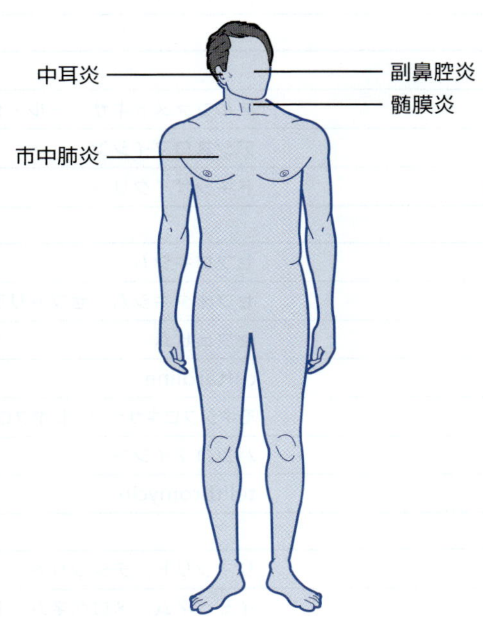

図10-3　肺炎球菌（*Streptococcus pneumoniae*）の感染部位

た増加している。**セフロキシム**，**セフォタキシム**，**セフトリアキソン**，**セフェピム**が，これらのセファロスポリンに含まれる。ペニシリンのように，セファロスポリンもまた，脳脊髄液中に比べ血中や肺組織中で高濃度に達する。したがって，セファロスポリンとペニシリン耐性には同じ議論が成り立つのである。

それでは，これらの感染症はどのように治療するのがよいのだろうか？ 以下に，肺炎球菌感染症の一般的な治療指針を示す(**表10-2**)。最もペニシリン耐性のある肺炎球菌によるもの以外はすべて，肺炎球菌による肺炎，中耳炎，副鼻腔炎，菌血症は，高用量の**ペニシリン**で治療すべきである。しかし，髄膜炎の場合は，中等度の耐性であってもペニシリンは使用すべきではない。同様に，セフトリアキソンやセフォタキシムなどの第3世代のセファロスポリンも，高度耐性の肺炎球菌株による髄膜炎を除いて，感受性にかかわらず肺炎球菌感染症の治療に使うことができる。

ペニシリン耐性の肺炎球菌によって起こる感染症の治療の難しい点は，これらの細菌は他の抗菌薬に対してもしばしば耐性であることである。ペニシリン耐性のある獲得型の遺伝物質は，肺炎球菌感染症によく用いるいくつかの他の抗菌薬への感受性の低下を引き起こす遺伝子をもつことが多い。たとえば，マクロライド系抗菌薬(**アジスロマイシン**)，テトラサイ

表10-2 肺炎球菌(*Streptococcus pneumoniae*)による感染症の治療に用いる抗菌薬

抗菌薬の分類	抗菌薬
天然ペニシリン	ペニシリンG
アミノペニシリン	アンピシリン
時に有効	
クリンダマイシン	
サルファ剤	スルファメトキサゾール・トリメトプリム(ST合剤)
マクロライド系抗菌薬	アジスロマイシン
テトラサイクリン系抗菌薬	ドキシサイクリン
ペニシリン耐性の場合	
第2世代セファロスポリン	セフロキシム
第3世代セファロスポリン	セフォタキシム，セフトリアキソン
第4世代セファロスポリン	セフェピム
第5世代セファロスポリン	ceftaroline
キノロン系抗菌薬	モキシフロキサシン，レボフロキサシン，gemifloxacin
グリコペプチド系抗菌薬	バンコマイシン
マクロライド類似の抗菌薬	telithromycin
代替薬	
オキサゾリジノン系抗菌薬	リネゾリド，テジゾリド
カルバペネム系抗菌薬	イミペネム，メロペネム，ドリペネム
ストレプトグラミン系抗菌薬	キヌプリスチン・ダルホプリスチン

クリン系抗菌薬(**ドキシサイクリン**), **クリンダマイシン**, サルファ剤〔**スルファメトキサゾール・トリメトプリム(ST合剤)**〕である。高度耐性の肺炎球菌感染症に対しては, いくつかの選択肢がある(**表10-2**)。ある種のキノロン系抗菌薬(**モキシフロキサシン**, **gemifloxacin**, **レボフロキサシン**。ただし, シプロフロキサシンは除く)と第5世代セファロスポリン(ceftaroline)および**バンコマイシン**は, ペニシリン耐性肺炎球菌にも有効である。頻繁には使われないが, オキサゾリジノン系抗菌薬(**リネゾリド**, **テジゾリド**), カルバペネム系抗菌薬(**イミペネム**, **メロペネム**, **ドリペネム**)とマクロライド類似の抗菌薬(telithromycin), またはストレプトグラミン系抗菌薬(**キヌプリスチン・ダルホプリスチン**)もまた有効である。

問題

5. 耐性の肺炎球菌の出現以前は, 肺炎球菌感染症は通常, [　　] または [　　] で治療していた。

6. 近年, 多くの肺炎球菌株は, ペニシリンなどの抗菌薬に認識されにくい [　　] を産生し, ペニシリンに対して耐性を示す。

7. ペニシリン耐性肺炎球菌によって起こる感染症に対しては, [　　], [　　], [　　], [　　], [　　] などが頻繁に使用される。

8. ペニシリン耐性肺炎球菌は, 肺炎球菌感染症に対して使用される, [　　], [　　], [　　], [　　] などの他の抗菌薬にも耐性を示すことが多い。

文献

Feldman C, Anderson R. Recent advances in our understanding of *Streptococcus pneumoniae* infection. *F1000 Prime Rep*. 2014;6:82. doi:10.12703/P6-82.

Garau J. Treatment of drug-resistant pneumococcal pneumonia. *Lancet Infect Dis*. 2002;2:404–415.

Musher DM, Bartlett JG, Doern GV. A fresh look at the definition of susceptibility of *Streptococcus pneumoniae* to beta-lactam antibiotics. *Arch Intern Med*. 2001;161:2538–2544.

その他のレンサ球菌

肺炎球菌(*Streptococcus pneumoniae*)は，数ある医学的に重要なレンサ球菌群の1つにすぎない。化膿レンサ球菌(*Streptococcus pyogenes*。A群溶連菌とも呼ばれる)として分類される細菌は，しばしば咽頭炎(“strep throat”)，皮膚軟部組織感染症，レンサ球菌性トキシックショック症候群の原因となる(**図10-4**)。ストレプトコッカス・アガラクティアエ(*Streptococcus agalactiae*。B群レンサ球菌とも呼ばれる)株は，女性の生殖器に定着し，新生児や生後3か月以内の乳幼児の敗血症や髄膜炎の原因となる。緑色レンサ球菌は，血液培地で発育した際の溶血パターンによって定義されたレンサ球菌の雑多な集団であり，ヒトの胃や腸管内，生殖泌尿器系に定着し，感染性心内膜炎や膿瘍などを含むいくつかの重篤な感染症の原因菌である。

これらのレンサ球菌によって起こる感染症の伝統的な治療は，天然ペニシリンやアミノペニシリンであり，多くのこれらのレンサ球菌は，これらの抗菌薬に対して感受性をもつ(**表10-3**)。A群溶連菌感染症は通常，**ペニシリン**または**アンピシリン**で治療する。代替薬としては，第1世代セファロスポリン(例：**セファゾリン**)またはマクロライド(例：**アジスロマイシン**)が用いられるが，マクロライド耐性はより一般的になってきている*。壊死性筋膜炎などの重症の

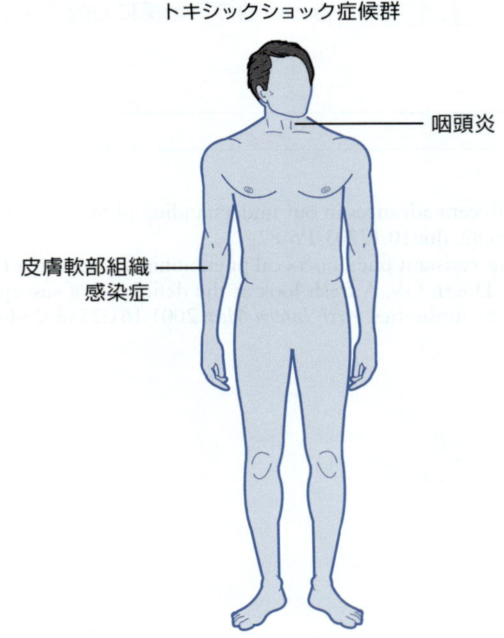

図10-4 A群溶連菌(*Streptococcus pyogenes*)の感染部位

＊ **訳注：**マクロライド乱用が目立つ日本では，A群溶連菌(*S. pyogenes*)の多数がマクロライド耐性であり，選択肢としては好ましくない。

表10-3　肺炎球菌(*Streptococcus pneumoniae*)以外のレンサ球菌によって起こる感染症の治療に用いられる抗菌薬

抗菌薬の分類	抗菌薬
天然ペニシリン	ペニシリンG
アミノペニシリン	アンピシリン
相乗効果のための投与量のアミノグリコシド系抗菌薬が時々加えられる	ゲンタマイシン
クリンダマイシンは，重症の侵襲性A群溶連菌(*Streptococcus pyogenes*)感染症に加えられる	
代替薬	
第1世代セファロスポリン	セファゾリン
マクロライド系抗菌薬	アジスロマイシン
ペニシリン耐性の場合	
グリコペプチド系抗菌薬	バンコマイシン
第2世代セファロスポリン	セフロキシム
第3世代セファロスポリン	セフォタキシム，セフトリアキソン

侵襲性A群溶連菌感染症においては，**クリンダマイシン**を，高用量ペニシリンに加えて使用する。理論的には，クリンダマイシンは，タンパク翻訳を阻害するため，これらの感染症の病態生理に関与しているいくつかのレンサ球菌毒素の産生を抑制する。静注免疫グロブリン(intravenous immune globulin：IVIG)は，しばしばこれらの感染症に用いられる。というのも，IVIGはこれらのレンサ球菌毒素に結合し，中和作用をもつ抗体を含んでいるかもしれないためである。*S. agalactiae*は例外なく，**ペニシリン**または**アンピシリン**に感受性をもつ。相乗効果のための投与量のアミノグリコシドである**ゲンタマイシン**は，重症感染症の初期治療の際，併用される。緑色レンサ球菌によって起こる感染症の治療は，**ペニシリン**がいまだ第1選択薬であるが，これらの抗菌薬への耐性は，増加傾向にある。肺炎球菌の耐性メカニズムと同様に，レンサ球菌の耐性は，ペニシリン結合タンパク(penicillin-binding protein：PBP)の変化によって生じる。グリコペプチド系抗菌薬やセファロスポリン(例：**セフォタキシム**)は，これらの耐性菌に対して用いられる。アミノグリコシド(例：**ゲンタマイシン**)は時々，相乗効果を期待して，これらの抗菌薬に加えて使用される。

問題

9. 肺炎球菌と異なり，A群溶連菌は，ほとんど例外なく [ ] に対して感受性がある。

10. 侵襲性A群溶連菌感染症の治療には，[ ] をペニシリンと一緒に使用しなければならない。

11. 緑色レンサ球菌は，[ ] に耐性を示すことが多いという点において，A群やB群レンサ球菌と異なる。

12. *Streptococcus agalactiae*(B群レンサ球菌)や緑色レンサ球菌による感染症治療の際，相乗効果を期待して，時々ペニシリンと一緒に [ ] を使用する。

文献

Carapetis JR, Jacoby P, Carville K, et al. Effectiveness of clindamycin and intravenous immunoglobulin, and risk of disease in contacts, in invasive group A streptococcal infections. *Clin Infect Dis.* 2014;59:358–365.

Doern GV, Ferraro MJ, Brueggemann AB, et al. Emergence of high rates of antimicrobial resistance among viridans group streptococci in the United States. *Antimicrob Agents Chemother.* 1996;40:891–894.

Parks T, Barrett L, Jones N. Invasive streptococcal disease: a review for clinicians. *Br Med Bull.* 2015;115:77–89.

Richter SS, Heilmann KP, Beekmann SE, et al. Macrolide-resistant *Streptococcus pyogenes* in the United States, 2002–2003. *Clin Infect Dis.* 2005;41:599–608.

腸球菌(enterococci)

腸球菌は，ヒトの胃や腸管内の気まぐれな居住者として認められる。腸球菌は通常，無害なものとして，この環境の「はざま」に定着し，栄養豊富な腸内容物の中で発育し，数を増やすが，宿主の問題にはならない。しかし，何らかの形で宿主に傷害が起きたとき，宿主に対して反逆的な細菌に変化し，重篤な感染症の原因となる。その傷害は，血管または尿道カテーテルの留置，腹部手術，臓器移植など，さまざまな形態をとる。腸球菌感染症は，尿路感染，菌血症，心内膜炎，創部感染，腹腔内感染などの形で現れる(**図10-5**)。ヒトへの感染において最もよくみられる腸球菌群は，エンテロコッカス·フェカーリス(*Enterococcus faecalis*)とエンテロコッカス・フェシウム(*E. faecium*)である。

腸球菌の本当に注目すべき特徴は，多くの抗菌薬に対して耐性があることである(**図10-6**)。腸球菌群は，ペニシリン結合タンパク(penicillin-binding protein：PBP)の変異のため，セファロスポリンに対してもともと耐性(固有型耐性)である。環境中の葉酸化合物を利用し，スルファメトキサゾール・トリメトプリム(ST合剤)に耐性となる。ほとんどの細菌には殺菌的なペニシリンやバンコマイシンでさえ，腸球菌には静菌的である。

腸球菌感染症の治療に第1選択として使用するのは，ペニシリン(特に**ペニシリンG**)，**アンピシリン**，**ピペラシリン**である(**表10-4**)。カルバペネム系抗菌薬である**イミペネム**や**メロペネム**，**ドリペネム**もまた，時に有効である。不幸にも，腸球菌は，βラクタム抗菌薬が結合できない変異したPBPの産生のため，しばしば，これらの抗菌薬に対する耐性が増加している。

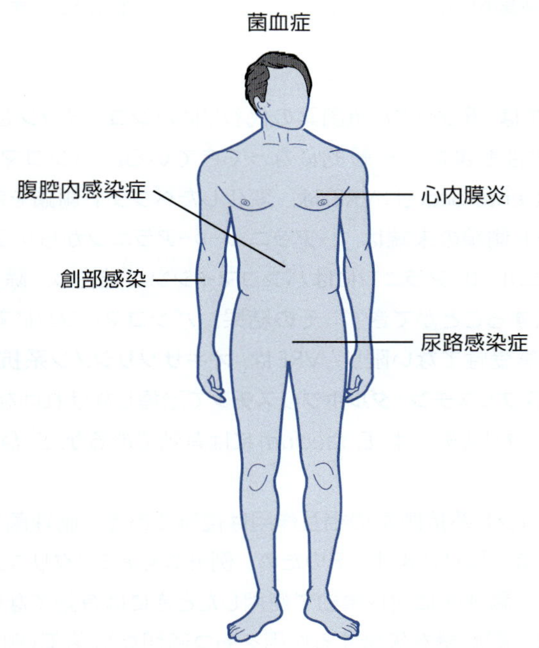

図10-5　**腸球菌の感染部位**

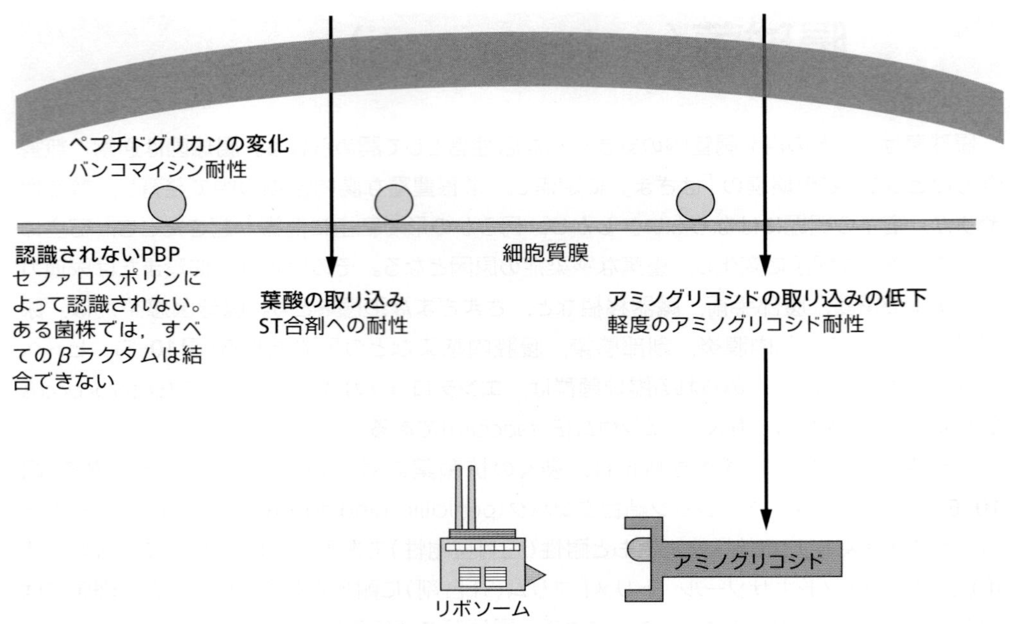

図10-6 **腸球菌の抗菌薬への耐性メカニズム** ある腸球菌株は，ペプチドグリカンの変化により，バンコマイシンが結合するのを阻害する。腸球菌のペニシリン結合タンパク(PBP)は，セファロスポリンに認識されないし，ある特定の菌株においては，いずれのβラクタム抗菌薬もこのPBPに結合できない。腸球菌は，宿主からの葉酸の吸収を行うため，葉酸を合成する必要がなく，その結果，スルファメトキサゾール・トリメトプリム(ST合剤)に対して耐性となる。アミノグリコシド系抗菌薬の取り込みの低下は，軽度耐性の原因となり，アミノグリコシド系抗菌薬の変異やリボソームの変異は，高度耐性を引き起こす。

このような菌株に対しては，βラクタム抗菌薬の代わりに**バンコマイシン**を使用する。しかし，バンコマイシンへの耐性もまた，一般的になってきている。バンコマイシン耐性腸球菌(vancomycin-resistant enterococci：VRE)は，変化したペプチド側鎖を含むペプチドグリカンを産生する。ペプチド側鎖の末端は，D-アラニル-D-アラニンからD-アラニル-D-乳酸に変化している。D-アラニル-D-アラニンにはバンコマイシンが結合し，除去されるが，D-アラニル-D-乳酸には結合することができず，その結果，バンコマイシンに対する耐性がもたらされる。ペニシリンに感受性でない限り，VREは，**オキサゾリジノン系抗菌薬**，**ダプトマイシン**，**チゲサイクリン**，**キヌプリスチン・ダルホプリスチン**で治療しなければならない。ちなみに，キヌプリスチン・ダルホプリスチンは，*E. faecium*には有効であるが，*E. faecalis*には有効でない。

腸球菌とアミノグリコシド系抗菌薬の相互作用は複雑である。腸球菌は通常，アミノグリコシド系抗菌薬をそれほど取り込まず，そのため，例外なくアミノグリコシド系抗菌薬に対して「軽度」耐性であり，腸球菌に対し単独で使用したときには有効でない。しかし，アミノグリコシド系抗菌薬は，細胞壁を破壊する作用をもつ適切な抗菌薬(例：ペニシリンまたはバンコマイシン)と併用した際は，これらの細菌内に移行することができ，その結果，腸球菌

表10-4　腸球菌による感染症の治療に用いる抗菌薬

抗菌薬の分類	抗菌薬
天然ペニシリン	ペニシリンG
アミノペニシリン	アンピシリン
広域スペクトラムペニシリン	ピペラシリン
時に有効	
カルバペネム系抗菌薬	イミペネム，メロペネム，ドリペネム
重症感染症の際の相乗効果のための投与量のアミノグリコシドまたはβラクタム薬を2つ使う	ゲンタマイシン，ストレプトマイシン アンピシリン＋セフトリアキソン
ペニシリン耐性の場合	
グリコペプチド系抗菌薬	バンコマイシン
バンコマイシン耐性	
オキサゾリジノン系抗菌薬	リネゾリド，テジゾリド
テトラサイクリン類似の抗菌薬	チゲサイクリン
時に有効	
ダプトマイシン	
キヌプリスチン・ダルホプリスチン (*Enterococcus faecium*)	

に対して相乗効果を発揮する。この相乗効果は，ペニシリンやバンコマイシンの効果を静菌的から殺菌的へと変化させる。殺菌的作用は，心内膜炎などの重症の腸球菌感染症の治療に必要であることから，この相乗効果は大きな意味をもつ。不都合なことに，アミノグリコシド系抗菌薬の相乗効果の有効性は，種々の因子によって制限される。すべての*E. faecium*は，染色体上にエンコードされたアセチルトランスフェラーゼをもっており，トブラマイシンを変化させて，その相乗効果を発揮させない。このため，**ゲンタマイシン**と**ストレプトマイシン**だけが通常，腸球菌感染症に対して推奨されている。さらに近年，腸球菌のアミノグリコ

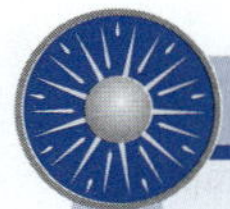

パール

すべての腸球菌は，平等に創造されたわけではない。*Enterococcus faecium*は，*E. faecalis*に比べ，抗菌薬により耐性がある。たとえば，ある研究では，*E. faecium*の52％はバンコマイシンに，83％はアンピシリンに耐性であったが，*E. faecalis*では，2％のみがこれらの抗菌薬に対して耐性を示していた。

Huycke MM, Sahm DF, Gilmore MS. Multiple-drug resistant enterococci : the nature of the problem and an agenda for the future. *Emerg Infect Dis*. 1998 ; 4 : 239–249.

シド系抗菌薬への「高度」耐性の割合の増加が認められるようになってきた。これは，アミノグリコシド系抗菌薬の相乗効果さえ無効にするアミノグリコシド修飾酵素をエンコードする遺伝物質を，腸球菌が獲得した際に生じる。変異はまた，アミノグリコシドの結合部位である腸球菌のリボソームの修飾によって，アミノグリコシドの結合を阻害することにより起こることもある。いずれの場合も相乗効果は消失する。最後に，長期のアミノグリコシド投与だ。心内膜炎など腸球菌感染の一部に必要だが，毒性リスクが高い。そのため，他の抗菌薬，たとえばアンピシリンに加えてセフトリアキソンがこうした感染に使われるようになってきた。セフトリアキソンはセファロスポリンだが，腸球菌感染治療での有用性はちょっと驚きだった。しかし，もともとのPBPがアンピシリンで飽和したとき，代わりとなるPBPにセフトリアキソンが結合するのがきわめて重要なことを意味しているのかもしれない。

問題

13. 腸球菌感染症の第1選択薬は，以下のβラクタム薬：［　　］，［　　］，［　　］である。

14. ペニシリン耐性腸球菌感染症は，［　　］によって治療することが多い。

15. 細胞壁阻害薬であるβラクタム薬やバンコマイシンを単独で使用すると，腸球菌に対して［　　］にのみ作用する。［　　］作用を得るためには，ゲンタマイシンかストレプトマイシンを加えるべきである。

16. 以下の抗菌薬：［　　］，［　　］，［　　］，［　　］は，バンコマイシン耐性腸球菌感染症の治療に用いられる。

文献

Fernández-Hidalgo N, Almirante B, Gavaldà J, et al. Ampicillin plus ceftriaxone is as effective as ampicillin plus gentamicin for treating *Enterococcus faecalis* infective endocarditis. *Clin Infect Dis.* 2013;56:1261–1268.

Gold HS. Vancomycin-resistant enterococci: mechanisms and clinical observations. *Clin Infect Dis.* 2001;33:210–219.

Kohinke RM, Pakyz AL. Treatment of vancomycin-resistant enterococci: focus on daptomycin. *Curr Infect Dis Rep.* 2017;19(10):33. doi:10.1007/s11908-017-0589-2.

Landman D, Quale JM. Management of infections due to resistant enterococci: a review of therapeutic options. *J Antimicrob Chemother.* 1997;40:161–170.

その他のグラム陽性菌

リステリア菌(*Listeria monocytogenes*)

*L. monocytogenes*は，自然界の至る所に存在するグラム陽性桿菌である。*L. monocytogenes*は，土壌中や多くの動物の排泄物の細菌叢としてよくみられる。これらの細菌の接種源の大量摂取は，健常人において胃腸炎を起こしうるが，一方，とても若い人(例：新生児)，年配の人，または免疫不全者で菌血症を起こしうるし，それが髄膜炎になることもある(**図10-7**)。妊婦もまた，胎児死亡の原因になる全身感染症を起こしやすい。

アンピシリンは，*L. monocytogenes*による感染症の第1選択薬である(**表10-5**)。*L. monocytogenes*は細胞内寄生菌と考えられており，アンピシリンは細胞内へほとんど移行しないことから一見，矛盾しているように思われる。*L. monocytogenes*は，多くの細胞型の細胞質内に侵入し生存するが，髄膜内と脳脊髄液内では，細菌の多くは細胞外に存在していることがこの逆説に対してのもっともらしい説明である。アンピシリン単剤では，*L. monocytogenes*に対して静菌的にのみ作用する。**ゲンタマイシン**の投与は相乗的殺菌作用のためなので，通常，アンピシリンと一緒に用いる。ゲンタマイシンは，脳脊髄液中にはほとんど移行しないが，脳脊髄液内に蓄積している少量のアミノグリコシドは，相乗的殺菌作用を起こすのに十分である。*L. monocytogenes*は，よく使用されるいくつかの抗菌薬に対し

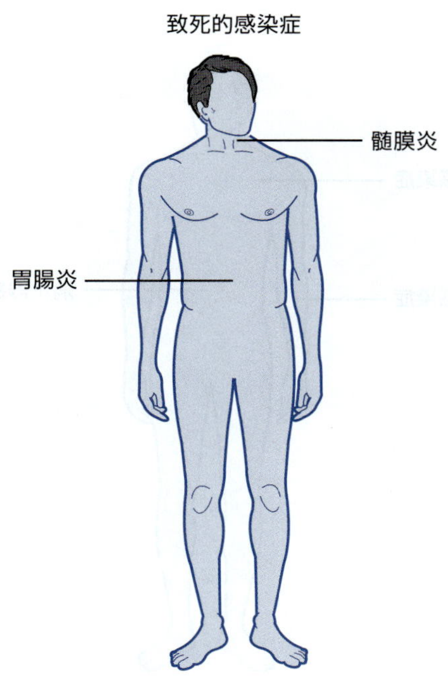

図10-7　リステリア菌(*Listeria monocytogenes*)の感染部位

表10-5 リステリア菌(*Listeria monocytogenes*)による感染症の治療に用いる抗菌薬

アンピシリン＋ゲンタマイシン
ペニシリンアレルギーの場合
スルファメトキサゾール・トリメトプリム(ST合剤)

てもともと耐性(固有型耐性)である。たとえば，*L. monocytogenes*の場合は，セファロスポリンが結合するペニシリン結合タンパク(penicillin-binding protein：PBP)ではないため，セファロスポリンに対して感受性をもたない。セファロスポリンは，髄膜炎に対し，エンピリック(経験的)治療としてしばしば単独で使用されるので，*L. monocytogenes*感染のリスクのある患者に対しては，アンピシリンを加えることを覚えておかなければならない。大部分のグラム陽性菌に効果のあるバンコマイシンでさえ，*L. monocytogenes*髄膜炎の患者の治療には，効果的ではないことがある。アンピシリンの副作用がひどい患者は，**スルファメトキサゾール・トリメトプリム(ST合剤)**で治療すべきである。

炭疽菌(*Bacillus anthracis*)

炭疽菌は，芽胞を形成するグラム陽性菌であり，炭疽の原因となる。炭疽自体は，吸入炭疽，皮膚炭疽，消化器炭疽の3つのいずれかの型を呈する(**図10-8**)。吸入による炭疽では，芽胞は肺へ到達し，出血性縦隔リンパ節炎，血性胸水，菌血症の原因となる。米国で

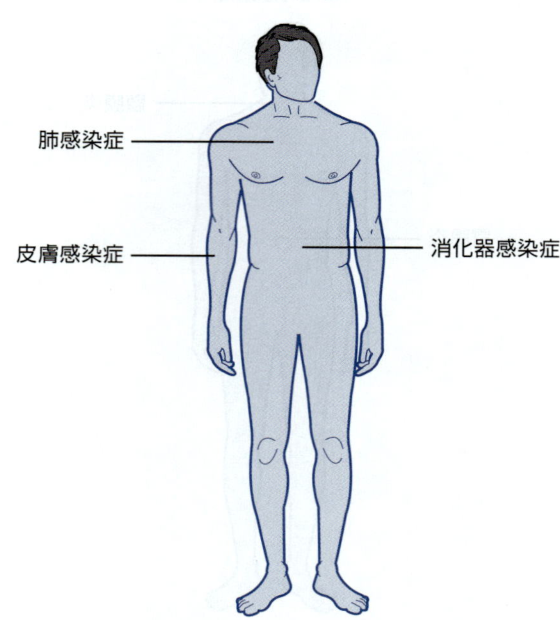

図10-8 炭疽菌(*Bacillus anthracis*)の感染部位

表10-6 炭疽菌(*Bacillus anthracis*)による感染症の治療に用いる抗菌薬

抗菌薬の分類	抗菌薬
第1選択薬	
キノロン系抗菌薬	シプロフロキサシン
テトラサイクリン系抗菌薬	ドキシサイクリン
吸入炭疽の場合，第1選択薬と併用すべき第2の薬	
クリンダマイシン	
オキサゾリジノン系抗菌薬	リネゾリド
リファマイシン系抗菌薬	リファンピシン
テトラサイクリン系抗菌薬	ドキシサイクリン
曝露後予防	
キノロン系抗菌薬	シプロフロキサシン

は，2001年にバイオテロリズムとして炭疽の芽胞が使用され，11症例が吸入炭疽と診断された。皮膚炭疽は，浮腫に囲まれた中心部の黒色の焼痂(eschar)から成る皮膚潰瘍を特徴とする。消化器炭疽は比較的まれであり，汚染された食肉の摂取により，腸管，腹水への感染を起こす。

歴史的には，ペニシリンが炭疽の治療に用いられてきたが，誘導性βラクタマーゼの遺伝子を含むことから，ペニシリン単剤では治療すべきでないというのが最近推奨されている治療指針である。近年，シプロフロキサシンやドキシサイクリンが，炭疽患者の治療に用いられている(**表10-6**)。吸入炭疽では，フルオロキノロンに加え，タンパク質合成(たとえば，炭疽トキシン)を阻害するような**クリンダマイシン**，**リネゾリド**，**リファンピシン**，**ドキシサイクリン**のいずれかを第2の薬として使用すべきである。炭疽は罹患すると重症化するため，シプロフロキサシンやドキシサイクリンの使用による有益性は，小児や妊婦に対するこれらの抗菌薬のリスク(副作用)に勝るであろう。したがって，これらの患者層に対しても，シプロフロキサシンやドキシサイクリンの使用が推奨される。吸入炭疽は罹患すると重症化するため，炭疽菌の芽胞に曝露した可能性のある者は，シプロフロキサシンで予防的に治療すべきである。

問題

17. ＿＿＿は，*L. monocytogenes*に対して有効であるが，通常，相乗的殺菌作用を得るために，＿＿＿と一緒に投与される。

18. *L. monocytogenes*は，細菌性髄膜炎の治療にしばしばエンピリックに使用される＿＿＿に対して耐性がある

19. ペニシリンアレルギーのため，ペニシリンの副作用がひどい患者には，*L. monocytogenes*による感染症に対し＿＿＿を使用する。

20. すべての炭疽患者では，以下のいずれかの抗菌薬：＿＿＿または＿＿＿の使用が近年推奨されている。

21. 吸入炭疽の患者は，少なくとも＿＿＿種類の抗菌薬で治療すべきである。

文献

Dryden MS, Jones NF, Phillips I. Vancomycin therapy failure in *Listeria monocytogenes* peritonitis in a patient on continuous ambulatory peritoneal dialysis. *J Infect Dis*. 1991;164:1239.

Hendricks KA, Wright ME, Shadomy SV, et al. Centers for Disease Control and Prevention expert panel meetings on prevention and treatment of anthrax in adults. *Emerg Infect Dis*. 2014;20:e130687.

Hof H, Nichterlein T, Kretschmar M. Management of listeriosis. *Clin Microbiol Rev*. 1997;10: 345–357.

Inglesby TV, O'Toole T, Henderson DA, et al. Anthrax as a biological weapon, 2002: updated recommendations for management. *JAMA*. 2002;287:2236–2252.

Pillai SK, Huang E, Guarnizo JT, et al. Antimicrobial treatment for systemic anthrax: analysis of cases from 1945 to 2014 identified through a systematic literature review. *Health Secur*. 2015;13:355–364.

11章 グラム陰性菌

「鎖帷子(かたびら)の時代には，決定的な一撃からは身を守れず，兵士は矢や石弓で貫かれる危険性があった。13世紀になると，鎖帷子は鎧によって補強されるようになった。15世紀までには，完全防備の鎧ができたのは確かである。布切れ1枚の遮蔽は過去の遺物となり，「白く」輝きを放つ鎧に身を包まれることに兵士たちは満足していた。」

Michael Prestwich，“Armies and Warfare in the Middle Ages : The English Experience”より

グラム陰性菌の特徴は，鎖状に交差結合したペプチドグリカンの細胞壁に加えて，さらにもう一層の被覆構造があることである。中世の騎士の鎧を鎖帷子が覆っているかのごとく，グラム陰性菌のペプチドグリカン細胞壁の外側を，リポ多糖体(リポポリサッカライド；lipopolysaccharide：LPS)に満ちた外膜が覆っている。外膜は厚い障壁となっており，多くの抗菌薬が細菌のペリプラズム腔や細胞質へ侵入するのを制限している。したがって，抗菌薬がグラム陰性菌に効くためには，グラム陽性菌よりも，もう1つ余計な障壁を通過しなければならない。

グラム陰性菌は，ヒトの感染症を引き起こす最もよくみる原因菌である。多くの消化器感染症，尿路感染症，日和見感染症の原因となる主要な細菌科である腸内細菌科(*Enterobacteriaceae*)も，グラム陰性桿菌である。シュードモナス(*Pseudomonas*)属の緑膿菌(*Pseudomonas aeruginosa*)は，院内感染症の頻度の高い原因菌であり，多系統の抗菌薬への耐性化は重大な問題となっている。ナイセリア(*Neisseria*)属，らせん状グラム陰性桿菌のピロリ菌(*Helicobacter pylori*)とカンピロバクター・ジェジュニ(*Campylobacter jejuni*)，呼吸器感染症の原因菌であるインフルエンザ菌(*Haemophilus influenzae*)と百日咳菌(*Bordetella pertussis*)もまた，ヒトにとってやっかいな病原体である。ここでは，これらの微生物とその治療について述べる。

腸内細菌科(*Enterobacteriaceae*)

腸内細菌群は，グラム陰性桿菌の主要な科である。その大部分がヒトの胃や腸管内に生息することができる。したがって，これらは「腸の」グラム陰性桿菌と呼ばれることが多い。このグループに属する多くの細菌はヒトの正常細菌叢の一部であり，易感染宿主に対してのみ疾患を引き起こす「日和見」感染菌である。しかし，なかには正真正銘の原因菌もあり，便培養から検出されるだけで原因菌であることを示唆する場合もある。さらに，これらの両方のグループに属するものもある。たとえば，大部分の大腸菌(*Escherichia coli*)は，大腸内でヒトに害を与えずに生息しているが，なかには健常人にも尿路感染症や下痢を引き起こすような外因性の遺伝物質を獲得した菌株も存在する。

大腸菌(*Escherichia coli*)，クレブシエラ(*Klebsiella*)属，プロテウス(*Proteus*)属

大腸菌，クレブシエラ属，プロテウス属は，多面性をもつ病原体で，健常人における市中感染症のよくみる原因菌であるばかりでなく，しばしば医療関連感染症の原因菌となる。これらの3つの細菌属はすべて，市中尿路感染症を引き起こすが，そのなかでも大腸菌が最も多い原因菌である(**図11-1**)。健常人において，ある種の大腸菌株は，旅行者下痢症や溶血性尿毒症症候群に関連する下痢などの胃腸炎の原因となりうる。新生児においては，大腸菌は髄膜炎の最もよくみる原因菌である。クレブシエラ属は，アルコール依存者などの集団では市中肺炎を引き起こす。さらに，これらの3つの細菌属はすべて，カテーテル関連尿路感染，院内肺炎，菌血症，創部感染，腹腔内感染症などの医療関連感染症の原因として高頻度に認められる。

腸内細菌科による感染症の治療を理解するには，βラクタム薬を理解する必要がある。たとえば，市中型の大腸菌とプロテウス属の一部の菌株は，**アンピシリン**のようなアミノペニシリン(**表11-1**)に感受性を残しているかもしれない。しかし，今日多くの大腸菌とプロテウス属が，TEM-1βラクタマーゼ(「パール」を参照)をエンコードするプラスミドを獲得しており，アンピシリン耐性，第1世代セファロスポリン(例：**セファゾリン**)感受性となっている。一方，すべてのクレブシエラ属が，染色体にエンコードされたβラクタマーゼを産生するため，アンピシリン耐性である。大腸菌，クレブシエラ属，プロテウス属によるほとんどの市中感染症が，キノロン系抗菌薬(**シプロフロキサシン**，**レボフロキサシン**，**モキシフロキサシン**)，**スルファメトキサゾール・トリメトプリム(ST合剤)**，そして時に第1世代セファロスポリン(**セファゾリン**)で治療可能である。例外として注意すべきなのは，プロテウス・ブルガリス(*Proteus vulgaris*)である。*P. vulgaris*は，染色体型のβラクタマーゼを産生し，アミノペニシリンと第1世代セファロスポリンの双方に耐性となる。これらの細菌による重症腎盂腎炎の治療には，**セフォタキシム**，**セフトリアキソン**などの第3世代セファロスポリンがよく選択され，**アズトレオナム**も選択されることがある。

院内型の大腸菌，クレブシエラ属，プロテウス属は高頻度に多剤耐性であるため，これら

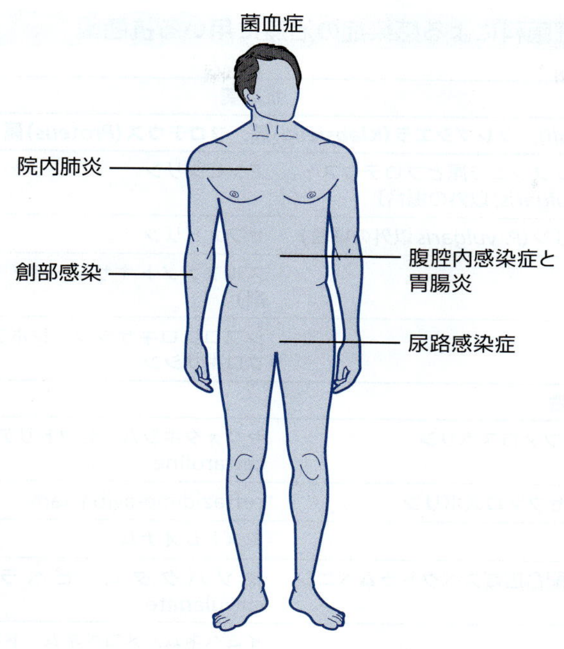

図11-1　腸内細菌科のよくみる感染部位

による医療関連感染症は，市中感染症に比べてはるかに治療が困難である。第3世代および第4世代，第5世代セファロスポリン(例：**セフォタキシム**，**セフトリアキソン**，**セフェピム**，**ceftaroline**)，βラクタマーゼ阻害薬配合セファロスポリン(例：**ceftazidime-avibactam**)，βラクタマーゼ阻害薬配合広域スペクトラムペニシリン(例：**タゾバクタム・ピペラシリン**，**ticarcillin-clavulanate**)，カルバペネム系抗菌薬(例：**イミペネム**，**メロペネム**，**ドリペネム**，**ertapenem**)などが潜在的には有効な抗菌薬である。しかし，実際の治療では，個々の分離株の薬剤感受性に基づいて，症例ごとに薬剤を決定しなければならない(**表11-1**)。大腸菌，クレブシエラ属，プロテウス属は，**ゲンタマイシン**，**トブラマイシン**，**アミカシン**のようなアミノグリコシド系抗菌薬に感受性があるが，アミノグリコシド系抗菌薬は通常，単剤では用いられず，敗血症のような生命を脅かす感染症において併用薬として用いられる。

基質拡張型βラクタマーゼ(extended-spectrum β-lactamase：ESBL)，そして，KPC型カルバペネマーゼ(*Klebsiella pneumoniae* carbapenemase：KPC)と呼ばれる特に強力なβラクタマーゼは，大腸菌とクレブシエラの分離株のなかで，特に問題となる。ESBLを産生する菌株は，抗菌薬の大部分に耐性を示し，治療がきわめて困難である(「パール」を参照)。

エンテロバクター(*Enterobacter*)属，セラチア(*Serratia*)属，シトロバクター(*Citrobacter*)属，プロビデンシア(*Providencia*)属，モルガネラ(*Morganella*)属

これらの細菌の大部分が，疾患を引き起こさずにヒトの胃や腸管内に定着することができ

表11-1 腸内細菌科による感染症の治療に用いる抗菌薬

抗菌薬の分類	抗菌薬
大腸菌(*Escherichia coli*)，クレブシエラ(*Klebsiella*)属，プロテウス(*Proteus*)属	
アミノペニシリン〔クレブシエラ属とプロテウス・ブルガリス(*Proteus vulgaris*)以外の場合〕	アンピシリン
第1世代セファロスポリン(*P. vulgaris*以外の場合)	セファゾリン
サルファ剤	スルファメトキサゾール・トリメトプリム(ST合剤)
キノロン系抗菌薬	シプロフロキサシン，レボフロキサシン，モキシフロキサシン
上記の薬剤に耐性の場合	
第3，第4，第5世代セファロスポリン	セフォタキシム，セフトリアキソン，セフェピム，ceftaroline
βラクタム阻害薬配合セファロスポリン	ceftazidime-avibactam
モノバクタム	アズトレオナム
βラクタマーゼ阻害薬配合広域スペクトラムペニシリン	タゾバクタム・ピペラシリン，ticarcillin-clavulanate
カルバペネム系抗菌薬	イミペネム，メロペネム，ドリペネム，ertapenem
＋アミノグリコシド系抗菌薬(重症感染症の場合)	ゲンタマイシン，トブラマイシン，アミカシン
エンテロバクター(*Enterobacter*)属，セラチア(*Serratia*)属，シトロバクター(*Citrobacter*)属，プロビデンシア(*Providencia*)属，モルガネラ(*Morganella*)属	
カルバペネム系抗菌薬	イミペネム，メロペネム，ドリペネム，ertapenem
サルファ剤	ST合剤
キノロン系抗菌薬	シプロフロキサシン，レボフロキサシン，モキシフロキサシン
第4世代セファロスポリン	セフェピム
＋アミノグリコシド系抗菌薬(重症感染症の場合)	ゲンタマイシン，トブラマイシン，アミカシン
サルモネラ・エンテリカ(*Salmonella enterica*)，赤痢菌(*Shigella*)属	
キノロン系抗菌薬	シプロフロキサシン，レボフロキサシン
第3世代セファロスポリン	セフォタキシム，セフトリアキソン，セフェピム
マクロライド系抗菌薬	アジスロマイシン
サルファ剤	ST合剤
エルシニア(*Yersinia*)属	
アミノグリコシド系抗菌薬 テトラサイクリン系抗菌薬 キノロン系抗菌薬〔腸炎エルシニア(*Yersinia enterocolitica*)〕 サルファ剤(腸炎エルシニア)	ゲンタマイシン，ストレプトマイシン ドキシサイクリン シプロフロキサシン ST合剤

る。しかし，易感染宿主や入院患者では，これらが肺炎，尿路感染症，腹腔内感染，創部感染，菌血症の原因菌となりうる(図11-1)。

これらの細菌はそれぞれ，染色体にAmpC βラクタマーゼがエンコードされており，これが抗菌薬によって誘導される。AmpC βラクタマーゼが産生されると，ペニシリン，アンピシリンまたはアモキシシリン，第1世代セファロスポリンに耐性となる(「パール」を参照)。さらにやっかいなことに，AmpC βラクタマーゼを恒常的かつ多量に産生する変異株が，いくつかのβラクタム薬による治療中に選択されることがある。これらの変異株は，カルバペネム系抗菌薬(**イミペネム**，**メロペネム**，**ドリペネム**，ertapenem)以外のすべてのβラクタム薬に耐性である。**セフェピム**もまた，これらの変異株に有効であると感じている専門家もいる。このような変異株が選択される結果，はじめは感受性があると思われた，あるβラクタム薬が，治療中に耐性となる可能性がある。このような場合，最終的には治療に失敗する。多くのグラム陰性菌がAmpC βラクタマーゼの遺伝情報を染色体上にもっているが，恒常的に産生する変異株が選択されて起こるこのような現象は，エンテロバクター属，セラチア属，シトロバクター属，プロビデンシア属，モルガネラ属による感染症を第3世代セファロスポリンで治療した場合に，特に問題となる(「**覚えておこう！**」を参照)。

エンテロバクター属，セラチア属，シトロバクター属，プロビデンシア属，モルガネラ属は，その他の薬剤耐性の原因となるプラスミドをしばしば獲得している。したがって，個々の菌株の薬剤感受性によって，治療薬を選択しなければならない。キノロン系抗菌薬(例：**シプロフロキサシン**，**レボフロキサシン**，**モキシフロキサシン**)と**ST合剤**は有効であるかもしれない。大腸菌，クレブシエラ属，プロテウス属と同様に，アミノグリコシド系抗菌薬(**ゲンタマイシン**，**トブラマイシン**，**アミカシン**)は，敗血症のような生命を脅かす感染症に対し，他剤との併用で使用される。

サルモネラ・エンテリカ(*Salmonella enterica*)，赤痢菌(*Shigella*)属，腸炎エルシニア(*Yersinia enterocolitica*)

Salmonella enterica，赤痢菌属，腸炎エルシニアが原因となる疾患のほとんどは，健常人における胃腸炎である(**図11-1**)。さらに，ある種の血清型の*S. enterica*は，腸チフスと呼ばれる持続性の菌血症を特徴とする重症感染症を引き起こす。

免疫正常宿主における*S. enterica*と腸炎エルシニアによる急性の感染性下痢症は，通常，抗菌療法を必要としない。しかし，感染が腸管外に及んだ場合や重症の場合，免疫不全患者の場合は，抗菌療法が推奨される。抗菌療法の適応がある場合，サルモネラと赤痢菌による感染症は，キノロン系抗菌薬(例：**シプロフロキサシン**，**レボフロキサシン**)，第3世代セファロスポリン(例：**セフォタキシム**，**セフトリアキソン**，**セフィキシム**)や**アジスロマイシン**で治療すべきである。なかには，**ST合剤**にも感受性を残す菌株もある。腸炎エルシニアは通常，アミノグリコシド系抗菌薬(例：**ゲンタマイシン**，**ストレプトマイシン**)や，テトラサイクリン系抗菌薬(例：**ドキシサイクリン**)，キノロン系抗菌薬(例：**シプロフロキサシン**)，**ST合剤**に感受性である。

ペスト菌(*Yersinia pestis*)

ペスト菌は，人類史上最大の災いの1つであるペストの原因菌である。この細菌は，過去にいくつかの汎発流行を起こしており，14世紀にヨーロッパ人口の1/4から1/3を死に至らし

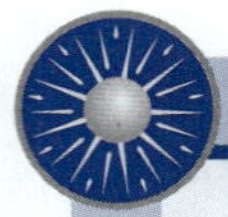

パール

腸内細菌科の多くの細菌，それも医療関連感染症を引き起こす細菌では特に，複数の抗菌薬に耐性である。βラクタマーゼを産生してβラクタム薬から身を守るのは，特に腸内細菌科の得意技である。したがって，腸内細菌科の適切な治療について議論するには，それらが産生するβラクタマーゼの型と，どの型のβラクタマーゼがどのβラクタム薬を無効にするのかを基本的に知っていなければならない。腸内細菌科では，TEM-1，AmpC，基質拡張型βラクタマーゼ(ESBL)，そして，KPC型カルバペネマーゼ(*Klebsiella pneumoniae* carbapenemase：KPC)の4つのβラクタマーゼが重要である。

TEM-1：このβラクタマーゼはプラスミド上にエンコードされており，発現は持続的に行われる。これを産生する細菌は，アンピシリンとアモキシシリンに絶対耐性となる。

AmpC：このβラクタマーゼは通常，染色体上にエンコードされており，誘導型である。AmpC βラクタマーゼが誘導されると，ペニシリン，アンピシリンまたはアモキシシリン，第1世代セファロスポリンに耐性となる。持続的に大量のAmpC βラクタマーゼを産生する変異株は，カルバペネム系抗菌薬(そしてたぶんセフェピム)以外のすべてのβラクタム抗菌薬に耐性となる。タゾバクタム・ピペラシリンのようなβラクタム薬とβラクタマーゼ阻害薬の合剤も，AmpC βラクタマーゼ産生菌には無効である。

ESBL：このグループのβラクタマーゼは通常，プラスミド上にエンコードされており，発現は持続的に行われる。ESBL産生株は，第3世代セファロスポリンに感受性がありそうでも，実際には耐性である点がやっかいである。ESBL産生株は，カルバペネム系抗菌薬と時にβラクタマーゼ阻害薬配合βラクタム薬以外のすべてのβラクタム薬を無効にしてしまう。しかも，ESBL遺伝子を運ぶプラスミドは一般に，その他多くの抗菌薬耐性に寄与する遺伝子ももっているため，ESBL産生株は，βラクタム抗菌薬以外の抗菌薬にも耐性であることが多い。

KPC：KPCは比較的新しいβラクタマーゼの一群である。肺炎桿菌(*K. pneumoniae*)でみつかることが多くなってきている。このβラクタマーゼはカルバペネムを含む，すべてのβラクタム抗菌薬を分解してしまう。KPCをコードしている遺伝子はプラスミド上にあり，プラスミドには他の抗菌薬耐性化遺伝子も同様にコードしている。よって，治療はきわめて困難となる。アミノグリコシド，コリスチン，ceftazidime-avibactam，チゲサイクリンが用いられ，治癒に至ることがある。KPCをコードしているプラスミドはすぐに他の細菌属に広がってしまうことが懸念される。そのような伝播はすでに観察されている。

Hirsch EB, Tam, VH. Detection and treatment options for *Klebsiella pneumoniae* carbapenemases (KPCs) : an emerging cause of multidrug-resistant infections. *J Antimicrob Chemoth*. 2010 ; 65 : 1119–1125.
Jacoby GA, Munoz-Price LS. The new beta-lactamases. *N Engl J Med*. 2005 ; 352 : 380–391.
Lukac PJ, Bonomo RA, Logan LK. Extended-spectrum β-lactamase-producing

Enterobacteriaceae in children : old foe, emerging threat. *Clin Infect Dis.* 2015 ; 60 : 1389–1397.
Pitout JDD, Laupland KB. Extended-spectrum beta-lactamase-producing Enterobacteriaceae : an emerging public-health concern. *Lancet Infect Dis.* 2008 ; 8 : 159–166.

覚えておこう!

第3世代セファロスポリンは，腸内細菌科の一部に対しては注意して用いるべきである。エンテロバクター，シトロバクター，セラチア，モルガネラ，プロビデンシアは，誘導性染色体型AmpC βラクタマーゼをもっている。そしてさらに，第3世代セファロスポリンによる治療中に，持続的に大量のAmpC βラクタマーゼを発現する遺伝子変異を起こす可能性がある。このため，多くの専門家が，これらの細菌による感染症を治療する場合，仮に最初の薬剤感受性試験で第3世代セファロスポリンに感受性があったとしても，第3世代セファロスポリンを使用しないことを推奨している。この特殊な細菌集団は，以下のように覚えるとよい。

Citrobacter, **M**organella, **P**rovidencia, **S**erratia, **E**nterobacter(シトロバクター，モルガネラ，プロビデンシア，セラチア，エンテロバクター)には，**C**ephalosporins **M**ay **P**rove **S**ub-**E**fficacious(セファロスポリンはあまり効かないと判明するかも)

めた黒死病もその1つである。ペストの地域的な流行は，今日まで持続的に比較的まれながら報告されているが，ペスト菌という病原体に関する最近の懸念は，バイオテロリズムへの利用の可能性である。第1選択薬としては，**ストレプトマイシン**または**ゲンタマイシン**が挙げられる(表11-1)。**ドキシサイクリン**も有効である。

問題

1. 腸内細菌科の細菌は，＿＿＿感染と＿＿＿感染の両方の原因となる。
2. 大腸菌による市中尿路感染症と下痢は，＿＿＿や＿＿＿で治療すると，成功することが多い。
3. 基質拡張型βラクタマーゼは，＿＿＿(菌)や＿＿＿属から最もよく産生される。
4. 基質拡張型βラクタマーゼは，＿＿＿と，時に＿＿＿を例外として，すべてのβラクタム薬に耐性となる。

5. 大量のAmpC βラクタマーゼが産生されると，［　　］（そしてたぶんセフェピム）以外のβラクタム薬に耐性となる。
6. 敗血症のような重症感染症では，［　　］は，腸内細菌科の細菌を治療する標準的な抗菌薬と併用されることが多い。
7. *Salmonella enterica*と赤痢菌属は，［　　］の原因となる。これらの細菌の治療には，［　　］や［　　］，［　　］を選択する。

文献

Bajaj P, Singh NS, Virdi JS. *Escherichia coli* β-lactamases: what really matters. *Front Microbiol*. 2016;7:417. doi:10.3389/fmicb.2016.00417.

Bush K. The ABCD's of β-lactamase nomenclature. *J Infect Chemother*. 2013;19:549–559.

Nataro JP, Kaper JB. Diarrheagenic *Escherichia coli*. *Clin Microbiol Rev*. 1998;11:142–201.

O'Hara CM, Brenner FW, Miller JM. Classification, identification, and clinical significance of *Proteus*, *Providencia*, and *Morganella*. *Clin Microbiol Rev*. 2000;13:534–546.

Podschun R, Ullmann U. *Klebsiella* spp. as nosocomial pathogens: epidemiology, taxonomy, typing methods, and pathogenicity factors. *Clin Microbiol Rev*. 1998;11:589–603.

Sanders WE Jr, Sanders CC. *Enterobacter* spp.: pathogens poised to flourish at the turn of the century. *Clin Microbiol Rev*. 1997;10:220–241.

Suárez CJ, Lolans K, Villegas MV, et al. Mechanisms of resistance to beta-lactams in some common Gram-negative bacteria causing nosocomial infections. *Expert Rev Anti Infect Ther*. 2005;3:915–922.

緑膿菌(*Pseudomonas aeruginosa*)

シュードモナス属は，環境中から多く検出されるグラム陰性桿菌である。これらのうちのいくつかは，時に易感染宿主に重症感染症を引き起こす。これまでのところ，臨床的に最も重要な日和見病原体は，緑膿菌(*Pseudomonas aeruginosa*)である。緑膿菌は，特に肺炎，尿路感染症，創部感染などの院内感染の頻度の高い原因菌である(**図11-2**)。さらに，嚢胞性線維症の多くの患者では，成人に達するまでに緑膿菌による慢性気道感染症が起こる。

緑膿菌感染症の治療は，その多様な耐性メカニズムのために困難となる(**図11-3**)。緑膿菌は，高度選択性のポーリン(孔)を備えた比較的非透過性の外膜をもち，多様な排出ポンプを産生し，染色体に誘導型βラクタマーゼの遺伝情報をもっている。これらの理由から，アミノペニシリン，マクロライド系抗菌薬，大部分のセファロスポリンが，緑膿菌に無効である。それでも，治療の選択肢はいくつか残されている(**表11-2**)。広域スペクトラムペニシリンの**ピペラシリン**は外膜を通過できるが，移行率は比較的低い。したがって，この薬剤は高用量で投与しなければならない。ある種の第3世代セファロスポリン(例：**セフタジジム**)，第4世代セファロスポリン(例：**セフェピム**)，βラクタマーゼ阻害薬配合セファロスポリン(**セフトロザン・タゾバクタム**)，モノバクタム系抗菌薬(例：**アズトレオナム**)，カルバペネム系抗菌薬(例：**イミペネム**，**メロペネム**，**ドリペネム**)，キノロン系抗菌薬(例：**シプロフロキサシン**，**レボフロキサシン**)，アミノグリコシド系抗菌薬(例：**ゲンタマイシン**，**トブラマイシン**，**アミカシン**)は，緑膿菌に有効である。しかし，同じ系統のすべての薬剤が，緑膿菌に対し，同等に有効なわけではない。たとえば，ピペラシリンは，ticarcillinよりも有効であり，シプロフ

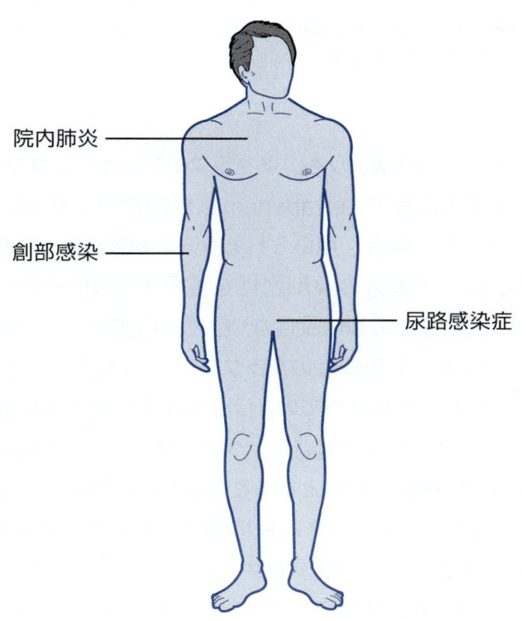

図11-2 緑膿菌(*Pseudomonas aeruginosa*)の感染部位

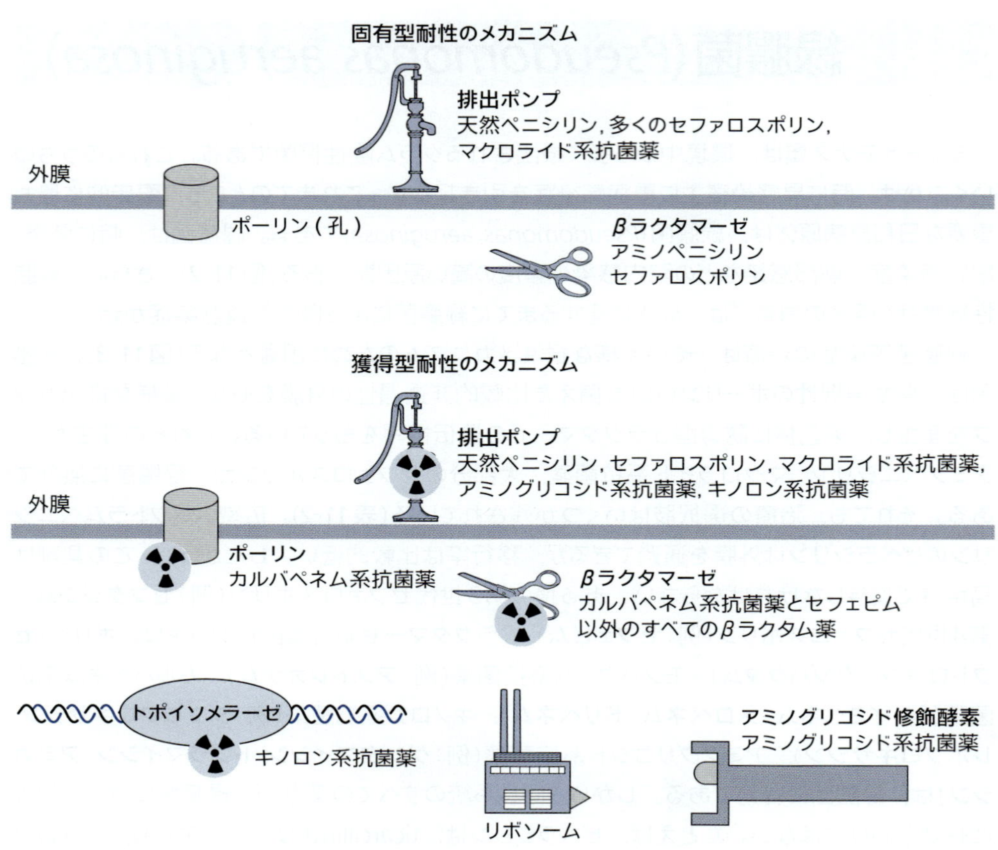

図11-3 **緑膿菌の固有型耐性と獲得型耐性のメカニズム** すべての緑膿菌が固有型耐性メカニズムをもつ。突然変異が起きたり外因性遺伝物質を獲得したりすると，緑膿菌は，固有型耐性メカニズムや新しい耐性因子を増強させて，さらに他の抗菌薬にも耐性となる。図中の放射能記号は，そのタンパク質の産生を変化させるような突然変異が起きたことを示す。

ロキサシンは他のキノロン系抗菌薬よりも，トブラマイシンはゲンタマイシンよりも有効である。カルバペネム系抗菌薬のなかで，ertapenemは緑膿菌感染に用いてはならない。**コリスチン**は他の抗菌薬に耐性がある場合，用いられるケースが多くなってきている。

残念なことに，緑膿菌は，大部分の薬剤耐性を獲得するのに特に長けている。このため，どの薬剤に対しても常に感受性がある保証はない。獲得型耐性は，さまざまなメカニズムで起こる（図11-3）。変異の結果，染色体性のβラクタマーゼの過剰産生を引き起こし，カルバペネム系抗菌薬とセフェピム以外のすべてのβラクタム薬に耐性となることもある。同様に，変異の結果，排出ポンプの過剰発現が起こり，ペニシリン，セファロスポリン，アミノグリコシド系抗菌薬，キノロン系抗菌薬に耐性となることもある。外膜ポーリンの1つをエンコードする遺伝子に変異が起こると，カルバペネム系抗菌薬の移行を阻止する可能性がある。トポイソメラーゼをエンコードする遺伝子の変異はキノロン耐性となる可能性がある。アミノグリコシド耐性は，アミノグリコシド自体をアセチル化またはアデニル化して，リボソームへの結合を阻害する物質をエンコードした遺伝子を獲得することによって起こる。

表11-2 緑膿菌による感染症の治療に用いる抗菌薬

抗菌薬の分類	抗菌薬
広域スペクトラムペニシリン	ピペラシリン
第3世代セファロスポリン	セフタジジム
第4世代セファロスポリン	セフェピム
βラクタマーゼ阻害薬配合セファロスポリン	ceftolozane-tazobactam
カルバペネム系抗菌薬	イミペネム，メロペネム，ドリペネム
モノバクタム系抗菌薬	アズトレオナム
キノロン系抗菌薬	シプロフロキサシン，レボフロキサシン
アミノグリコシド系抗菌薬	ゲンタマイシン，トブラマイシン，アミカシン
コリスチン	

固有型耐性または獲得型耐性の結果，緑膿菌は高頻度に1つ以上の抗菌薬に耐性であることが多い。たとえば，最近の調査では，15～25％の株が，ピペラシリン耐性，20～30％がセフタジジム耐性，40～45％がアズトレオナム耐性である*。したがって，どの抗菌薬も緑膿菌に対しては常に有効であるとはいえず，治療に際しては，個々の菌株の薬剤感受性試験の結果によって適切な薬剤を選択しなければならない。

さらにやっかいなことに，緑膿菌による感染症に対する適切な治療中**にも**耐性が発現することがあり，このような場合，治療に失敗するのは明白である。そのため，重篤な緑膿菌感染治療は難しい。

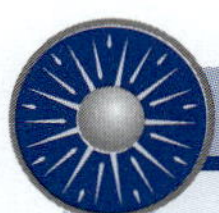

パール

タゾバクタムは，緑膿菌のよくみるβラクタマーゼに対しては有効でない。したがって，ピペラシリンに耐性の緑膿菌は通常，タゾバクタム・ピペラシリンあるいはタゾバクタム・セフトロザンにも耐性である。

Acar JF, Goldstein FW, Kitzis MD. Susceptibility survey of piperacillin alone and in the presence of tazobactam. *J Antimicrob Chemoth.* 1993 ; 31(suppl A) : 23–28.

* **訳注：**緑膿菌に限らず，院内感染で問題となるグラム陰性桿菌の薬剤感受性率は，国，地域，病院，病棟によって大きく異なる。ある薬剤が，その時期に，どのくらいの確率で狙った菌に有効であるかという疫学情報（アンチバイオグラム）は，院内感染症と闘ううえで必須の情報であるが，日本の多くの医療機関はこのような情報をもっていない。日本では，カルバペネムの使用量が特に多いため，カルバペネム耐性緑膿菌の分離頻度は多い傾向にある。

問題

8. よく使用される抗緑膿菌作用をもつ第3，第4世代セファロスポリンには，______ や ______ がある。

9. ticarcillinよりも ______ のほうが，緑膿菌に対して有効である。

10. 緑膿菌は比較的耐性を生じやすく，すべての緑膿菌株に有効だと予測できる抗菌薬レジメンは ______ 。

11. キノロンでは，______ と ______ が抗緑膿菌活性をもつ。

文献

Cunha BA. *Pseudomonas aeruginosa*: resistance and therapy. *Semin Respir Infect*. 2002;17:231–239.

El Zowalaty ME, Al Thani AA, Webster TJ, et al. *Pseudomonas aeruginosa*: arsenal of resistance mechanisms, decades of changing resistance profiles, and future antimicrobial therapies. *Future Microbiol*. 2015;10:1683–1706.

Hauser AR, Sriram P. Severe *Pseudomonas aeruginosa* infections. Tackling the conundrum of drug resistance. *Postgrad Med*. 2005;117:41–48.

Moore LS, Cunningham J, Donaldson H. A clinical approach to managing *Pseudomonas aeruginosa* infections. *Br J Hosp Med (Lond)*. 2016;77:C50–C54.

ナイセリア(*Neisseria*)属

ナイセリア(*Neisseria*)属には，日常的に遭遇し，臨床的にも重要な菌種として，髄膜炎菌(*N. meningitidis*)と淋菌(*N. gonorrhoeae*)の2つがある。髄膜炎菌は，髄膜炎と敗血症の原因として非常に恐れられている(**図11-4**)。感染は著しく速く進行し，若い健常人でも死に至らしめる。淋菌は，性感染症の淋病の原因菌である。淋菌の感染は通常，子宮頸管炎，尿道炎，骨盤内炎症性疾患のような限局性の症状をきたす。しかし，淋菌は血流を介して関節や皮膚へ波及し，播種性淋菌症を生じさせる可能性がある。

耐性は増えつつあるが，髄膜炎菌は通常，**ペニシリン**に感受性である(**表11-3**)。そのため，**セフトリアキソン**や**セフォタキシム**のような第3世代セファロスポリンは感受性試験の結果が出る前の選択薬だ。このような訳で，**クロラムフェニコール**は，βラクタム薬が使用できない患者に対する代替薬である。髄膜炎菌による髄膜炎と敗血症は，発症から急速に死に至る可能性があるため，患者と密な接触をした者には予防的抗菌療法を行う。予防目的で投与される薬剤には，**シプロフロキサシン**，**リファンピシン**，**セフトリアキソン**がある。

淋菌によって起こる感染症も，以前はペニシリンで常に治療したものである。しかし，徐々に耐性株が出現し，大部分の淋病ではペニシリンが無効となってしまった。淋菌の耐性メカニズムとしては，βラクタマーゼをエンコードしたプラスミドの獲得や，遺伝子変異による排出ポンプの過剰発現やポーリンの薬剤移行性の低下，ペニシリン結合タンパクの修飾が起こることが知られている。淋菌はフルオロキノロンやテトラサイクリンのようなその他の抗菌薬

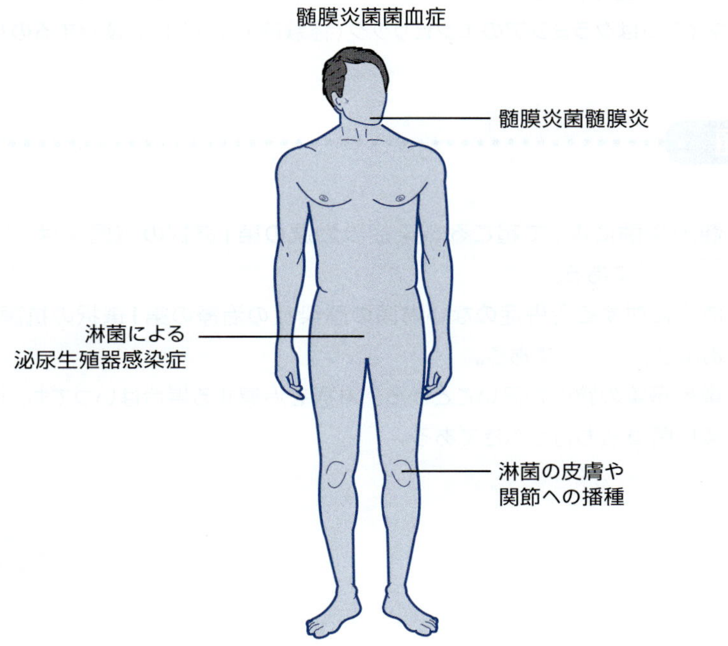

図11-4　ナイセリア(*Neisseria*)属の感染部位

表11-3 髄膜炎菌による感染症の治療に用いる抗菌薬

抗菌薬の分類	抗菌薬
天然ペニシリン	ペニシリンG
第3世代セファロスポリン	セフトリアキソン，セフォタキシム
曝露後予防	
キノロン系抗菌薬	シプロフロキサシン
リファマイシン系抗菌薬	リファンピシン
第3世代セファロスポリン	セフトリアキソン

表11-4 淋菌による感染症の治療に用いる抗菌薬

抗菌薬の分類	抗菌薬
第3世代セファロスポリン＋マクロライド系抗菌薬	セフトリアキソン＋アジスロマインシ

にも耐性を獲得した。その結果，第3世代のセファロスポリン(例：セフトリアキソン)とマクロライド(アジスロマイシン)だけがこの菌に効果的なことが多いのだ。残念ながら，淋菌はゆっくりと，こうした抗菌薬にも耐性になりつつある。したがって，成人の合併症のない淋病に対する現時点での推奨薬は，増量**セフトリアキソン**(250 mg筋注)を**アジスロマイシン**とともに投与することである(**表11-4**)。淋病はクラミジア・トラコマティス(*Chlamydia trachomatis*)との重複感染によってしばしば複雑化することを知っておくべきである。よって，アジスロマイシンはクラミジアのエンピリック(経験的)治療として機能するのだ。

問題

12. 髄膜炎菌によって起こる感染症の治療の第1選択の抗菌薬は，［　　　］または［　　　］である。

13. 成人に対する合併症のない淋菌の感染症の治療の第1選択の抗菌薬は，［　　　］および［　　　］である。

14. 重複感染の頻度が高いことから，淋病を治療する場合はいつでも，［　　　］に対する抗菌療法も行うべきである。

文献

Lyss SB, Kamb ML, Peterman TA, et al; for Project RESPECT Study Group. *Chlamydia trachomatis* among patients infected with and treated for *Neisseria gonorrhoeae* in sexually transmitted disease clinics in the United States. *Ann Intern Med*. 2003;139:178–185.

Tunkel AR, Hartman BJ, Kaplan SL, et al. Practice guidelines for the management of bacterial meningitis. *Clin Infect Dis*. 2004;39:1267–1284.

Workowski KA, Berman SM, Douglas JM Jr. Emerging antimicrobial resistance in *Neisseria gonorrhoeae*: urgent need to strengthen prevention strategies. *Ann Intern Med*. 2008;148:606–613.

Workowski KA, Bolan GA; for Centers for Disease Control and Prevention. Sexually transmitted diseases treatment guidelines, 2015. *MMWR Recomm Rep*. 2015;64:1–137.

らせん状グラム陰性菌

カンピロバクター・ジェジュニ(*Campylobacter jejuni*), ピロリ菌(*Helicobacter pylori*), コレラ菌(*Vibrio cholerae*)はすべて, らせん状グラム陰性桿菌という形態学的な類似性がある。さらに, これらの細菌はすべて, ヒトの胃や腸管に感染する。しかし, 症状や治療に選択される抗菌薬は異なっている。

カンピロバクター・ジュジュニ(*Campylobacter jejuni*)

*C. jejuni*は, 細菌性胃腸炎の原因菌として世界中で最もよくみるものの1つである。この細菌は, 多くの野生動物やペットに定着しており, 汚染された食物や水を摂取することによってヒトに感染する。臨床症状としては, 下痢, 発熱, 腹痛が認められる(**図11-5**)。

抗菌薬投与は, *C. jejuni*に感染した患者のごく一部だけに適応がある。高熱, 血性または多量の下痢, 症状の長期化, 免疫不全などを伴う患者がその適応である。マクロライド系抗菌薬(**エリスロマイシン**, **アジスロマイシン**, **クラリスロマイシン**)やキノロン系抗菌薬(**シプロフロキサシン**, **レボフロキサシン**)による治療が好まれるが, キノロン系抗菌薬耐性は増加傾向にある。代替薬としては, テトラサイクリン系抗菌薬(**テトラサイクリン**, **ドキシサイクリン**), アミノグリコシド系抗菌薬(**ゲンタマイシン**, **トブラマイシン**, **アミカシン**), **アモキシシリン・クラブラン酸**, **クロラムフェニコール**などがある(表11-5)。

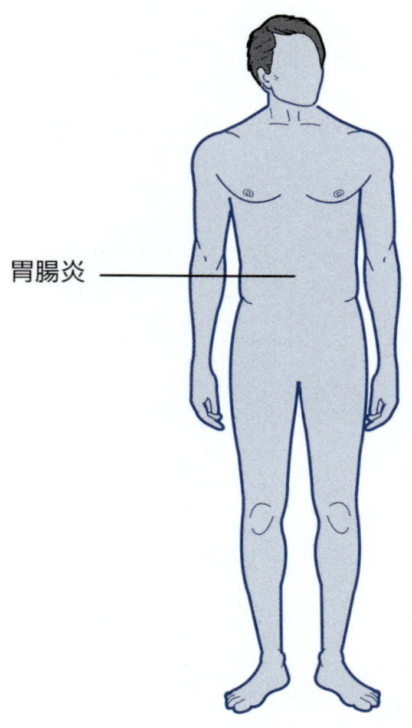

図11-5 カンピロバクター・ジェジュニ(*Campylobacter jejuni*)の感染部位

表11-5　カンピロバクター・ジェジュニ(*Campylobacter jejuni*)による感染症の治療に用いる抗菌薬

抗菌薬の分類	抗菌薬
第1選択薬	
マクロライド系抗菌薬	エリスロマイシン，アジスロマイシン，クラリスロマイシン
キノロン系抗菌薬	シプロフロキサシン，レボフロキサシン
代替薬	
テトラサイクリン系抗菌薬	テトラサイクリン，ドキシサイクリン
アミノグリコシド系抗菌薬	ゲンタマイシン，トブラマイシン，アミカシン
βラクタマーゼ阻害薬配合アミノペニシリン	アモキシシリン・クラブラン酸
クロラムフェニコール	

ピロリ菌(*Helicobacter pylori*)

消化性潰瘍におけるピロリ菌の関与の発見は，医学において，それまでの常識を最も大きく覆した発見の1つである*。以前，原因不明であったこの疾患は，実は感染症が原因であったのである。ピロリ菌はヒトの胃に生息しており，消化性潰瘍になりやすくする炎症に関与している(図11-6)。抗菌療法なしでは，感染は年単位で持続する傾向にあり，一生続くことが多い。

ピロリ菌は, *in vitro*では，いくつかの抗菌薬に感受性である。これらには, **アモキシシリン**, **クラリスロマイシン**, **メトロニダゾール**, **テトラサイクリン**が含まれる(**表11-6**)。さらに，米国では，Pepto-Bismolとしてよく知られる**bismuth subsalicylate**も，ピロリ菌に有効である。この製剤のビスマス成分が，ピロリ菌の細胞壁を不完全なものとする。これらの薬剤に対する*in vitro*の感受性は良好であるにもかかわらず，抗菌療法でピロリ菌を根絶するのは比較的難しい。いくつかの要因がこの扱いにくさに関与している。まず，ピロリ菌は，抗菌薬に耐性を生じやすく，慢性感染を引き起こしかねないという習性を考えると，これはやっかいなことである。慢性的に胃内に生息しているピロリ菌は，宿主が抗菌薬を経口摂取するたびに抗菌薬に曝露されており，抗菌薬に曝露されるたびに耐性化のリスクが増す。さらに，胃内の酸性環境がある種の抗菌薬の有効性を阻害し，治療中にもかかわらずピロリ菌が長期間生き残り，さらなる耐性化につながる。したがって，分離株の20～40%がメトロニダゾール耐性で，10%がクラリスロマイシン耐性であることは驚くに値しない。メトロニダゾール耐性が生じるのは，ニトロレダクターゼ遺伝子の変異の結果，メトロニダゾールが活性型になるのを阻害するタンパク質が産生されるからである。50Sリボソームの構成因子をエンコードする1つの遺伝子変異は，クラリスロマイシンがリボソームに結合するのを阻害する。

＊ **訳注：**オーストラリアのBarry MarshallとRobin Warrenは，「ピロリ菌の発見および胃炎や胃潰瘍におけるピロリ菌の役割」で2005年のノーベル医学生理学賞を受賞している。

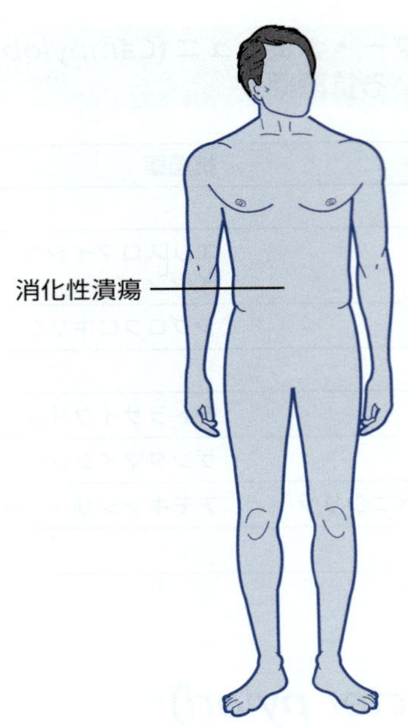

図11-6 ピロリ菌(*Helicobacter pylori*)の感染部位

これらの理由から，単独の抗菌薬で治療した場合の菌消失率はきわめて低い。

耐性化を防ぐため，ピロリ菌に対する治療は併用療法で行われる(表11-6)。どの併用療法も，少なくとも2剤の抗菌薬と制酸薬との併用から成る。制酸薬の投与は，ある種の抗菌薬にとっては，胃のpHを上昇させ，適切な活性を得るために必要であるし，また進行中の胃酸による組織傷害を食い止めてくれるかもしれない。

表11-6 ピロリ菌(*Helicobacter pylori*)による感染症の治療に用いる抗菌薬

抗菌薬の分類	抗菌薬
有効	
アミノペニシリン	アモキシシリン
マクロライド系抗菌薬	クラリスロマイシン
メトロニダゾール	
テトラサイクリン系抗菌薬	テトラサイクリン
bismuth subsalicylate	
推奨される治療法	
アモキシシリン＋クラリスロマイシン＋プロトンポンプ阻害薬	
メトロニダゾール＋クラリスロマイシン＋プロトンポンプ阻害薬	
bismuth subsalicylate＋メトロニダゾール＋テトラサイクリン＋プロトンポンプ阻害薬	

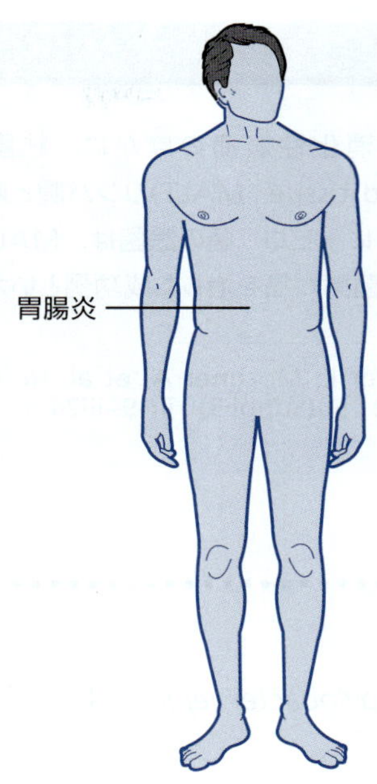

図 11-7　コレラ菌(*Vibrio cholerae*)の感染部位

コレラ菌(*Vibrio cholerae*)

コレラ菌は，コレラという下痢症の汎発流行を引き起こす。コレラは，昔も今も世界的な問題である。コレラ患者はおびただしい量の水様性下痢を起こすことが多く，数時間で脱水から死に至るリスクがある(**図 11-7**)。抗菌薬は，コレラ患者において，便量を少なくしたり下痢の期間を短くしたりするのに重要な役割を果たしている。以前は，**テトラサイクリン**や**ドキシサイクリン**がコレラの第1選択薬であったが，耐性化が深刻になってきている。複数の抗菌薬に耐性化する決定因子を共発現するプラスミドを獲得した場合，この耐性化が起こる。その他の有効な抗菌薬には，キノロン系抗菌薬(例：**シプロフロキサシン**)またはマクロライド系抗菌薬(例：**エリスロマイシン**，**アジスロマイシン**)などがある(**表 11-7**)。

表 11-7　コレラ菌(*Vibrio cholerae*)による感染症の治療に用いる抗菌薬

抗菌薬の分類	抗菌薬
有効	
テトラサイクリン系抗菌薬	テトラサイクリン，ドキシサイクリン
キノロン系抗菌薬	シプロフロキサシン
マクロライド系抗菌薬	エリスロマイシン，アジスロマイシン

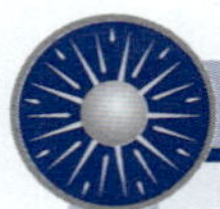

パール

ピロリ菌の感染は，消化性潰瘍のほかに，粘膜関連リンパ組織(mucosa-associated lymphoid tissue：MALT)リンパ腫と呼ばれる胃の悪性腫瘍と関連がある。興味深いことに，ピロリ菌の除菌は，MALTリンパ腫の長期寛解に関係している。これは，抗菌薬が癌を治した成功例といえるのではないだろうか！

Stolte M, Bayerdörffer E, Morgner A, et al. *Helicobacter* and gastric MALT lymphoma. *Gut*. 2002；50(Suppl 3)：iii19–iii24.

問題

15. 健常人に発症した*Campylobacter jejuni*による合併症のない下痢に対しては，抗菌薬を投与すべきで ＿＿＿ 。

16. *C. jejuni*感染症に対する第1選択薬には，＿＿＿ や ＿＿＿ がある。

17. ピロリ菌は抗菌薬に対し耐性化しやすいため，治療に際しては ＿＿＿ 療法が推奨される。

18. ピロリ菌の感染症に対する治療は，以下の2つ：＿＿＿ 薬の投与と ＿＿＿ 薬の投与である。

19. 伝統的に，＿＿＿ と ＿＿＿ は，コレラに対する第1選択の抗菌薬である。しかし今日，これらの薬剤に対する耐性化がますます一般的になりつつある。

20. コレラの治療に選択可能なその他の抗菌薬には，＿＿＿ や，＿＿＿ ，＿＿＿ がある。

文献

Bhattacharya SK. An evaluation of current cholera treatment. *Expert Opin Pharmacother*. 2003;4: 141–146.

Chey WD, Leontiadis GI, Howden CW, et al. ACG clinical guideline: treatment of *Helicobacter pylori* infection. *Am J Gastroenterol*. 2017;112:212–239.

Guerrant RL, Van Gilder T, Steiner TS, et al. Practice guidelines for the management of infectious diarrhea. *Clin Infect Dis*. 2001;32:331–351.

Lariviere LA, Gaudreau CL, Turgeon FF. Susceptibility of clinical isolates of *Campylobacter jejuni* to twenty-five antimicrobial agents. *J Antimicrob Chemother*. 1986;18:681–685.

Shiota S, Reddy R, Alsarraj A, et al. Antibiotic resistance of *Helicobacter pylori* among male United States veterans. *Clin Gastroenterol Hepatol*. 2015;13:1616–1624.

Yamamoto T, Nair GB, Albert MJ, et al. Survey of in vitro susceptibilities of *Vibrio cholerae* O1 and O139 to antimicrobial agents. *Antimicrob Agents Chemother*. 1995;39:241–244.

その他のグラム陰性菌

その他多くのグラム陰性菌がヒト感染の原因にもなっている。ここでは，そのうち4つを論じる。インフルエンザ菌(*Haemophilus influenzae*)，百日咳菌(*Bordetella pertussis*)，モラクセラ・カタラーリス(*Moraxella catarrhalis*)，そしてアシネトバクター(*Acinetobacter*)属，である。

インフルエンザ菌(*Haemophilus influenzae*)

インフルエンザ菌はグラム陰性小多形性菌(さまざまな形態をとる)であり，生命を脅かすような感染症にも軽症感染症にも関連する。インフルエンザ菌は，中耳炎や副鼻腔炎，市中肺炎，結膜炎，髄膜炎，喉頭蓋炎，化膿性関節炎を引き起こす(**図11-8**)。b型莢膜をもつインフルエンザ菌株は，特に病原性が強く，歴史的にも髄膜炎のような侵襲性感染症の主な原因である。しかし，b型莢膜多糖体タンパク結合ワクチンの普及により，このような侵襲性感染症は一般的ではなくなった[*1]。

インフルエンザ菌による感染症の治療には，長い間，常にアンピシリンやアモキシシリン

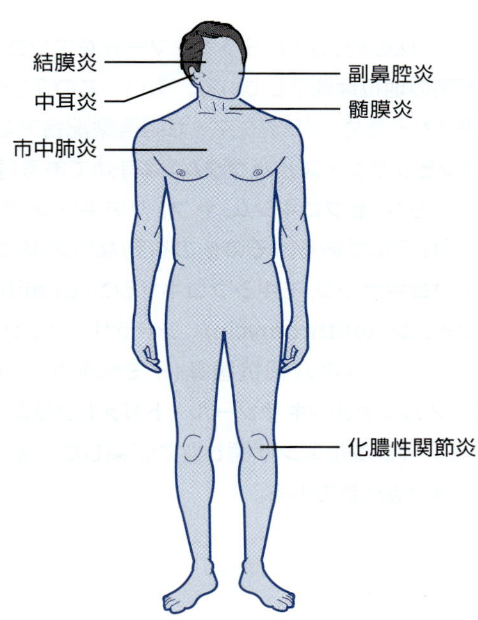

図11-8　**インフルエンザ菌(*Haemophilus influenzae*)の感染部位**

＊1 **訳注：** 日本では，2007年1月26日に，Hib莢膜多糖体タンパク結合ワクチンが厚生労働省より承認され，2010年の補正予算で一部，公費負担で接種できることになった。しかし，日本は先進国のなかで，おそらく唯一インフルエンザ菌b型による侵襲性感染症がいまだまれとはいえない国である。特に，小児における髄膜炎の問題は深刻である。

表11-8 インフルエンザ菌(*Haemophilus influenzae*)による感染症の治療に用いる抗菌薬

抗菌薬の分類	抗菌薬
第1選択薬	
βラクタマーゼ阻害薬配合アミノペニシリン	アモキシシリン・クラブラン酸，アンピシリン・スルバクタム
第2世代セファロスポリン	セフロキシム
第3世代セファロスポリン	セフトリアキソン，セフォタキシム
同等に有効	
テトラサイクリン系抗菌薬	テトラサイクリン，ドキシサイクリン
マクロライドおよび関連する抗菌薬	アジスロマイシン，telithromycin
キノロン系抗菌薬	シプロフロキサシン，レボフロキサシン，モキシフロキサシン，gemifloxacin
カルバペネム系抗菌薬	イミペネム，メロペネム，ドリペネム，ertapenem
時に有効	
サルファ剤	スルファメトキサゾール・トリメトプリム(ST合剤)
血清型Bの曝露後予防	
リファマイシン系抗菌薬	リファンピシン

が選択されてきたが，今日，株の約30%がβラクタマーゼをエンコードするプラスミドを獲得しており[*2]，これらの薬剤の地位は低下している。幸い，このβラクタマーゼは，クラブラン酸やスルバクタムで阻害されるため，βラクタマーゼ阻害薬配合アミノペニシリン(**アモキシシリン・クラブラン酸**，**アンピシリン・スルバクタム**)は有効である(**表11-8**)。同様に，第2世代や第3世代セファロスポリン(**セフロキシム**，**セフトリアキソン**，**セフォタキシム**)は，このβラクタマーゼの存在下でも安定である。その他の有効な抗菌薬には，キノロン系抗菌薬(**シプロフロキサシン**，**レボフロキサシン**，**モキシフロキサシン**，gemifloxacin)，マクロライド類似の抗菌薬(**アジスロマイシン**，telithromycin)，テトラサイクリン系抗菌薬(**テトラサイクリン**，**ドキシサイクリン**)，カルバペネム系抗菌薬(**イミペネム**，**メロペネム**，**ドリペネム**，ertapenem)などがある。**スルファメトキサゾール・トリメトプリム(ST合剤)**も有効であるが，耐性化が進行している。インフルエンザ菌b型に感染した患者と密に接触した者は，**リファンピシン**の予防投与を受けるべきである。

＊2 **訳注：**インフルエンザ菌の耐性化は，日本でも大きな問題である。しかし，耐性メカニズムは米国と異なり，βラクタマーゼ産生株ではまれて，βラクタマーゼ非産生アンピシリン耐性インフルエンザ菌(β-lactamase nonproducing ampicillin resistant *H. influenzae*：BLNAR)が非常に多い。耐性メカニズムは，ペニシリン結合タンパク遺伝子の変異である。市中髄膜炎の患者でBLNARを日常的に想定しなければならないのは日本特異の事情であり，それゆえ，BLNARが想定される場合のエンピリック(経験的)治療や確定診断された場合の最適な治療に関しては未解決の問題である。

百日咳菌(*Bordetella pertussis*)

百日咳菌は小球桿菌であり，百日咳を引き起こす(**図11-9**)。連続する短く速い咳の後に，喘いで，「ぜいぜいする」というのが，小児における典型的な百日咳の症状である。伝統的に小児の疾患と考えられがちであるが，成人の数週間以上持続する咳の頻度の高い原因疾患として，近年，再認識されつつある。

百日咳の抗菌療法に関しては議論の余地がある。しかし，通常は罹患期間を短縮し，疾患の伝播を制限する可能性があるとの理由で，病初期での抗菌療法が推奨される。マクロライド系抗菌薬(**アジスロマイシン**，**クラリスロマイシン**，**エリスロマイシン**)は，*in vitro*の活性や臨床試験の結果に基づき，小児でも成人でも第1選択薬である(**表11-9**)。その他の有効な抗菌薬には，キノロン系抗菌薬(**シプロフロキサシン**，**レボフロキサシン**，**モキシフロキサシン**)，**telithromycin**，**ST合剤**，テトラサイクリン系抗菌薬(**テトラサイクリン**，**ドキシサイクリン**)などがある。百日咳患者に密に接触した場合には，曝露後予防として，マクロライド投与を考慮すべきである。

モラクセラ・カタラーリス(*Moraxella catarrhalis*)

*M. catarrhalis*はグラム陰性双球菌であり，一般に，中耳炎，肺炎，副鼻腔炎を引き起こす(**図11-10**)。ほとんどすべての株がβラクタマーゼを産生し，アモキシシリンやアンピシリン耐性である。*M. catarrhalis*にいくらか効果のある抗菌薬には，広域スペクトラムペニシリン(**ピペラシリン**)，βラクタマーゼ阻害薬配合βラクタム薬(**アモキシシリン・クラブラン酸**，

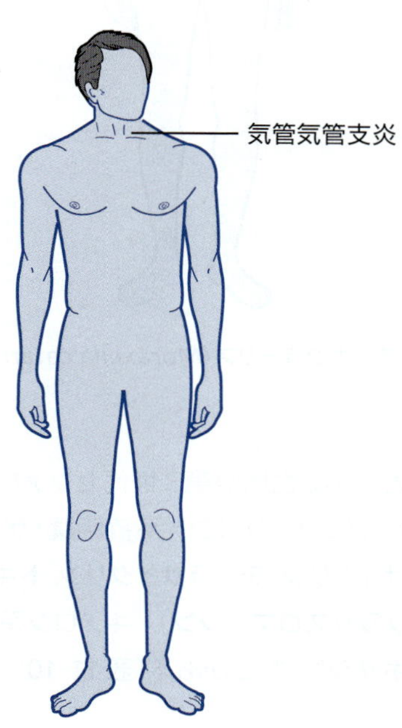

図11-9　**百日咳菌(*Bordetella pertussis*)の感染部位**

表11-9 百日咳菌(*Bordetella pertussis*)による感染症の治療に用いる抗菌薬

抗菌薬の分類	抗菌薬
第1選択薬	
マクロライド系抗菌薬	アジスロマイシン，クラリスロマイシン，エリスロマイシン
その他の有効な薬剤	
サルファ剤	ST合剤
キノロン系抗菌薬[a]	シプロフロキサシン，レボフロキサシン，モキシフロキサシン
テトラサイクリン系抗菌薬[a]	テトラサイクリン，ドキシサイクリン
マクロライド類似の抗菌薬	telithromycin
曝露後予防	
マクロライド系抗菌薬	アジスロマイシン，クラリスロマイシン，エリスロマイシン

a キノロン系抗菌薬とテトラサイクリン系抗菌薬は，小児と妊婦には禁忌である。

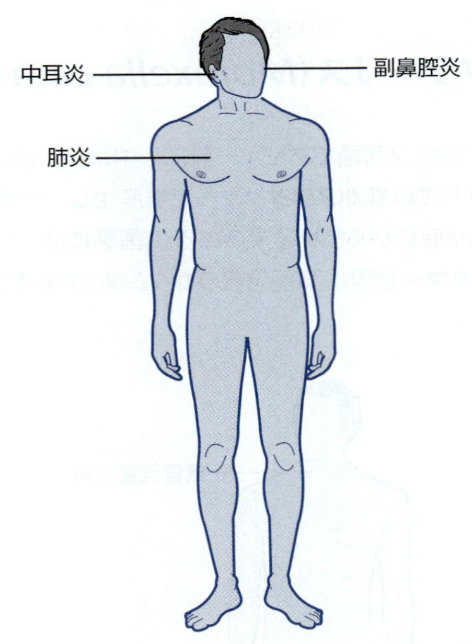

図11-10 モラクセラ・カタラーリス(*Moraxella catarrhalis*)の感染部位

アンピシリン・スルバクタム)と，第2世代や第3世代セファロスポリン(**セフロキシム**, **セフトリアキソン**, **セフォタキシム**)，アミノグリコシド系抗菌薬(**ゲンタマイシン**, **トブラマイシン**, **アミカシン**), **ST合剤**，テトラサイクリン(**テトラサイクリン**, **ドキシサイクリン**)，マクロライド系抗菌薬(**アジスロマイシン**, **クラリスロマイシン**)，キノロン系抗菌薬(**シプロフロキサシン**, **レボフロキサシン**, **モキシフロキサシン**)などがある(表11-10)。

表11-10　モラクセラ・カタラーリス(*Moraxella catarrhalis*)による感染症の治療に用いる抗菌薬

抗菌薬の系統	抗菌薬
広域スペクトラムペニシリン	ピペラシリン
βラクタマーゼ阻害薬配合アミノペニシリン	アモキシシリン・クラブラン酸，アンピシリン・スルバクタム
第2世代セファロスポリン	セフロキシム
第3世代セファロスポリン	セフトリアキソン，セフォタキシム
マクロライド系抗菌薬	アジスロマイシン，クラリスロマイシン
アミノグリコシド	ゲンタマイシン，トブラマイシン，アミカシン
サルファ剤	ST合剤
キノロン系抗菌薬	シプロフロキサシン，レボフロキサシン，モキシフロキサシン
テトラサイクリン	テトラサイクリン，ドキシサイクリン

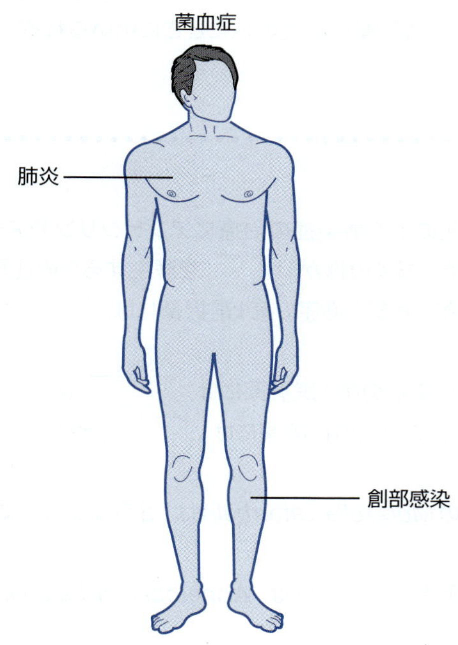

図11-11　アシネトバクター・バウマニー(*Acinetobacter baumannii*)の感染部位

アシネトバクター(*Acinetobacter*)属

アシネトバクター属はグラム陰性桿菌または球桿菌であり，肺炎，菌血症，創部感染など，いくつかの院内感染や市中感染の原因となる(**図11-11**)。その多くが抗菌薬に高度耐性であるため，治療には難渋する。興味深いことに，βラクタマーゼ阻害薬の**スルバクタム**は，ア

表11-11 アシネトバクター属による感染症の治療に用いる抗菌薬

抗菌薬の系統	抗菌薬
βラクタマーゼ阻害薬配合アミノペニシリン	アンピシリン・スルバクタム
カルバペネム系抗菌薬	イミペネム，メロペネム，ドリペネム
リファマイシン系抗菌薬	リファンピシン
アミノグリコシド系抗菌薬	アミカシン
コリスチン	
テトラサイクリン様抗菌薬	チゲサイクリン

シネトバクター属に対して，もともと殺菌効果をもっており，その期待どおり，**アンピシリン・スルバクタム**は，アシネトバクター属による感染症に有効である(**表11-11**)。同様に，カルバペネム系抗菌薬(**イミペネム**，**メロペネム**，**ドリペネム**。が，ertapenemはそうではない)，**リファンピシン**，**アミカシン**も有効である可能性がある。後者2つは通常，他の抗菌薬と併用して用いられる。しかし，これらのいずれの薬剤に対しても耐性化が進行しつつある。**コリスチン**と**チゲサイクリン**は他の抗菌薬に耐性の株にときに用いられる。

問題

21. インフルエンザ菌による感染症の治療にアンピシリンやアモキシシリンを使用することは，今日では，多くの株が［　　］を産生するため注意が必要である。

22. インフルエンザ菌による感染症の第1選択薬には，［　　］か［　　］，［　　］，［　　］がある。

23. 百日咳菌による感染症の第1選択薬には，［　　］や［　　］，［　　］がある。

24. 百日咳菌に有効なその他の抗菌薬には，［　　］や［　　］，［　　］，［　　］がある。

25. ほとんどすべての*Moraxella catarrhalis*は，βラクタム薬に耐性化する［　　］を産生する。

26. βラクタマーゼ阻害薬［　　］は，*Acinetobacter baumannii*に活性をもつ。

文献

Doern GV, Brueggemann AB, Pierce G, et al. Antibiotic resistance among clinical isolates of *Haemophilus influenzae* in the United States in 1994 and 1995 and detection of beta-lactamase-positive strains resistant to amoxicillin-clavulanate: results of a national multicenter surveillance study. *Antimicrob Agents Chemother*. 1997;41:292–297.

Gordon KA, Fusco J, Biedenbach DJ, et al. Antimicrobial susceptibility testing of clinical isolates of *Bordetella pertussis* from northern California: report from the SENTRY Antimicrobial Surveillance Program. *Antimicrob Agents Chemother*. 2001;45:3599–3600.

Hewlett EL, Edwards KM. Clinical practice. Pertussis—not just for kids. *N Engl J Med*. 2005;352: 1215–1222.

Ladhani S, Slack MP, Heath PT, et al; and European Union Invasive Bacterial Infection Surveillance participants. Invasive *Haemophilus influenzae* disease, Europe, 1996-2006. *Emerg Infect Dis*. 2010;16:455–463.

Munoz-Price LS, Weinstein RA. *Acinetobacter* infection. *N Engl J Med*. 2008;358:1271–1281.

Murphy TF, Parameswaran GI. *Moraxella catarrhalis*, a human respiratory tract pathogen. *Clin Infect Dis*. 2009;49:124–131.

Verduin CM, Hol C, Fleer A, et al. *Moraxella catarrhalis*: from emerging to established pathogen. *Clin Microbiol Rev*. 2002;15:125–144.

Vila J, Pachón J. Therapeutic options for *Acinetobacter baumannii* infections. *Expert OpinPharmacother*. 2008;9:587–599.

von König CH. Use of antibiotics in the prevention and treatment of pertussis. *Pediatr Infect Dis J*. 2005;24:S66–S68.

12章 嫌気性菌

「投石器(トレブシェット)は，てこを利用した兵器で，費用がかかり扱いが不便なものであったが，城壁を破るには非常に破壊力があった。重い錘が前方の先端にぶら下げられており，留め金を解放すると，その錘が勢いよく落ち，後方の端から飛び道具を空中に振り飛ばすのであった。……百年戦争中の1345年，捕虜となった1人の伝令が，オベロシュ(Auberoche)城に向かって，この投石器で返還された。」

Philip Warner，"Sieges of the Middle Ages"より

中世の兵士たちが，投石器やその他の破壊兵器を用いて城壁を攻め立てるのとまさに同じように，多くの嫌気性菌は，強力な毒素を産生することで人体を攻撃する。たとえば，クロストリジウム(*Clostridium*)属が産生する何種類かの毒素は，既知の毒素のなかで最も毒性の強いものである。

嫌気性菌は，生理的な酸素濃度の環境では増えることができない。多くの嫌気性菌は，ヒトの口腔内，胃や腸管内，生殖器に常在している。感染は，こういった数多くの嫌気性菌が生息する，臓器の粘膜面が破壊されたときに成立することが多い。バクテロイデス(*Bacteroides*)属，ポルフィロモナス(*Porphyromonas*)属，プレボテーラ(*Prevotella*)属は，このような感染でしばしば遭遇するグラム陰性嫌気性菌である。他の嫌気性菌は周囲の環境に生息しており，偶然人体内に侵入することで感染を引き起こすことがある。破傷風，ボツリヌス中毒，ガス壊疽を起こすクロストリジウム属が，この種の嫌気性菌の例である。この章では，これらの嫌気性菌を，それぞれの菌が起こす感染症に対する効果的な抗菌療法に特に重点をおいて取り上げる。

クロストリジウム(*Clostridium*)属

クロストリジウム(*Clostridium*)属は，グラム陽性の芽胞形成性の嫌気性桿菌である。これらは，人体に，破傷風，ボツリヌス中毒，ガス壊疽といった，よく知られ，恐れられてきた疾患を引き起こす。さらに，この属の一員であるクロストリジウム・ディフィシル(*Clostridium difficile*)＊1は，医原性の消化器感染症の重要な原因である。これらの疾患は全然似ていないが，それが毒素によって起こされているというところに共通点がある。

破傷風菌(*Clostridium tetani*)は，破傷風の原因菌である(**図12-1**)。この疾患は，持続する強直性の筋収縮が特徴的であり，通常，咬筋(「開口障害」)や体幹の筋が侵される。破傷風菌の芽胞が，深い傷から人体内に侵入することで発症する。深い傷に血流の悪い組織があると，そこに嫌気的な環境ができ，そこで芽胞から菌が発芽し，続いて破傷風毒素を産出し始める。この毒素は，神経軸索を通って脳と脊髄に運ばれ，全身性の強直性けいれんと自律神経の機能低下を引き起こす。破傷風の治療は，呼吸器，神経筋に対する集中的な対症療法が主体となる。破傷風毒素を中和する抗毒素が投与されることもある。**メトロニダゾール**と**ペニシリン**が第1選択の抗菌薬であるが，いくつかの報告によると，メトロニダゾールのほうが少し良好な結果が得られるようである(**表12-1**)。

汚染創からの菌の侵入で発症することもあるが，古典的にはボツリヌス中毒はボツリヌス

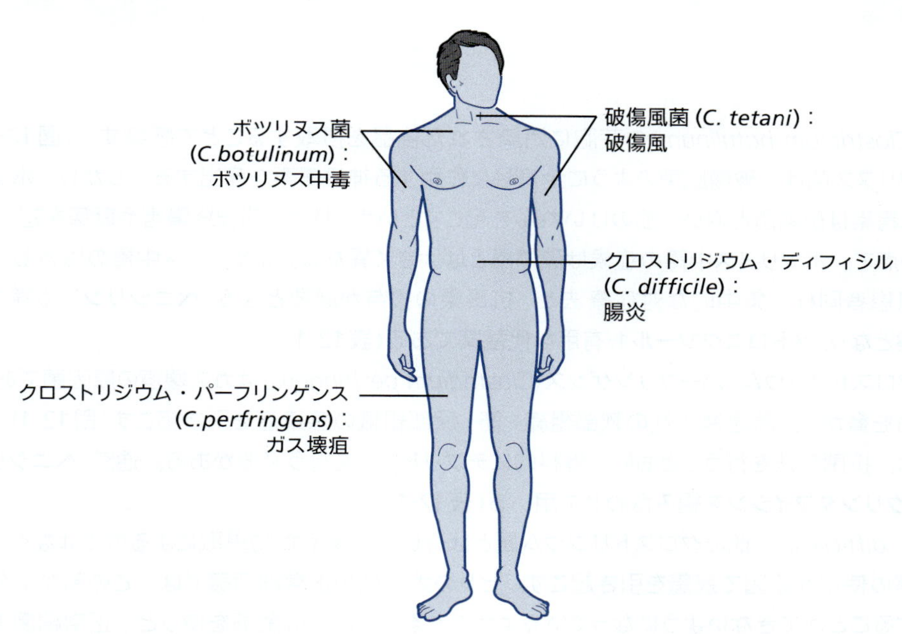

図12-1　**クロストリジウム(*Clostridium*)属の感染部位**

＊1 **訳注：**クロストリジウム・ディフィシル(*Clostridium difficile*)は，クロストリディオイデス・ディフィシル(*Clostridioides difficile*)に名称変更になっている。

表12-1 クロストリジウム(*Clostridium*)属による感染症の治療に用いる抗菌薬

抗菌薬の分類	抗菌薬
第1選択薬	
天然ペニシリン	ペニシリンG[a]
メトロニダゾール	

a 例外：クロストリジウム・ディフィシル(*Clostridium difficile*)による感染症はペニシリンで治療すべきでない。経口バンコマイシンまたはフィダキソマイシンが第1選択薬である。クロストリジウム・パーフリンゲンス(*Clostridium perfringens*)による感染では，クリンダマイシンをペニシリンとともに用いるべきである。

パール

歴史的に，*Clostridium difficile*関連疾患の発症に最も関与する抗菌薬として，クリンダマイシン，アンピシリン，セファロスポリンがあると考えられている。最近の分析によると，第2世代，3世代のセファロスポリンやカルバペネムが*C. difficile*疾患最大のリスクである。

Hensgens MPM, Goorhuis A, Dekkers OM, et al. Time interval of increased risk for *Clostridium difficile* infection after exposure to antibiotics. *J Antimicrob Chemother.* 2012 ; 67 : 742–748.

菌(*Clostridium botulinum*)の芽胞に汚染された食品を摂取することで感染する(図12-1)。ボツリヌス菌は，破傷風菌のように全身性に作用する神経毒素を産出する。しかし，ボツリヌス毒素は破傷風と違い，筋のけいれんを起こすというよりは，脳神経障害や麻痺を起こす。この点で，ボツリヌス中毒の症候は破傷風とは大きく異なる。ボツリヌス中毒の患者も，破傷風患者同様，集中的な対症療法と，抗毒素の投与が必要となる。**ペニシリン**[*2]が第1選択薬となり，**メトロニダゾール**も有用な代替薬である(表12-1)。

クロストリジウム・パーフリンゲンス(*Clostridium perfringens*)はガス壊疽の原因菌であり，生命を脅かす，急速進行性の軟部組織・筋・深部組織の感染症を引き起こす(図12-1)。治療は，抗菌療法を行うとともに，外科的にデブリドマンを行う必要がある。通常，**ペニシリン**と，**クリンダマイシン**を組み合わせて用いる(表12-1)。

*C. difficile*は，他のクロストリジウム属とは違い，外傷や食物摂取によるのではなく，抗菌薬の使用が原因で疾患を引き起こす。ヒトの大腸内の正常細菌叢では，この菌が十分生育することができないようになっているようである。しかし抗菌薬を使うと，正常細菌叢を構成する多くの菌の勢力が抑えられてしまい，*C. difficile*の異常増殖が起きてしまう。この

＊2 **訳注：**ボツリヌス中毒に抗菌薬の効果があるかどうかは異論のあるところで，特に食品摂取後には必要はないだろう。使用するとしても，外傷後のものに限定されると監訳者は感じている。

菌による感染は，ごく少量の下痢から，劇症でかつ命を脅かす偽膜性腸炎まで多岐にわたる(図12-1)。治療は，可能なら原因となる抗菌薬を中止し，抗クロストリジウム活性をもつ抗菌薬を投与することである。たとえば，経口バンコマイシンや経口フィダキソマイシンがある。経口の**バンコマイシン**は腸管からさほど吸収されず，胃や腸管内の濃度が高く保たれる(表12-1)。**フィダキソマイシン**はニッチなマクロシクリックな抗菌薬で，*C. difficile*感染に承認されている。再発率が低い可能性がある。RNAポリメラーゼによる転写を阻害する。

問題

1. クロストリジウム属は，[　　]性の[　　]形成性グラム[　　]桿菌である。
2. 大部分のクロストリジウム属の感染症では，[　　]，[　　]が第1選択の抗菌薬である。
3. *Clostridium difficile*腸炎には通常，経口の[　　]または経口の[　　]が使われる。

文献

Ahmadsyah I, Salim A. Treatment of tetanus: an open study to compare the efficacy of procaine penicillin and metronidazole. *Br Med J (Clin Res Ed)*. 1985;291:648–650.

Alexander CJ, Citron DM, Brazier JS, et al. Identification and antimicrobial resistance patterns of clinical isolates of *Clostridium clostridioforme*, *Clostridium innocuum*, and *Clostridium ramosum* compared with those of clinical isolates of *Clostridium perfringens*. *J Clin Microbiol*. 1995;33:3209–3215.

Bagdasarian N, Rao K, Malani PN. Diagnosis and treatment of *Clostridium difficile* in adults: a systematic review. *JAMA*. 2015;313:398–408.

Cohen SH, Gerding DN, Johnson S, et al. Clinical practice guidelines for *Clostridium difficile* infection in adults: 2010 update by the Society for Healthcare Epidemiology of America (SHEA) and the Infectious Diseases Society of America (IDSA). *Infect Control Hosp Epidemiol*. 2010;31:431–455.

Darke SG, King AM, Slack WK. Gas gangrene and related infection: classification, clinical features and aetiology, management and mortality. A report of 88 cases. *Br J Surg*. 1977;64:104–112.

Sobel J. Botulism. *Clin Infect Dis*. 2005;41:1167–1173.

Stevens DL, Bisno AL, Chambers HF, et al. Practice guidelines for the diagnosis and management of skin and soft tissue infections: 2014 update by the Infectious Diseases Society of America. *Clin Infect Dis*. 2014;59:e10–e52.

嫌気性グラム陰性桿菌

ヒトの口腔内，胃や腸管内，腟には，バクテロイデス(*Bacteroides*)属〔バクテロイデス・フラギリス(*Bacteroides fragilis*)種が最も重要である〕，プレボテーラ(*Prevotella*)属，ポルフィロモナス(*Porphyromonas*)属といった嫌気性グラム陰性桿菌のいくつかが高濃度で生息している。ある状況が揃うと，これらの菌は，歯周病，胸膜炎・肺炎，骨盤内炎症性疾患，腹腔内膿瘍を引き起こす(**図12-2**)。これらの菌の病原性は，他の菌でより強くなると考えられており，通常，感染が起こるときには複数菌感染が起こっている。

嫌気性グラム陰性桿菌は，特に*B. fragilis*種では，しばしば多くのペニシリンやセファロスポリンを破壊するβラクタマーゼを産生する。一方で，カルバペネム系抗菌薬やセファロスポリンの一部(セファマイシン系のcefotetanやcefoxitin)は，これらのβラクタマーゼのなかでも安定して効果を発揮する。同様に，これらの酵素は，βラクタマーゼ阻害薬によって不活化される。

嫌気性菌感染症の治療は，エンピリックに行われることが多く，それは，嫌気性グラム陰性桿菌は，いくつかのβラクタマーゼ阻害薬配合βラクタム薬(**アンピシリン・スルバクタム**，**タゾバクタム・ピペラシリン**，ticarcillin-clavulanate)と，カルバペネム系抗菌薬(**イミペネム**，**メロペネム**，**ドリペネム**，ertapenem)，**メトロニダゾール**に感受性であるという知見に基づいている(**表12-2**)。**クロラムフェニコール**もまた非常に効果的だが，毒性の問題があり，使用される機会は限られている。他の抗菌薬で嫌気性グラム陰性桿菌に比較的良好な抗菌活性をもつものには，**クリンダマイシン**，**ピペラシリン**，**チゲサイクリン**，ある種のセファロス

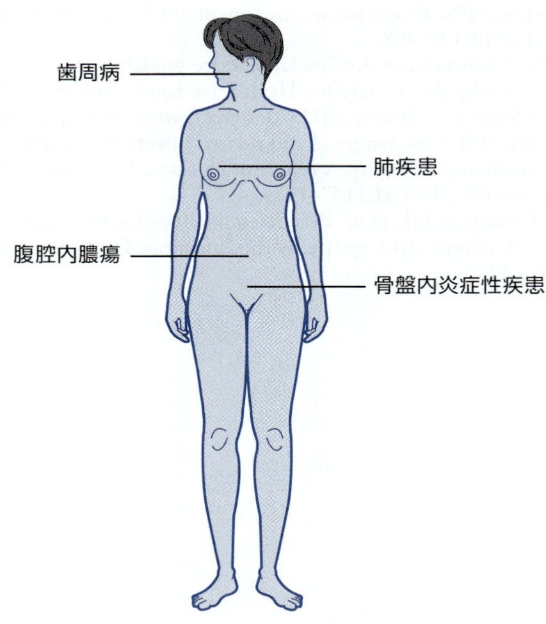

図12-2　**嫌気性グラム陰性桿菌の感染部位**

表 12-2　バクテロイデス(*Bacteroides*)属，プレボテーラ(*Prevotella*)属，ポルフィロモナス(*Porphyromonas*)属による感染症の治療に用いる抗菌薬

抗菌薬の分類	抗菌薬
第 1 選択薬	
βラクタマーゼ阻害薬配合βラクタム薬	アンピシリン・スルバクタム，タゾバクタム・ピペラシリン，ticarcillin-clavulanate
カルバペネム系抗菌薬	イミペネム，メロペネム，ドリペネム，ertapenem
メトロニダゾール	
第 2 選択薬	
クリンダマイシン	
第 2 世代セファロスポリン	cefotetan，cefoxitin
広域スペクトラムペニシリン	ピペラシリン
キノロン系抗菌薬	モキシフロキサシン
テトラサイクリン類似の抗菌薬	チゲサイクリン
クロラムフェニコール	

ポリン(cefotetan，cefoxitin)，キノロン系抗菌薬(**モキシフロキサシン**)がある。

問題

4. ［　　］，［　　］，［　　］属は，臨床的に重要な嫌気性グラム陰性桿菌である。

5. 嫌気性グラム陰性桿菌に対して抗菌活性が非常に高い 4 種類の抗菌薬は，［　　］，［　　］，［　　］，［　　］である。

6. 嫌気性グラム陰性桿菌に対して良好な抗菌活性をもつその他の抗菌薬は，［　　］，［　　］，［　　］，［　　］と，ある種の［　　］である。

文献

Boyanova L, Kolarov R, Mitov I. Recent evolution of antibiotic resistance in the anaerobes as compared to previous decades. *Anaerobe*. 2015;31:4–10.

Brook I, Wexler HM, Goldstein EJ. Antianaerobic antimicrobials: spectrum and susceptibility testing. *Clin Microbiol Rev*. 2013;26:526–546.

Snydman DR, Jacobus NV, McDermott LA, et al. National survey on the susceptibility of *Bacteroides fragilis* group: report and analysis of trends for 1997–2000. *Clin Infect Dis*. 2002;35(Suppl 1):S126–S134.

Vedantam G, Hecht DW. Antibiotics and anaerobes of gut origin. *Curr Opin Microbiol*. 2003;6:457–461.

13章 非定型菌

「次の日，精鋭部隊と弓矢の部隊から成る大軍勢を率いて，セスティウムは北の方角から神殿を攻めたてた。ユダヤ人たちは，神殿の柱廊の屋根から応戦し，壁に近づいてくる軍勢を何度も押し戻していたが，遂に雨あられのような投石に圧倒され，退却し始めた。ローマ軍の最前列の部隊は，盾を神殿の壁の前に置き，次の列は彼らの背に盾を置き，またその次の列も同じように彼らの背に盾を置き，『亀』で知られる防護壁が出来るまで続けられた。こうすることで，頭上から投石が落ちてきても安全にやり過ごすことができ，兵士たちが壁の下に侵入口を掘る間，被害を被らないようにできたのであった。」

ヨセフス(Josephus)*，『ユダヤ戦記(The Jewish War)』より

＊訳注：ヨセフス(Josephus Flavius)は，一世紀のユダヤ人の歴史家。ローマ世界に向けてユダヤ史をギリシャ語で著述。紀元66年のユダヤ戦争で，はじめはユダヤ軍の指揮官を務めたが投降し，ローマ皇帝のティトゥスに仕えたため，裏切り者の烙印を押されることになった。

これまでに述べたように，いくつかの細菌は，グラム陽性菌やグラム陰性菌，嫌気性菌，スピロヘータ，抗酸菌といった分類に簡単に当てはまらない。ここではそのような菌を扱うが，「非定型菌」と呼ばれるのは，多くがルーチンに行われるようなグラム染色に染まらなかったり，通常の培地では生えないからである。この分類は完全ではないが，抗菌療法という観点からは，この多様な菌群をまとめて述べることができる。ここでは，以下の細菌について述べる。すなわち，クラミジア(*Chlamydia*)属，マイコプラズマ(*Mycoplasma*)属，レジオネラ・ニューモフィラ(*Legionella pneumophila*)，ブルセラ(*Brucella*)属，フランシセラ・ツラレンシス(*Francisella tularensis*)，リケッチア(*Rickettsia*)属である。

このグループの細菌は，ヒトの細胞内に寄生し，増殖することでヒトの細胞に傷害を与える。この点で非定型菌は，手ごわい城壁の下にトンネルを掘り，そこを通って城を攻略できるようにする中世の工兵に似ている。この細胞内に寄生する生活環の臨床上重要な点は，この種の菌による感染症を治療する抗菌薬は通常，宿主であるヒトの細胞内に移行しなくてはならないということである。

クラミジア(*Chlamydia*)属

クラミジア(*Chlamydia*)属の細菌は，偏性細胞内寄生菌であり，興味深い二相性の生活環をもっている。これらは，(1) 基本小体(elementary body：EB)と呼ばれる，増殖力はないが感染力のある細胞外に存在できる形態か，(2) 網様体(reticulate body：RB)と呼ばれる，代謝面，増殖面で活動性のある細胞内寄生体のいずれかの状態で存在する。クラミジア属は，3つの臨床上重要な種に分類されている。クラミジア・トラコマチス(*Chlamydia trachomatis*)，クラミジア・ニューモニアエ(肺炎クラミジア, *C. pneumoniae*)，オウム病クラミジア(クラミジア・シッタシ, *C. psittaci*)である。*C. trachomatis* 感染症は，最もよくみる性感染症の1つであるとともに，世界の一部の地方では，失明の主要原因となっている。*C. pneumoniae* は市中肺炎のよくみる原因菌で, *C. psittaci* は，鳥飼病という外来種の鳥類によるまれな肺炎を起こす(**図13-1**)。

クラミジア属も，宿主の細胞内にあるときだけ代謝的に活動性のある状態にあり，これらの細菌感染の治療には，細胞内にまで高濃度で移行する抗菌薬が必要となる。第1選択の抗菌薬として，マクロライド系抗菌薬の一部(**アジスロマイシン**, **エリスロマイシン**)，テトラサイクリン系抗菌薬(**ドキシサイクリン**, **テトラサイクリン**)，そしてキノロン系抗菌薬の一部(**表13-1**)が挙げられる。**オフロキサシン**, **レボフロキサシン**は, *C. trachomatis* による感染症の治療に勧められるのに対し, **モキシフロキサシン**と**gemifloxacin** は, *C.pneumoniae* に対

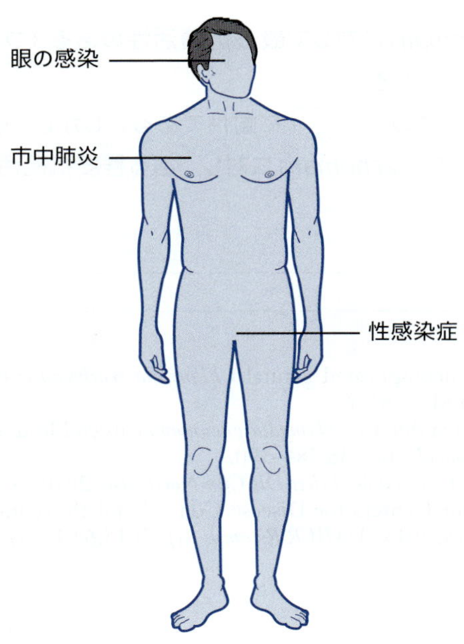

図13-1　**クラミジア属の感染部位**

表13-1 クラミジア属による感染症の治療に用いる抗菌薬

抗菌薬の分類	抗菌薬
テトラサイクリン系抗菌薬	テトラサイクリン，ドキシサイクリン
マクロライドなどの抗菌薬	アジスロマイシン，エリスロマイシン，telithromycin (*Chlamydia pneumoniae*)
キノロン系抗菌薬	オフロキサシン(*C. trachomatis*)，レボフロキサシン(*C. trachomatis*)，モキシフロキサシン(*C. pneumoniae*)，gemifloxacin(*C. pneumoniae*)
妊娠中	
マクロライドなどの抗菌薬	アジスロマイシン，エリスロマイシン
アミノペニシリン系抗菌薬	アモキシシリン

して最も抗菌活性がある。**telithromycin**も同様に，*C. pneumoniae*に対して抗菌活性がある。βラクタム薬は一般にクラミジア属に対して有効ではない。しかし，明らかな理由は不明だが，**アモキシシリン**は，ある程度の抗菌活性をもっている。妊娠期間中の安全な使用経験があるため，妊婦の*C. trachomatis*による感染症の治療に使われる。また，**クリンダマイシン**も*C. trachomatis*に対し，ある程度，抗菌活性があり，骨盤内炎症性疾患の治療で使用される。

問題

1. *Chlamydia trachomatis*に対して最も抗菌活性のある3つの抗菌薬は，[　　　]，[　　　]，[　　　]である。
2. クラミジア属も，多くの[　　　]に耐性である。しかし，明らかな理由はわからないが，[　　　]は，*C. trachomatis*に対し，ある程度抗菌活性をもっている。

文献

Adimora AA. Treatment of uncomplicated genital *Chlamydia trachomatis* infections in adults. *Clin Infect Dis*. 2002;35(Suppl 2):S183–S186.

Hammerschlag MR. Pneumonia due to *Chlamydia pneumoniae* in children: epidemiology, diagnosis, and treatment. *Pediatr Pulmonol*. 2003;36:384–390.

Stewardson AJ, Grayson ML. Psittacosis. *Infect Dis Clin North Am*. 2010;24:7–25.

Workowski KA, Bolan GA; for Centers for Disease Control and Prevention. Sexually transmitted diseases treatment guidelines, 2015. *MMWR Recomm Rep*. 2015;64:1–137.

マイコプラズマ(*Mycoplasma*)属

マイコプラズマ(*Mycoplasma*)属は，自立して生きられる最小の生物の1つである。数種の細菌がヒトに疾患を引き起こすが，最もよく遭遇するのは肺炎マイコプラズマ(*Mycoplasma pneumoniae*)である。これらの細菌は，宿主の細胞と深く結びつくか，十分に栄養の工夫された培地でなければ増えることができないが，しばしば市中肺炎の原因となる(図13-2)。効果的な治療としては，マクロライド系抗菌薬(**アジスロマイシン**, **クラリスロマイシン**, **エリスロマイシン**)，またはテトラサイクリン系抗菌薬(**ドキシサイクリン**, **テトラサイクリン**)がある(表13-2)。他に抗菌活性があるものとしては，キノロン系抗菌薬(**レボフロキサシン**, **モキシフロキサシン**, **gemifloxacin**), **telithromycin**がある。マイコプラズマ属には細胞壁がないので，βラクタム薬はこれらに抗菌活性をもたない。

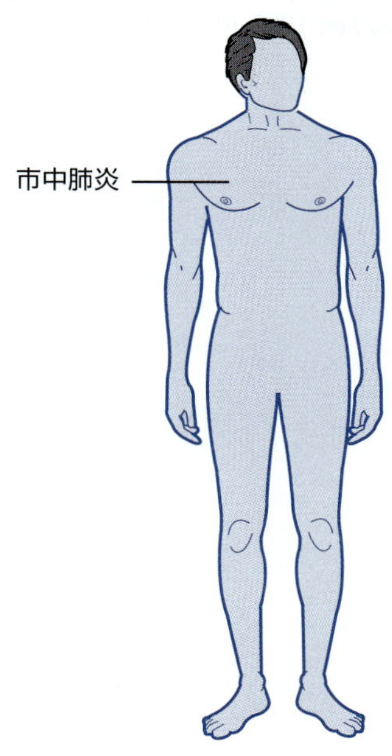

図13-2　**肺炎マイコプラズマ(*Mycoplasma pneumoniae*)の感染部位**

表13-2　肺炎マイコプラズマ(*Mycoplasma pneumoniae*)による感染症の治療に用いる抗菌薬

抗菌薬の分類	抗菌薬
マクロライドなどの抗菌薬	アジスロマイシン，クラリスロマイシン，エリスロマイシン，telithromycin
テトラサイクリン系抗菌薬	テトラサイクリン，ドキシサイクリン
キノロン系抗菌薬	レボフロキサシン，モキシフロキサシン，gemifloxacin

問題

3. 肺炎マイコプラズマに対し最も抗菌活性のある3つの抗菌薬は，[ ]，[ ]，[ ]である。
4. 肺炎マイコプラズマには細胞壁がないので，[ ]はこれらに抗菌活性をもたない。

文献

Mandell LA, Wunderink RG, Anzueto A, et al. Infectious Diseases Society of America/American Thoracic Society Consensus Guidelines on the management of community-acquired pneumonia in adults. *Clin Infect Dis*. 2007;44(Suppl 2):S27–72.

Taylor-Robinson D, Bébéar C. Antibiotic susceptibilities of mycoplasmas and treatment of mycoplasmal infections. *J Antimicrob Chemother*. 1997;40:622–630.

レジオネラ(*Legionella*)属

レジオネラ(*Legionella*)属は環境菌であり，自然水系や人工水系に生息する。いくつかのレジオネラ属がヒトに疾患を引き起こす能力をもっているが，レジオネラ・ニューモフィラ(*Legionella pneumophila*)が最もよくみる種である。これらの細菌は，(1) 環境中にあるこの細菌を吸い込んだり誤嚥することで起こる「在郷軍人病」という重症肺炎を引き起こしたり，(2) ポンティアック熱と呼ばれる比較的軽症の，呼吸器症状を伴わない疾患を引き起こす(**図13-3**)。レジオネラ菌は，市中，院内両方の肺炎を引き起こす。肺に入ると，レジオネラ菌はマクロファージに取り込まれ，その中で増殖する。この過程の最終結果が肺炎の発症であり，しばしば重症化し，全身性の症候を引き起こすことが多い。このなかには，高熱，悪寒，悪心，嘔吐，下痢，せん妄が含まれる。検査所見として，肝機能障害や腎機能障害，低ナトリウム血症を示すことがある。

感染の間，レジオネラ菌はマクロファージの中に生息しているため，マクロファージに届き，しかもマクロファージ内で抗菌活性のある抗菌薬で治療する必要がある。このような抗菌薬には，マクロライド系抗菌薬，テトラサイクリン系抗菌薬，キノロン系抗菌薬がある。第1選択薬は，**アジスロマイシン**，**レボフロキサシン**，**モキシフロキサシン**である(**表13-3**)。そ

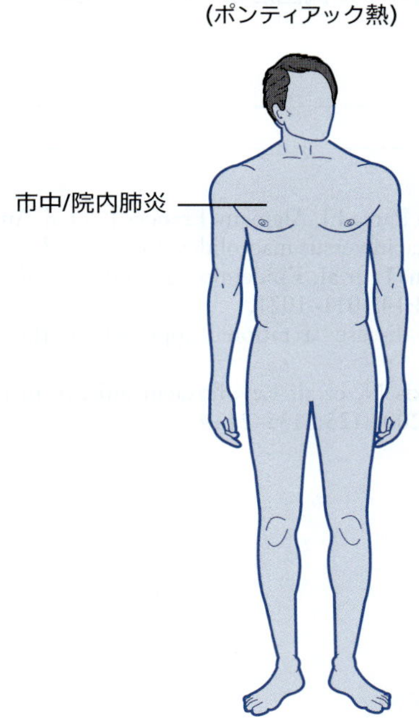

図13-3　レジオネラ(*Legionella*)属の感染部位

表13-3 レジオネラ(*Legionella*)属による感染症の治療に用いる抗菌薬

抗菌薬の分類	抗菌薬
第1選択薬	
マクロライド系抗菌薬	アジスロマイシン
キノロン系抗菌薬	レボフロキサシン，モキシフロキサシン
第2選択薬	
マクロライド系抗菌薬	エリスロマイシン，クラリスロマイシン
キノロン系抗菌薬	シプロフロキサシン，gemifloxacin
テトラサイクリン系抗菌薬	ドキシサイクリン

の他の処方には，**シプロフロキサシン**，**gemifloxacin**，**クラリスロマイシン**，**telithromycin**，**エリスロマイシン**，**ドキシサイクリン**がある。

問題

5. レジオネラ菌による感染症の治療に用いられる第1選択の抗菌薬は，＿＿＿，＿＿＿，＿＿＿である。

6. 感染の間，レジオネラ菌は，主に＿＿＿の中に生息しているため，その細胞に届き，しかもその細胞の中で抗菌活性のある抗菌薬で治療する必要がある。

文献

Blázquez Garrido RM, Espinosa Parra FJ, Alemany Francés L, et al. Antimicrobial chemotherapy for Legionnaires disease: levofloxacin versus macrolides. *Clin Infect Dis*. 2005;40:800–806.

Phin N, Parry-Ford F, Harrison T, et al. Epidemiology and clinical management of Legionnaires' disease. *Lancet Infect Dis*. 2014;14:1011–1021.

Roig J, Rello J. Legionnaires' disease: a rational approach to therapy. *J Antimicrob Chemother*. 2003;51:1119–1129.

Yu VL, Greenberg RN, Zadeikis N, et al. Levofloxacin efficacy in the treatment of community-acquired legionellosis. *Chest*. 2004;125:2135–2139.

ブルセラ(*Brucella*)属

ブルセラ(*Brucella*)属はグラム陰性の小球桿菌であり，ブルセラ症を引き起こす。ブルセラ症は動物に発症する感染症で，時にヒトに伝染する。ヒト感染に最もよくかかわる種は，ブルセラ・メリテンシス(*Brucella melitensis*)，ブルセラ・アボルタス(*B. abortus*)，ブルセラ・スイス(*B. suis*)，ブルセラ・カニス(*B. canis*)である。動物と親密な接触をしたり，低温殺菌していない牛乳やチーズを摂取することが感染の危険因子となる。症状は，発熱，発汗，倦怠感，食欲不振，易疲労感である(**図13-4**)。ブルセラ症は診断が難しく，放っておくと数週間から数か月持続する。感染が遷延すると，局所の感染も引き起こす。たとえば，骨関節炎，仙腸骨炎，精巣精巣上体炎といったものが起こりうる。

感染の間，ブルセラ菌は貪食細胞に生息し，増殖する。したがって，ブルセラ症を治療する抗菌療法には，細胞内に移行性の高いドキシサイクリンを含む必要がある。好まれる抗菌療法として，**ドキシサイクリン**と**リファンピシン**，または**ドキシサイクリン**に**ストレプトマイシン**か**ゲンタマイシン**を組み合わせる方法がある(**表13-4**)。キノロン系抗菌薬(**シプロフロキサシン**，**レボフロキサシン**，**モキシフロキサシン**)も，**リファンピシン**などと組み合わせると効果的だが，使用症例数はより限られている。**スルファメトキサゾール・トリメトプリム**(**ST合剤**)と**リファンピシン**の組み合わせは小児に推奨される。また，**ST合剤**と**リファンピシン**，または**リファンピシン**のみという処方は妊婦に推奨される。なぜなら，ドキシサイクリンやキノロン系抗菌薬は，小児，妊婦に禁忌となるからである。治療は長期間行うことが勧められ(例：6週間)，それでも再発する可能性がある。

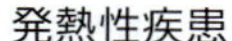

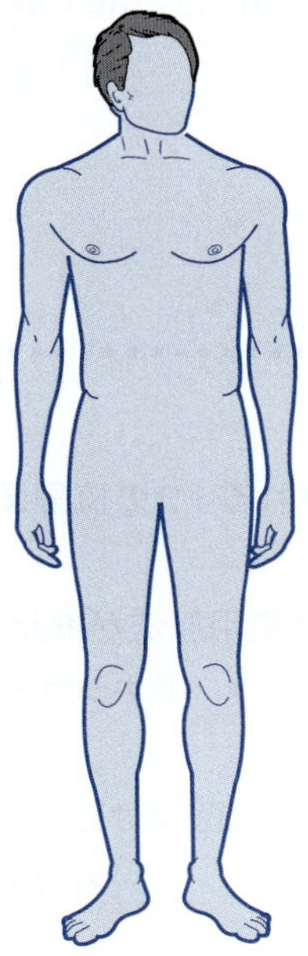

図13-4　ブルセラ(*Brucella*)属の感染部位

表 13-4 ブルセラ(*Brucella*)属による感染症の治療に用いる抗菌薬

抗菌薬の分類	抗菌薬
第1選択薬	
テトラサイクリン＋リファマイシン	ドキシサイクリン＋リファンピシン
テトラサイクリン＋アミノグリコシド系	ドキシサイクリン＋ゲンタマイシン, ドキシサイクリン＋ストレプトマイシン
代替薬	
サルファ剤	スルファメトキサゾール・トリメトプリム(ST合剤)
キノロン系抗菌薬	シプロフロキサシン，レボフロキサシン，モキシフロキサシン

歴史

ブルセラ症は，平時に海軍が起こした最大級の海難事故の原因とされている。それは，1893年にシリア沖で起きた英国海軍軍艦ヴィクトリア(Victoria)号とカンパーダウン(Camperdown)号の衝突である。この衝突で，英国地中海艦隊の旗艦船であるヴィクトリア号が沈没し，358人の乗組員が死亡した。この戦艦の指揮官たちがブルセラ症に罹っていたと考えている権威者もいる。なぜなら，そのころ，地中海地方の一部でブルセラ症が流行していたからである。このために判断や行動が遅れ，衝突に至ったのではないかと考えられている。

Vassallo DJ. The centenary of the sinking of the Mediterranean Fleet flagship, HMS Victoria. What was the role of Malta fever? *J Roy Nav Med Serv*. 1993 ; 79 : 91–99.

問題

7. ブルセラ症に最もよく使用される4つの抗菌薬は，[ ]，[ ]，[ ]，[ ]である。

8. 通常，ブルセラ症の治療では併用療法が推奨されている。よく使われる3つの処方は，ドキシサイクリン＋[ ]，ドキシサイクリン＋[ ]，ドキシサイクリン＋[ ]である。

9. ドキシサイクリンやキノロン系抗菌薬は妊婦には勧められないため，ブルセラ症に感染した妊婦には，[ ]±[ ]が使われる。

文献

Ariza J, Gudiol F, Pallares R, et al. Treatment of human brucellosis with doxycycline plus rifampin or doxycycline plus streptomycin. A randomized, double-blind study. *Ann Intern Med.* 1992;117:25–30.

Franco MP, Mulder M, Gilman RH, et al. Human brucellosis. *Lancet Infect Dis.* 2007;7:775–786.

Pappas G, Akritidis N, Bosilkovski M, et al. Brucellosis. *N Engl J Med.* 2005;352:2325–2336.

Solís García del Pozo J, Solera J. Systematic review and meta-analysis of randomized clinical trials in the treatment of human brucellosis. *PLoS ONE.* 2012;7(2):e32090. doi:10.1371/journal.pone.0032090.

フランシセラ・ツラレンシス (*Francisella tularensis*)

フランシセラ・ツラレンシス(*Francisella tularensis*)はグラム陰性球桿菌であるが，まず動物に感染し，野兎病を引き起こす。ヒトは動物から感染するが，直接接触して感染する場合と，感染した動物の屎尿(しにょう)への接触，または間接的に昆虫に刺された場合，または汚染した水や泥への接触，または霧状になった菌に曝露される場合がある。霧状になった*F. tularensis*は非常に感染性が高く，現在では，バイオテロリズムの媒体として分類されている。

野兎病は，いくつかの症候群のうちの1つの型で発症する。潰瘍リンパ節型，リンパ節型，チフス型，肺型，口腔咽頭型，眼リンパ節型といったものが知られている(**図13-5**)。潰瘍リンパ節型は，典型的には侵入部位の皮膚病変から始まり，1つ以上のリンパ流の経路に沿った有痛性のリンパ節腫脹がみられる。リンパ節型野兎病は，潰瘍リンパ節型とほぼ同じだが，侵入部位がわからないものである。チフス型野兎病の患者は，発熱と敗血症を呈する。肺型の患者は肺炎様の症候を呈する。口腔咽頭型は，潰瘍形成性の咽頭炎と頸部リンパ節腫脹を呈する。そして眼リンパ節型は，眼から菌が侵入することで，結膜の紅斑がみられる。

*F. tularensis*は，通性細胞内菌であり，**ストレプトマイシン**を使用することで，野兎病の治療が最も効果的となる(**表13-5**)。この理由はよくわかっていないが，細胞外の*F. tularensis*

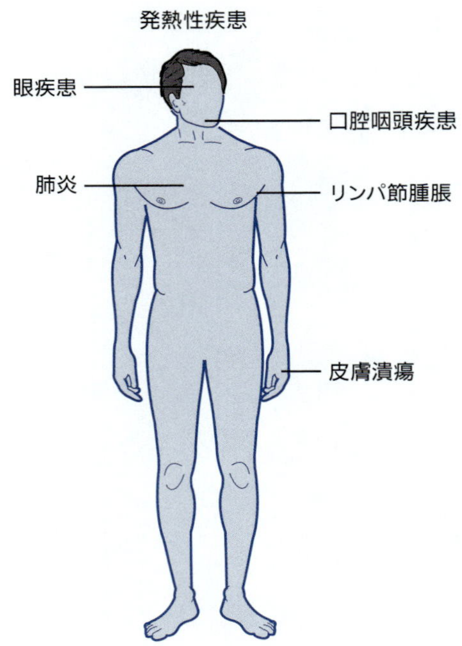

図13-5 フランシセラ・ツラレンシス(*Francisella tularensis*)の感染部位

表13-5　フランシセラ・ツラレンシス(*Francisella tularensis*)による感染症の治療に用いる抗菌薬

抗菌薬の分類	抗菌薬
第1選択薬	
アミノグリコシド系抗菌薬	ストレプトマイシン
代替薬	
アミノグリコシド系抗菌薬	ゲンタマイシン
テトラサイクリン系抗菌薬	テトラサイクリン，ドキシサイクリン

を抗菌薬が殺すことで，治療には十分であることが推察される。**ゲンタマイシン**も入手しやすく，ストレプトマイシンの代わりによく使われるが，効果は同様とは言いがたい。**テトラサイクリン**，**ドキシサイクリン**は代替薬として使用できる。

問題

10. 野兎病の第1選択の抗菌薬は，［　　　］である。
11. 入手しやすいという理由から，野兎病の治療には，［　　　］がストレプトマイシンの代替薬としてよく使用される。
12. 野兎病治療に有効なその他の抗菌薬として，［　　　］，［　　　］がある。

文献

Ellis J, Oyston PC, Green M, et al. Tularemia. *Clin Microbiol Rev*. 2002;15:631–646.
Enderlin G, Morales L, Jacobs RF, et al. Streptomycin and alternative agents for the treatment of tularemia: review of the literature. *Clin Infect Dis*. 1994;19:42–47.
Harik NS. Tularemia: epidemiology, diagnosis, and treatment. *Pediatr Ann*. 2013;42:288–292.

リケッチア(*Rickettsia*)属

多くのリケッチア(*Rickettsia*)属は，ヒトへの病原性をもつ。これらの菌は小さく，グラム陰性様の皮膜を有する。そして，偏性細胞内寄生菌である。個々のリケッチアのもつ特徴は少しずつ異なるが，たいてい発熱，頭痛，皮疹が起こり，大部分が節足動物が媒介となって感染が起こる(図13-6)。多くのリケッチアによる疾患は，特徴的な黒色焼痂(eschar)を特徴とする。それは，媒介した動物がつけた刺し口で，菌が侵入した所である。リケッチアによる感染症の例としては，ロッキー山紅斑熱〔リケッチア・リケッチイ(*Rickettsia rickettsii*)〕，地中海紅斑熱〔リケッチア・コノーリイ(*R. conorii*)〕，リケッチア痘〔リケッチア・アカリ(*R. akari*)〕，発疹チフス〔リケッチア・ロワゼキイ(*R. prowazekii*)〕，発疹熱〔リケッチア・ティフィー(*R. typhi*)〕，ツツガ虫病〔近縁の菌であるオリエンティア・ツツガムシ(*Orientia tsutsugamushi*)が引き起こす〕がある。

大部分のリケッチアによる感染は，リケッチアが生息する偏性細胞内への移行性の高い**ドキシサイクリン**で治療する(表13-6)。この抗菌薬は，一部のリケッチアによる感染では，小児にも推奨される。なぜなら，短期の治療で済むため，骨や歯に対する副作用が起こりにくいためである。**テトラサイクリン**も同様に使われる。テトラサイクリンほど効果的ではないが，**クロラムフェニコール**は代替薬である。**シプロフロキサシン**も，ロッキー山紅斑熱，地中海紅斑熱，リケッチア痘の治療に使用してよいと考える専門家もいる。

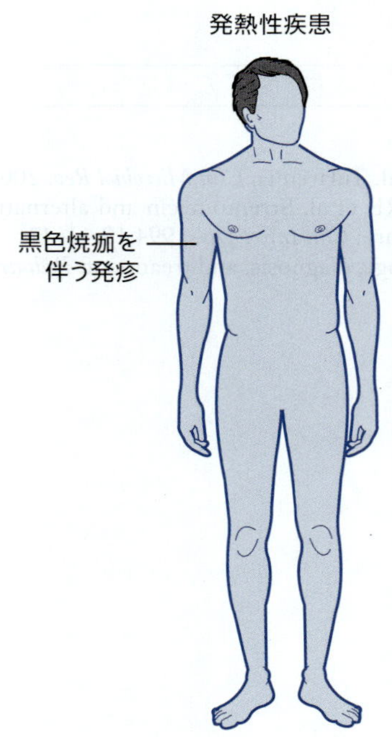

図13-6　リケッチア(*Rickettsia*)属の感染部位

表13-6　リケッチア(*Rickettsia*)属による感染症の治療に用いる抗菌薬

抗菌薬の分類	抗菌薬
第1選択薬	
テトラサイクリン系抗菌薬	ドキシサイクリン，テトラサイクリン
代替薬	
クロラムフェニコール	
キノロン系抗菌薬	シプロフロキサシン

歴史

ナポレオンの軍勢がロシアから退却する際に，シラミの媒介するリケッチアによる感染症がその勢力を削いだと推測されている。近年，研究者たちは，リトアニアに埋葬された兵士の死骸の歯髄から，*Rickettsia prowazekii*のDNAをみつけることでこれを立証した。

Raoult D, Dutour O, Houhamdi L, et al. Evidence for louse-transmitted diseases in soldiers of Napoleon's grand army in Vilnius. *J Infect Dis*. 2006 ; 193 : 112–120.

問題

13. リケッチアによる感染の治療の第1選択薬は，［　　］である。

14. リケッチア属に対して抗菌活性をもつその他の抗菌薬には，［　　］，［　　］，［　　］がある。

文献

Biggs HM, Behravesh CB, Bradley KK, et al. Diagnosis and management of tickborne rickettsial diseases: Rocky Mountain spotted fever and other spotted fever group rickettsioses, ehrlichioses, and anaplasmosis—United States. *MMWR Recomm Rep*. 2016;65:1–44.

Parola P, Paddock CD, Raoult D. Tick-borne rickettsioses around the world: emerging diseases challenging old concepts. *Clin Microbiol Rev*. 2005;18:719–756.

Walker DH. Rickettsiae and rickettsial infections: the current state of knowledge. *Clin Infect Dis*. 2007;45(Suppl 1):S39–S44.

14章 スピロヘータ

「それで，ロバート・フィッツ・ヒルデブラント(Robert Fitz Hildebrand)が派遣されることになった。彼は生まれは貧しかったが，訓練された軍人の素養をもっていた。しかし，兵士たちの名声を汚すことには，彼はどん欲で酒を好み，好色であった。よく訓練された騎士の一群を率いて到着すると，たちまち彼は手厚い歓迎を受け，ウィリアムと特別に親密になり，ウィリアムの城へ好きに出入りするようになった。そして，欲望の赴くままに，彼はウィリアムの妻を誘惑し，共謀して悪質なたくらみを企て，ウィリアムを拘束し，投獄したのである。そして彼は，ウィリアムの城や富，そして妻を我がものとし，誇らしげに彼を派遣した伯爵夫人をも見捨て，そして王と司教との間に協定を交わした。しかし，神は彼の不正を正しく裁き，この向こうみずな誘惑者は，このような極悪非道な陰謀を企てたことに対する懲罰を免れることはできなかった。この背信的な壊乱者が姦婦の胸に身を置いたときに，1つの虫が生まれた。虫は彼の急所をはいずりまわり，ゆっくりと彼のはらわたを食い尽くし，次第にその体を消化していった。そして遂に，多くの苦しみによる苦悩と多くの苦難による苦痛の末，十分に与うるべき懲罰をもって，死に導いたのだ。」

K.R.Potter編訳，“Gesta Stephani”より

スピロヘータは，らせん型でコルク栓抜きのような形をした細菌である。スピロヘータのうち，重要なものはいくつかあるが，特に以下の2つが日常臨床上，遭遇しやすい。1つは性感染症である梅毒の病原体である梅毒トレポネーマ(*Treponema pallidum*)，そしてもう1つはライム病の病原体であるボレリア・ブルグドルフェリ(*Borrelia burgdorferi*)である。また，レプトスピラ・インターロガンス(*Leptospira interrogans*)は，レプトスピラ症という頻度は少ないが，罹患すると重症化しうる感染症の病原体である。ここでは，これらの細菌および，これらの細菌が原因となる感染症の治療薬を扱う。

梅毒トレポネーマ (*Treponema pallidum*)

梅毒は，梅毒トレポネーマ(*Treponema pallidum*)というスピロヘータによって引き起こされる性感染症である。感染後の急性期は第一期梅毒と呼ばれ，通常，菌の侵入部位にできる硬性下疳(chancre)を特徴とする(図14-1)。硬性下疳は自然治癒するが，数週間後には，第二期梅毒の徴候が出現する。これには，皮疹，粘膜疹，発熱，倦怠感，リンパ節腫脹などがある。第二期梅毒の症状も通常，自然治癒するが，再発する傾向がある。通常はその後，**潜伏梅毒**という病期に移行する。この時期には，目立った症状は消失する。潜伏梅毒は，前期潜伏梅毒と後期潜伏梅毒に分けられる。**前期潜伏梅毒**は感染後1年以内のもので，**後期潜伏梅毒**は感染後1年以上経過したものである。この2つは抗菌薬の使用法が異なるので，両者の区別は重要である。さらに時間が経過すると，一部の患者では後期梅毒または第三期梅毒という病期へ移行する。この病期では，症状の進行は緩徐ではあるが進行性である。第三期梅毒の特徴は，心血管系の異常や，皮膚または内臓におけるゴム腫形成である。病像の理解をさらに困難にするのは，梅毒トレポネーマの中枢神経系病変は，上記のすべての病期で起こりうる，という点である。梅毒トレポネーマの中枢神経系病変を神経梅毒というが，神経梅毒は，髄膜炎，髄膜血管炎，眼症状や，進行麻痺，脊髄癆(ろう)，中枢神経系のゴム腫形成など，さまざまな病態をとる。

梅毒トレポネーマは培養できないため，その感受性に関するデータは，もっぱらヒトを対

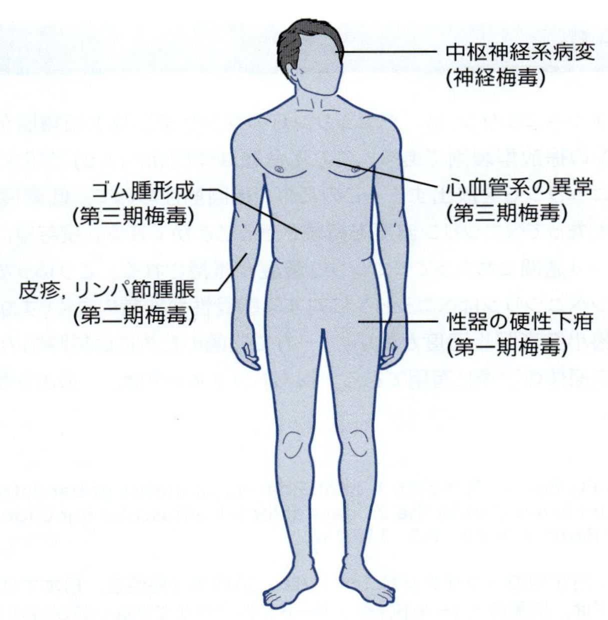

図14-1　梅毒トレポネーマ(*Treponema pallidum*)の感染部位

表14-1 梅毒トレポネーマ(*Treponema pallidum*)による感染症の治療に用いる抗菌薬

抗菌薬の分類	抗菌薬
第1選択薬	
天然ペニシリン	ペニシリンG(ベンザチンペニシリンを含む)
代替薬	
テトラサイクリン系抗菌薬	テトラサイクリン，ドキシサイクリン
第3世代セファロスポリン	セフトリアキソン

象にした臨床試験に基づいており，**ペニシリン**がきわめて有効であることが示されている(**表14-1**)。投与経路および投与期間は，梅毒の病期や病像，宿主因子によって異なる。たとえば，第一期梅毒および前期潜伏梅毒では，ベンザチンペニシリンの単回筋注投与が第1選択であるし(「パール」を参照)，一方，後期潜伏梅毒および第三期梅毒では，ベンザチンペニシリンを週1回，3週間連続で投与しなければならない。神経梅毒では，ペニシリンGを10～14日間静注投与する。ペニシリンアレルギーの患者への代替薬は，**テトラサイクリン**か**ドキシサイクリン**，または**セフトリアキソン**である。しかし，状況によっては，これらの代替薬の有効性のエビデンスは明確でなく，ペニシリンアレルギー患者でも，妊婦のようにペニシリンが最適の治療と思われる場合は，まず，ペニシリンの脱感作を試すべきである。

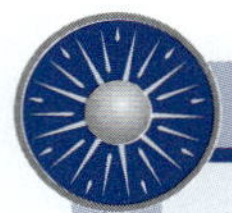

パール

ベンザチンペニシリン*は，ペニシリンGのベンザチン四水和物塩を成分とするペニシリンの徐放型製剤である。この化合物は体内(*in vivo*)で加水分解され，緩徐にペニシリンGを放出する。このため，単回筋注のみで，低濃度ではあるが長時間にわたってペニシリン濃度を持続させることができる。投与量にもよるが，注射後1～4週間にわたってペニシリン濃度が維持される。こういったことから，ベンザチンペニシリンはペニシリンに対する感受性が非常に高く(すなわち，ペニシリンの最小発育阻止濃度が低い)，一方で殺菌のためには長時間の曝露を要するような病原体の治療に有用である。梅毒トレポネーマは，このような病原体の1つである。

Kaplan EL, Berrios X, Speth J, et al. Pharmacokinetics of benzathine penicillin G : serum levels during the 28 days after intramuscular injection of 1,200,000 units. *J Pediatr*. 1989 ; 115 : 146-150.

＊訳注：筋注用のベンザチンペニシリンは，2019年3月現在，日本では入手できない。日本では，梅毒の「ゴールドスタンダード」の治療ができないのが現状である。

問題

1. 梅毒の治療の第1選択の抗菌薬は［　　　］である。
2. 梅毒に対する抗菌薬の投与経路および投与期間は，梅毒の［　　　］により異なる。
3. ［　　　］の筋注投与では，数日間にわたり，緩徐にペニシリンGが血中へ放出される。

文献

Golden MR, Marra CM, Holmes KK. Update on syphilis: resurgence of an old problem. *JAMA*. 2003;290:1510–1514.

Workowski KA, Bolan GA; for Centers for Disease Control and Prevention. Sexually transmitted diseases treatment guidelines, 2015. *MMWR Recomm Rep*. 2015;64:1–137.

ボレリア・ブルグドルフェリ (*Borrelia burgdorferi*)

ボレリア・ブルグドルフェリ(*Borrelia burgdorferi*)は，ライム病という，米国とヨーロッパで最もよくみる媒介動物が関与する疾患(vector-borne illness)の原因菌である。梅毒と同様に，ライム病にも病期がある。刺咬傷により菌が宿主の体内に侵入してすぐの時期を第Ⅰ病期という。この病期では，刺咬傷部位に生じる遊走性紅斑と呼ばれる環状の皮疹が特徴である(図14-2)。数日から数週で菌は全身に播種するが，この時期を第Ⅱ病期という。第Ⅱ病期には，二次性の皮疹，リンパ節腫脹，髄膜炎や神経症状，心疾患の徴候などが出現する。さらに，数か月から数年で第Ⅲ病期に入る。この病期では，関節炎や慢性的な神経病変(例：認知障害)が特徴である。

ライム病の治療の第1選択は，**ドキシサイクリン**である(8歳以下の小児または妊婦を除く。表14-2)。ドキシサイクリンが使用できない場合に代替薬として最もよく研究されているのは，**アモキシシリン**である。そのほかには，経口薬の**セフロキシム**がある。重篤な神経病変または心疾患がある場合は，**セフトリアキソン**などの静注投与を行うべきである。*in vitro* または *in vivo* のデータから，リファンピシン，キノロン系抗菌薬，アミノグリコシド系抗菌薬，第1世代セファロスポリンは無効であることが示されている。

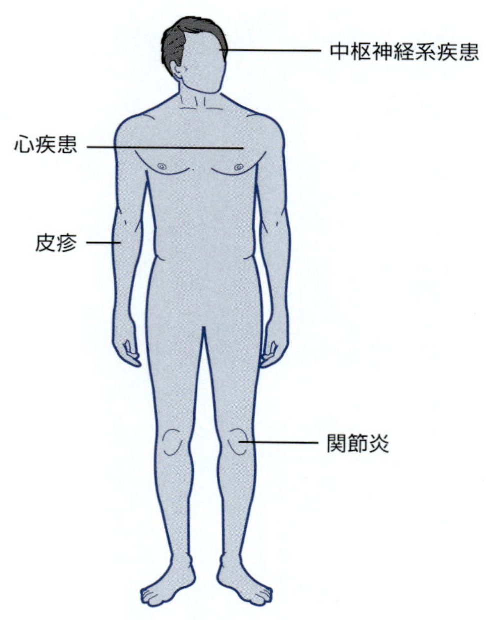

図14-2 ボレリア・ブルグドルフェリ(*Borrelia burgdorferi*)の感染部位

表14-2 ボレリア・ブルグドルフェリ (*Borrelia burgdorferi*) による感染症の治療に用いる抗菌薬

抗菌薬の分類	抗菌薬
第1選択薬	
テトラサイクリン系抗菌薬	ドキシサイクリン
第2選択薬	
アミノペニシリン	アモキシシリン
代替薬	
第2世代セファロスポリン	セフロキシム
神経病変または重篤な心疾患のある場合	
第3世代セファロスポリン	セフトリアキソン

問題

4. ライム病の第1選択薬は [　　　] である。
5. 第Ⅰ病期のライム病治療の抗菌薬としては，ほかに，[　　　] や [　　　] がある。
6. 重篤な神経病変または心疾患を伴うライム病の治療には，[　　　] を静注投与すべきである。

文献

Steere AC. Lyme disease. *N Engl J Med.* 2001;345:115–125.

Wormser GP, Dattwyler RJ, Shapiro ED, et al. The clinical assessment, treatment, and prevention of Lyme disease, human granulocytic anaplasmosis, and babesiosis: clinical practice guidelines by the Infectious Diseases Society of America. *Clin Infect Dis.* 2006;43:1089–1134.

レプトスピラ・インターロガンス (*Leptospira interrogans*)

レプトスピラ・インターロガンス(*Leptospira interrogans*)は，スピロヘータのなかでは細い形態をしており，レプトスピラ症という人獣共通感染症の原因菌である。この菌は，さまざまな動物(飼育・野生を問わず)の尿中へ排泄される。ヒトへの感染は，この尿によって汚染された水，泥，動物組織への直接または間接的な接触によって起こる。レプトスピラ症の症状は，ほぼ無症状の場合から死に至るような重症の場合まで多岐にわたる。重症の場合は，二相性の病像を呈することが多い。最初は発熱，頭痛，結膜溢血や筋肉痛で発症し，いったん解熱するが，その後，再燃して肝臓，腎臓，髄膜などの臓器が侵される(図14-3)。

軽症のレプトスピラ症であれば，**ドキシサイクリン**や**アモキシシリン**などの経口抗菌薬を使用する。中等症または重症の場合は，**ペニシリンG**や**セフトリアキソン**，**アンピシリン**などを静注投与する(表14-3)。

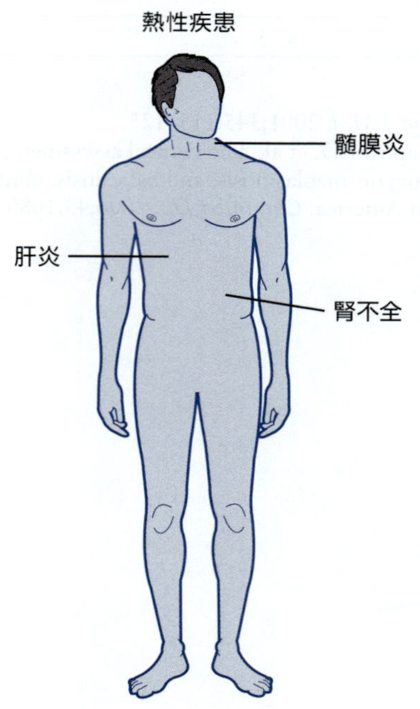

図14-3　レプトスピラ・インターロガンス(*Leptospira interrogans*)の感染部位

表14-3 レプトスピラ・インターロガンス(*Leptospira interrogans*)による感染症の治療に用いる抗菌薬

抗菌薬の分類	抗菌薬
軽症	
テトラサイクリン系抗菌薬	ドキシサイクリン
アミノペニシリン	アモキシシリン
中等症または重症	
天然ペニシリン	ペニシリンG
アミノペニシリン系抗菌薬	アンピシリン
第3世代セファロスポリン	セフトリアキソン

問題

7. その他のスピロヘータと同様，*Leptospira interrogans*は，ペニシリンやアモキシシリン，［　　　］に感受性である。
8. ［　　　］と［　　　］は，軽症のレプトスピラ症の第1選択の抗菌薬である。
9. 重症のレプトスピラ症に対しては，［　　　］や［　　　］，［　　　］を静注投与することが推奨される。

文献

Bharti AR, Nally JE, Ricaldi JN, et al; for Peru-United States Leptospirosis Consortium. Leptospirosis: a zoonotic disease of global importance. *Lancet Infect Dis*. 2003;3:757–771.

Haake DA, Levett PN. Leptospirosis in humans. *Curr Top Microbiol Immunol*. 2015;387:65–97.

15章 抗酸菌

「あなた方はお2人とも，豊富な戦いの経験をもつ勇敢な騎士でいらっしゃる。あなた方がご存じのように，フランス王は，我々の名誉と利権が必要とする限りこの街と城を治めるために，我々を(カレーの地へ)遣わしたのだ。我々はできることは何でもした。しかし，援軍は失敗し，そしてあなた方の兵糧攻めのために，もはや我々に残された食料はない。あなた方が仕える高潔なる王が，我々に慈悲をかけてくれなければ，我々は空腹のために全員死ぬか気が狂うしかないのだ。だから，私は，あなた方の王に我々に慈悲をかけてくれるようお願いしてほしい。そして我々を逃がしてほしい。この街と城，そこにあるすべては王のものにしていただいてかまわない。十分に満足していただけるはずだ。」

ジャン・フロワサール(Jean Froissart)，『年代記(Chronicles)』より

一般に，抗酸菌は増殖が緩徐であり，病像は慢性的である。抗酸菌に感染すると，感染は長期化し，徐々に，しかし進行性に身体は弱り，るいそうが出現し，衰弱に至る。この点で，抗酸菌感染は，一気呵成の急襲攻撃というよりは，兵糧攻めによる持久戦に似ているといえよう。

抗酸菌は，脂質と脂肪酸に富んだ細胞膜をもつ微生物である。そのなかでもミコール酸は，細胞壁の60％を構成する主要成分である。抗酸菌は，グラム陽性の細胞壁構造をもつにもかかわらず，高い脂質含有率のためにグラム染色液を通過させず，グラム染色によって見ることができない。そこで，「抗酸菌染色」が用いられる。

ここでは，結核の原因菌である結核菌(*Mycobacterium tuberculosis*)と，しばしば肺疾患とリンパ節炎をきたすマイコバクテリウム・アビウムコンプレックス(*M. avium* complex：MAC)，そして，ハンセン(Hansen)病の原因菌であるマイコバクテリウム・レプラエ(*M. leprae*)を扱う。これらのもつ脂質含有率の高い細胞壁は，重症感染症の病原因子となる一方で，この細胞壁は，イソニアジドやピラジナミドのターゲット部位となり，アキレス腱となる。このため，これらの薬剤は抗酸菌に特異的に作用する。リファンピシンやストレプトマイシンなど，他の抗酸菌の治療薬は，より普遍的な抗微生物メカニズムをもち，他の細菌の治療薬としても用いられる。

結核菌(*Mycobacterium tuberculosis*)

結核菌(*Mycobacterium tuberculosis*)は結核の原因菌である。世界的にみると結核は，単一の病原体による最大の死亡原因である。結核菌の吸入により直接顕性感染を発症することもあるが，一般には潜在性感染を引き起こし，この場合，患者は無症状であるが，結核菌は保菌しているという状態になる。潜在性感染の場合，のちに結核菌が宿主の免疫能に打ち勝つと，結核の再活性化が起こる。これは，初感染後の2年以内か，または加齢やその他の免疫抑制の結果，宿主の免疫系が弱ったときに生じやすい。結核の再活性化はほとんどが肺に起こるが，実際にはどの臓器にも起こりうる(**図15-1**)。肺の場合，典型的には病巣は肺尖部に生じ，空洞を形成することが多い。肺外の場合は，リンパ節，胸腔，骨，泌尿生殖器，中枢神経系などが侵される。いわゆる「粟粒結核」と呼ばれる播種性の病態も生じうる。いずれにせよ臨床経過は慢性で，衰弱を伴い，壊死性肉芽腫の形成を伴う。

結核菌は，抗菌薬に対する耐性を生じやすい。このため，ほとんどの場合，活動性感染症の治療では複数の抗菌薬を併用する。初期治療の典型的な組み合わせは，**イソニアジド**，**リファンピシン**，**ピラジナミド**，**エタンブトール**である(**表15-1**)。これら4剤すべてを2か月間継続し，その後，結核菌がイソニアジドとリファンピシンに感受性であれば，この2剤のみをさらに4か月継続する。同時にHIV感染症の治療を行っている患者の場合には，抗ウイルス

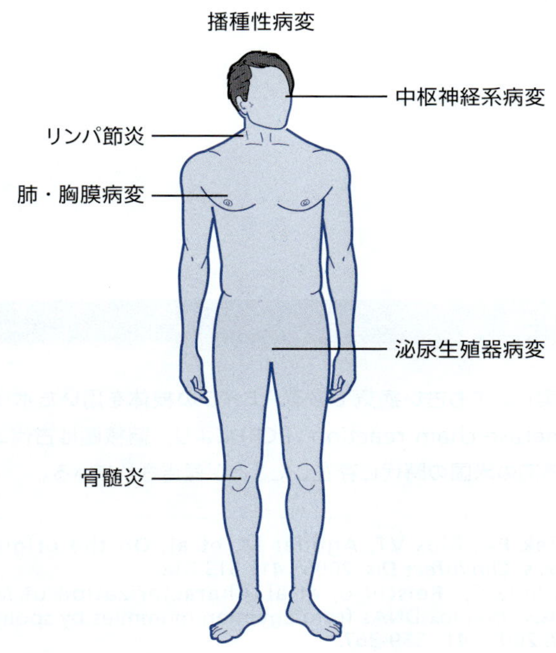

図15-1　結核菌(*Mycobacterium tuberculosis*)の感染部位

表15-1 結核菌(*Mycobacterium tuberculosis*)による感染症の治療に用いる抗菌薬

活動性感染症
(イソニアジド＋リファンピシン＋ピラジナミド＋エタンブトール)×2か月＋(イソニアジド＋リファンピシン)×4か月
潜在性感染
イソニアジド×9か月

薬との相互作用がより少ない**リファブチン**をしばしば用いる。

イソニアジドおよびリファンピシンに耐性の場合，その患者は多剤耐性(multidrug-resistant：MDR)結核をもっているといわれる。多剤耐性結核の治療は難しく，いくつかの第2選択薬，たとえば，ストレプトマイシンやアミカシン，サイクロセリン，エチオナミド，capreomycin，パラアミノサリチル酸，ベダキリン，キノロン系抗菌薬などが用いられる。これらの抗菌薬は，第1選択薬よりも抗結核活性が低く，また副作用も多い。現在の多剤耐性結核治療の推奨としては，*in vitro*で感受性があり，かつ以前にその患者で使用したことのない抗結核薬を最低3剤組み合わせることとなっており，これらを最低18か月使用することになっている。

潜在性感染の患者は，活動性感染と異なり，菌量が少ないので，抗結核薬耐性の獲得の可能性はより低い。したがって，こういった患者は1剤で治療可能であり，**イソニアジド**などで9か月治療する。イソニアジド耐性結核菌に感染していると考えられる場合は，**リファンピシン**で4か月治療する。

歴史

結核は，実にとても古い病気である。ミイラの検体を用いたポリメラーゼ連鎖反応(polymerase chain reaction：PCR)により，結核菌は古代エジプトやコロンブスが来る前の米国の時代に存在したことが報告されている。

Mackowiak PA, Blos VT, Aguilar M, et al. On the origin of American tuberculosis. *Clin Infect Dis*. 2005；41：515-518.
Zink AR, Sola C, Reischl U, et al. Characterization of *Mycobacterium tuberculosis* complex DNAs from Egyptian mummies by spoligotyping. *J Clin Microbiol*. 2003；41：359-367.

問題

1. 結核菌は抗結核薬に耐性を生じやすいため，活動性肺結核に対するたいていの初期治療薬は，［　　］剤から成る。
2. 活動性結核に対して最もよく使用される組み合わせは，［　　］，［　　］，［　　］，［　　］である。
3. 結核治療に対する第2選択薬としては，［　　］，［　　］，［　　］，［　　］，［　　］，［　　］，［　　］，［　　］がある。
4. 潜在性結核症は［　　］単剤で治療されうる。

文献

Di Perri G, Bonora S. Which agents should we use for the treatment of multidrug-resistant *Mycobacterium tuberculosis*? *J Antimicrob Chemother*. 2004;54:593–602.

Nahid P, Dorman SE, Alipanah N, et al. Official American Thoracic Society/Centers for Disease Control and Prevention/Infectious Diseases Society of America clinical practice guidelines: treatment of drug-susceptible tuberculosis. *Clin Infect Dis*. 2016;63:e147–e195.

Seaworth BJ, Griffith DE. Therapy of multidrug-resistant and extensively drug-resistant tuberculosis. *Microbiol Spectr*. 2017;5(2). doi:10.1128/microbiolspec.TNMI7-0042-2017.

Vernon A. Treatment of latent tuberculosis infection. *Semin Respir Crit Care Med*. 2013;34:67–86.

マイコバクテリウム・アビウムコンプレックス(MAC)

マイコバクテリウム・アビウムコンプレックス(*Mycobacterium avium* complex：MAC)は，*M. avium*と*M. intracellulare*という2つの類似した抗酸菌の総称である。これらの病原体は，成人で，特に肺の基礎疾患がある場合に肺疾患の原因菌となる(**図15-2**)。一方，MACによる頸部リンパ節炎は小児に最も多い。播種性病変は，そのほとんどが極度の免疫不全患者，特にエイズ患者に発症する。他の抗酸菌による疾患と同様，これらの疾患は，基本的には慢性であり，発症は緩徐である。

MAC症の治療は，結核と同様に，耐性の出現を防ぎ，臨床的治癒を得るために，複数の抗菌薬を長期間投与する。さらに，免疫不全患者では，予防内服を一生，あるいは再発を防ぎうる免疫状態の改善が認められるまで行う必要がある。MAC症の治療で推奨される薬剤は，**クラリスロマイシン＋エタンブトール**である(**表15-2**)。肺疾患があったり，患者が極度の免疫不全状態にある場合は，これらに加えて，**リファブチン**を用いることが多い。これら以外に，**アジスロマイシン**，**シプロフロキサシン**，**レボフロキサシン**，または**アミカシン**などが用いられる。

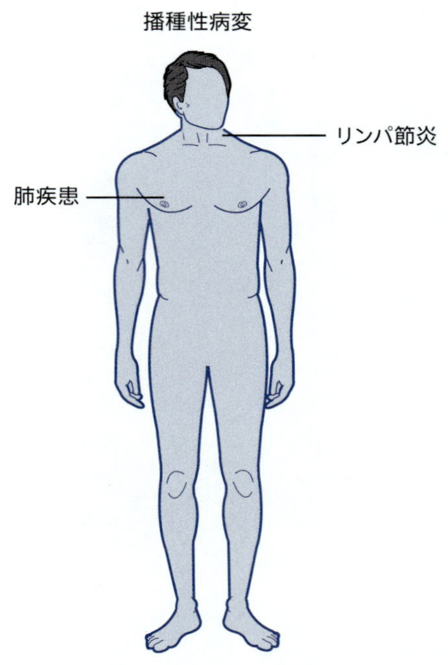

図15-2　マイコバクテリウム・アビウムコンプレックス(*Mycobacterium avium* complex)の感染部位

表15-2　マイコバクテリウム・アビウムコンプレックス(*Mycobacterium avium* complex)による感染症の治療に用いる抗菌薬

抗菌薬の分類	抗菌薬
クラリスロマイシン＋エタンブトール±リファブチン	
代替薬	
マクロライド系抗菌薬	アジスロマイシン
キノロン系抗菌薬	シプロフロキサシン，レボフロキサシン
アミノグリコシド系抗菌薬	アミカシン

問題

5. *M. avium* complexによる感染症は，［　　　］剤以上の抗菌薬による長期間の治療を要する。

6. *M. avium* complex感染症に対する抗菌薬は，［　　　］または［　　　］である。

7. ［　　　］は時に*M. avium*感染治療の第3の薬として追加される。

文献

Griffith DE, Aksamit T, Brown-Elliott BA, et al. An official ATS/IDSA statement: diagnosis, treatment, and prevention of nontuberculous mycobacterial diseases. *Am J Respir Crit Care Med.* 2007;175:367–416.

Panel on Opportunistic Infections in HIV-Infected Adults and Adolescents. *Guidelines for the prevention and treatment of opportunistic infections in HIV-infected adults and adolescents: recommendations from the Centers for Disease Control and Prevention, the National Institutes of Health, and the HIV Medicine Association of the Infectious Diseases Society of America*. Available at http://aidsinfo.nih.gov/contentfiles/lvguidelines/adult_oi.pdf. Accessed May 6, 2018

マイコバクテリウム・レプラエ (*Mycobacterium leprae*)

マイコバクテリウム・レプラエ(*Mycobacterium leprae*)は，ヒトの病気のなかで最も歴史が古く，最も悪名高い病気の1つであるハンセン(Hansen)病の原因菌である。Hansen病の歴史は聖書の時代にさかのぼり，当時はこの病気の伝染が恐れられ，患者は隔離されていた。この病気は慢性的であり，浸潤性の皮膚病変と変形をきたす可能性のある進行性のニューロパチーが特徴である(**図15-3**)。現在では，Hansen病は類結核型やらい腫型など，さまざまな病型をとることがわかっている。「類結核型」では，病変部位の組織をみると，強い免疫反応を認めるものの，菌量は非常に少ない。一方，「らい腫型」では，病原体は多く認められるが，免疫反応はごくわずかか，全く認められない。

Hansen病の治療には，3種類の抗菌薬が広く使われている。すなわち，**ダプソン**(ジアフェニルスルホン)，**リファンピシン**，**クロファジミン**である(**表15-3**)。その他の抗酸菌感染症と同様に，1剤だけで治療すると耐性が生じる可能性があり，少なくとも初期治療では併用療法が推奨される。Hansen病の治療では通常，ダプソンとリファンピシンを併用し，それにクロファジミンの併用を考慮する。薬剤の投与回数と投与期間はHansen病の病型による。たとえば，らい腫型では，投与期間は1～2年であるし，類結核型では6～12か月である。代替薬としては，臨床経験は少ないものの，**ミノサイクリン**，**オフロキサシン**，**クラリスロマイシン**などが使われる。

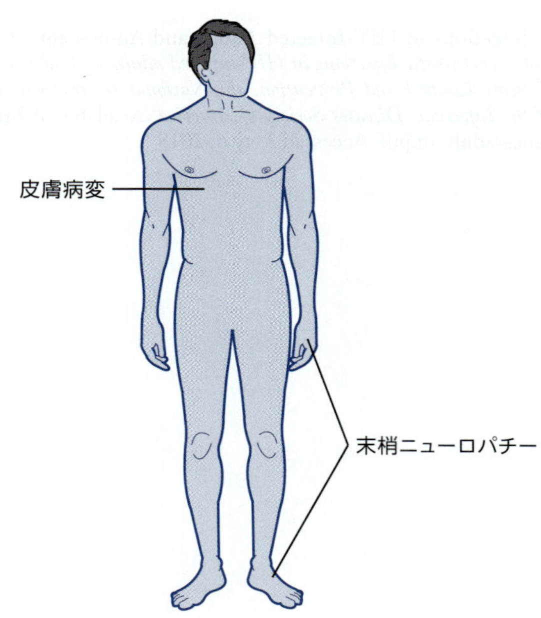

図15-3 マイコバクテリウム・レプラエ(*Mycobacterium leprae*)の感染部位

表15-3　マイコバクテリウム・レプラエ(*Mycobacterium leprae*)による感染症の治療に用いる抗菌薬

抗菌薬の分類	抗菌薬
ダプソン＋リファンピシン±クロファジミン	
代替薬	
テトラサイクリン系抗菌薬	ミノサイクリン
キノロン系抗菌薬	オフロキサシン
マクロライド系抗菌薬	クラリスロマイシン

歴史

1866年から103年もの間，ハワイでハンセン(Hansen)病と診断された人々は追放され，おそらくは世界で最も有名な「ライ療養所」，モロカイ(Molokai)に送られた。ハワイの人々の間でHansen病の流行を抑えるために，8,000人以上の人々が強制的にこの島に送られたと考えられている。療養所ができたころ，住民は最低限の食料と住居しか与えられず，医療はほとんど提供されなかった。その結果，モロカイに来てから最初の5年間の死亡率はおよそ50%であったのだ。

Tayman J. *The Colony. The Harrowing True Story of the Exiles of Molokai*. New York, NY : Scribner ; 2006.

問題

8. その他の抗酸菌感染症と同様に，Hansen病では，[　　　]数の抗菌薬を[　　　]期間使用する。

9. 大部分のHansen病の治療では，[　　　]と[　　　]を使用する。

10. Hansen病の治療においては，ダプソンとリファンピシンに加えて，[　　　]を使用する専門家もいる。

文献

Kar HK, Gupta R. Treatment of leprosy. *Clin Dermatol*. 2015;33:55–65.

Smith CS, Aerts A, Saunderson P, et al. Multidrug therapy for leprosy: a game changer on the path to elimination. *Lancet Infect Dis*. 2017;17(9):e293–e297. doi:10.1016/S1473-3099(17)30418-8.

PART IV

エンピリック(経験的)治療

「道具を役に立てず，腰に納めて死すること，本意にあるべからず。」

宮本武蔵，『五輪書』より

「すでに述べたように，戦争におけるすべてのアクションは確かな結果ではなく，予測される結果によって導かれる。確実さを欠くものすべては，運命，あるいは偶然(どちらで呼んでくれてもよいが)にいつだって委ねられねばならない。そのようになるものはできるだけ少なくせんと我々は欲するのだが。」

カール・フォン・クラウゼヴィッツ(Carl von Clausewitz)，『戦争論』より

正しい抗菌薬を選ぶことは，原因菌がわかっている場合は，比較的簡単であるが，原因菌がわかっていない場合は時に難しい。にもかかわらず，原因菌がわかっていない場合でも，培養結果を待つ時間のない重篤な患者には，エンピリック(経験的)に治療を開始しなければならない。現在の感染症，感染臓器において，通常，想定される原因菌と，その予想される薬剤感受性に基づいて，原因菌がわかる前に抗菌薬を開始することをエンピリック治療という。

前のパートでは，主な原因菌ごとに，主な症候と有効な選択薬について述べてきたが，ここでは，主な感染症を取り上げ，その原因となる，よくみる原因菌について述べる。前のパートまでに学んだ情報に基づいて，それぞれの疾患を生じうる，大部分の原因菌を適切にターゲットとする抗菌薬を挙げる。

エンピリック治療では，勝手気ままに抗菌薬の投与を開始するのではなく，その感染症を生じうる，よくみる原因菌と，それに対して抗菌活性のある抗菌薬を理解したうえで，抗菌薬を決定し，投与することが推奨される。このパートを読み終わるころには，よくみる感染症に対する適切なエンピリック治療を，容易に述べることができるようになっているはずである。

注意：ここでは，それぞれの疾患で想定される原因菌に対して抗菌活性のある抗菌薬をどう選択するかに焦点を当てているが，臨床の場では，その他の要素も検討する必要がある。たとえば，地域の耐性パターンや感染症の既往歴，抗菌療法歴を考慮すべきである。治療コストは，抗菌薬選択のうえで，重要な要素である。薬剤アレルギーや合併症なども考慮しなければならない。最後に，臨床試験で有効性が証明されている薬剤は，理論的な裏づけのみの薬剤よりも優先される。

16章 肺炎

人体と細菌における戦いで，肺は格好の戦いの場となる。上気道の細菌叢は，直線的かつ短い気管・気管支という通り道のために，(不潔な中咽頭や鼻咽頭から)下に侵入しやすい。幸い，侵入した細菌は，呼吸器の感染防御メカニズムにより，すみやかに根絶されるが，このメカニズムの破綻により肺炎へ進展することがしばしばある。患者は，発熱，悪寒，戦慄，咳，胸膜炎，呼吸困難を訴え，身体所見では，頻脈，頻呼吸，胸部聴診にて異常音が認められる。また，血液検査では，核の左方移動を伴う末梢白血球数の増加が，胸部X線写真では，肺浸潤影が認められる。

肺炎は主に，市中肺炎(community-acquired pneumonia：CAP)と，院内肺炎(hospital-acquired pneumonia：HAP)の2つに分けられる。名前からわかるように，これらは病原体をどこで獲得したかで区別される。典型的には，市中肺炎はおのおのの住居にて発症するものであり，院内肺炎は入院中の患者に発症するものである。この区別は，いずれの環境下で肺炎に罹患したかによって，その原因となりうる原因菌と最適なエンピリック治療がだいたいわかるので，重要である。

市中肺炎(CAP)

市中肺炎は，定型肺炎と非定型肺炎に分類される。これらの分類は，肺炎の原因菌と結びつけて理解するには便利であるが，臨床所見，現症にて，両者には重なる部分も多く，厳密に区別することは困難であり，治療の決定には必ずしも有用とはいえない。

定型肺炎は通常，急な発熱，悪寒，胸膜炎性胸痛，痰を伴う咳で発症する。好発年齢は50歳以上である。胸部X線写真では，肺葉または肺区域に一致した浸潤影が認められる。肺炎球菌(*Streptococcus pneumoniae*)やインフルエンザ菌(*Haemophilus influenzae*)が，定型肺炎のよくみる原因菌である。その他の好気性グラム陰性桿菌や黄色ブドウ球菌(*Staphylococcus aureus*)は，あまり一般的ではない(**表16-1**)。

それに対して，非定型肺炎は，軽い鼻水，咽頭痛で始まり，あまり重症でなく，咳は痰を伴わないことが多い。好発年齢は定型肺炎よりも若年であることが多く，胸部X線写真では，肺葉または亜区域の浸潤影ではなく，間質性陰影の所見があるかもしれない。レジオネラ(*Legionella*)属，肺炎マイコプラズマ(*Mycoplasma pneumoniae*)，クラミジア・ニューモニアエ(*Chlamydia pneumoniae*)が，非定型肺炎のよくみる原因菌である(**表16-1**)。さらに，インフルエンザのようなウイルス感染症も，非定型肺炎を起こす。

市中肺炎の最適なエンピリック治療は，いまだ定まっていないが，最も頻度の高い原因菌と，患者の素因と疾患の重症度を踏まえて決定する[*1](**図16-1**，**表16-2**)。

＊1 **訳注**：肺炎の重症度は，PORT(米国感染症学会の基準)，CURB-65(英国呼吸器学会の基準)，A-DROP(日本呼吸器学会の基準)などを参考にするとよい。

表16-1 市中肺炎の原因菌

原因菌	発生率
肺炎球菌(*Streptococcus pneumoniae*)	36～42%
インフルエンザ菌(*Haemophilus influenzae*)	9～40%
肺炎マイコプラズマ(*Mycoplasma pneumoniae*)	2～19%
クラミジア・ニューモニアエ(*Chlamydia pneumoniae*)	0～10%
レジオネラ(*Legionella*)属	1～ 4%
その他の好気性グラム陰性桿菌	7～34%

Gadsby NJ, Russell CD, McHugh MP, et al. Comprehensive molecular testing for respiratory pathogens in community-acquired pneumonia. *Clin Infect Dis*. 2016 ; 62 : 817–823およびJones RN. Microbial etiologies of hospital-acquired bacterial pneumonia and ventilator-associated bacterial pneumonia. *Clin Infect Dis*. 2010 ; 51(suppl 1) : 581–587.

軽症患者で外来で加療可能な場合，基礎疾患その他，ペニシリン耐性肺炎球菌感染のリスクがない限りは，専門家は経口マクロライド系抗菌薬(**アジスロマイシン**, **クラリスロマイシン**, **エリスロマイシン**)や**ドキシサイクリン**を推奨している。もしリスクがある場合，治療は(1) 肺炎球菌に対する活性をもつキノロン系抗菌薬(**モキシフロキサシン**, **レボフロキサシン**, **gemifloxacin**)か，(2) 経口βラクタム薬(**アモキシシリン**, **アモキシシリン・クラブラン酸**, **セフロキシム**)の高用量投与に，マクロライド系抗菌薬(**アジスロマイシン**, **クラリスロマイシン**, **エリスロマイシン**)を加えるべきである。マクロライド系とドキシサイクリンは非定型病原体，インフルエンザ菌や一部の肺炎球菌にも効果がある。対照的に，βラクタム薬の強みは

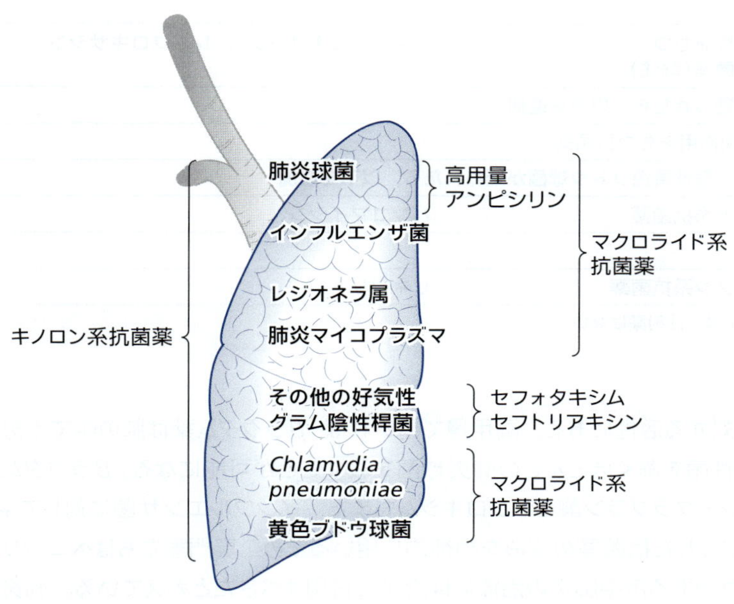

図16-1 市中肺炎の治療に有効な薬剤

表16-2 市中肺炎のエンピリック抗菌療法

抗菌薬の分類	抗菌薬
軽症(外来治療)	
もともと健康(ペニシリン耐性肺炎球菌のリスクがない)	
経口マクロライド系抗菌薬	アジスロマイシン，クラリスロマイシン，エリスロマイシン
または	
経口テトラサイクリン系抗菌薬	ドキシサイクリン
ペニシリン耐性肺炎球菌の危険因子がある	
経口キノロン系抗菌薬	モキシフロキサシン，レボフロキサシン，gemifloxacin
または	
経口βラクタム薬大量投与	アモキシシリン，アモキシシリン・クラブラン酸，セフロキシム
加えて	
経口マクロライド系抗菌薬	アジスロマイシン，クラリスロマイシン，エリスロマイシン
中等症(一般病棟における入院治療)	
キノロン系抗菌薬	モキシフロキサシン，レボフロキサシン
または	
マクロライド系抗菌薬	アジスロマイシン，クラリスロマイシン，エリスロマイシン
加えて	
βラクタム薬	セフォタキシム，セフトリアキソン，高用量アンピシリン
重症(ICUにおける入院治療)	
βラクタム薬	セフォタキシム，セフトリアキソン，高用量アンピシリン・スルバクタム
+(以下のいずれか)	
マクロライド系抗菌薬(静注)	アジスロマイシン
または	
抗肺炎球菌活性をもつキノロン系抗菌薬(静注)	モキシフロキサシン*，レボフロキサシン
もし緑膿菌が疑われたら，以下を追加	
2剤の抗緑膿菌作用をもつ抗菌薬	
もしメチシリン耐性黄色ブドウ球菌が疑われたら，以下を追加	
グリコペプチド系抗菌薬	バンコマイシン
または	
オキサゾリジノン系抗菌薬	リネゾリド

* 訳注：日本には，注射薬はない。

肺炎球菌に対する活性にある。高用量で用いれば，βラクタム薬は肺の中で十分な濃度に達し，高度耐性菌を除くほとんどの肺炎球菌を殺すことが可能になる。βラクタム抗菌薬のアモキシシリン・クラブラン酸とセフロキシムもまた，インフルエンザ菌に対して素晴らしい活性をもつ。こうした抗菌薬の強みを相補的に用いるため，専門家たちはペニシリン耐性肺炎球菌のリスクがある市中肺炎の治療には両剤を併用すべきだと考えている。肺炎球菌に効果のある経口キノロンもペニシリン耐性肺炎球菌，インフルエンザ菌，非定型菌にとても効果があり，薬剤耐性肺炎球菌の懸念がある場合の，外来での市中肺炎の治療に効果的である。もちろん，キノロン系やドキシサイクリンは小児に用いてはならない*2。

入院が必要な中等度の市中肺炎は，注射薬で治療することが一般的である。(1) マクロライド系静注抗菌薬（**アジスロマイシン**，**クラリスロマイシン***3，**エリスロマイシン**）とβラクタム薬（**セフォタキシム**，**セフトリアキソン**，高用量の**アンピシリン**）の併用，または(2) 抗肺炎球菌活性をもつキノロン系静注抗菌薬（**モキシフロキサシン***3，**レボフロキサシン**）の単剤療法が推奨される。以上の治療は，（大部分のペニシリン耐性株を含む）肺炎球菌，インフルエンザ菌，レジオネラ属や非定型菌に有効である。

集中治療室(ICU)への入室が必要な重篤な市中肺炎では，βラクタム薬（**セフォタキシム**，**セフトリアキソン**，**アンピシリン・スルバクタム**）と，**アジスロマイシン**か抗肺炎球菌活性をもつキノロン系静注抗菌薬（**モキシフロキサシン***3，**レボフロキサシン**）の併用で治療すべきである。緑膿菌感染の危険因子をもつ患者の場合（たとえば，気管支拡張症の既往，ステロイド使用歴，広域抗菌薬の使用歴），2種類の抗緑膿菌活性をもつ抗菌薬を用いるべきである。同様に，市中獲得型メチシリン耐性黄色ブドウ球菌(methicillin-resistant *Staphylococcus aureus*：MRSA)の危険因子があれば，適切な抗ブドウ球菌活性をもつ抗菌薬（**バンコマイシン**，**リネゾリド**）が追加されなければならない。

院内肺炎(HAP)

気管内チューブがあると，肺にもともとある防御機能は低下し，人工呼吸下にある患者の感染が促される。だから，院内肺炎(HAP)患者の80%が「人工呼吸器関連肺炎(ventilator-associated pneumonia：VAP)」であるのは驚きではない。この肺炎は気管内挿管後48時間以上経って発症する肺炎と定義される。VAPのよくある原因はCAPのそれとは違う。たとえば，黄色ブドウ球菌，緑膿菌，アシネトバクター・バウマニー(*Acinetobacter baumanii*)，そして腸内細菌科などだ（**表16-3**）。

VAPで（例：原因菌に抗菌活性のないような）不適切な治療は，たとえ培養結果が判明し

表16-3　人工呼吸器関連肺炎(VAP)の原因菌

原因菌	発生率
黄色ブドウ球菌	12～42%
緑膿菌	21～61%
アシネトバクター属	5～37%
腸内細菌科	5～19%

*2 **訳注**：日本では，マクロライド耐性肺炎球菌や，βラクタマーゼ非産生アンピシリン耐性インフルエンザ菌(β-lactamase nonproducing ampicillin resistant *Haemophilus influenzae*：BLNAR)など，米国とは異なった耐性菌事情があるため，この部分は注意して読む必要がある。

*3 **訳注**：日本には，注射薬はない。

表16-4 多剤耐性菌のリスクのある人工呼吸器関連肺炎(VAP)のエンピリックな抗菌療法

抗菌薬の分類	抗菌薬
メチシリン耐性黄色ブドウ球菌(MRSA)に活性をもつ抗菌薬	
グリコペプチド系抗菌薬	バンコマイシン
または	
オキサゾリジノン系抗菌薬	リネゾリド
+	
抗緑膿菌活性をもつβラクタム薬	
抗緑膿菌活性をもつペニシリン	タゾバクタム・ピペラシリン
または	
抗緑膿菌活性をもつセファロスポリン系抗菌薬	セフタジジム，セフェピム
または	
カルバペネム系抗菌薬	イミペネム，メロペネム
または	
モノバクタム系抗菌薬	アズトレオナム
+	
抗緑膿菌活性をもつ第2選択の抗菌薬	
キノロン系抗菌薬	シプロフロキサシン，レボフロキサシン
または	
アミノグリコシド系抗菌薬	アミカシン，ゲンタマイシン，トブラマイシン
または	
ポリペプチド系抗菌薬	コリスチン，ポリミキシンB

てから修正しても，死亡率の上昇に関係するため，初期のエンピリック治療の選択はきわめて重要である。明らかに，不適切な抗菌療法は多剤耐性菌が原因の感染のときに起きやすい。というのも，この細菌は，エンピリックに投与された抗菌薬にしばしば耐性だからである。よって，多剤耐性菌リスクのある患者では，そういうリスクがないときよりも，より効力の大きなエンピリックな抗菌薬レジメンで治療する。リスク因子としては，過去90日の静脈内抗菌薬の使用，敗血症性ショック，過去の急性呼吸窮迫症候群の既往，VAP発症前に5日以上入院していた，急な透析，多剤耐性菌のVAPがよく起きているICUに入院などだ。こうしたリスクのない患者なら，エンピリックな抗菌薬はメチシリン感受性黄色ブドウ球菌や緑膿菌をカバーするものを使う(例：タゾバクタム・ピペラシリンやセフェピム，イミペネム)。多剤耐性菌リスクのある患者のVAP治療はより複雑だ(**表16-4**と**図16-2**)。少なくとも3つの異なるクラスの抗菌薬の併用が推奨される。どれか1つでも，こうした高度耐性菌に有効である可能性を最大化するためだ。レジメンとしては，MRSAに有効なグリコペプチド(バンコマイシン)かオキサゾリジノン(リネゾリド)を加えること。緑膿菌などグラム陰性菌に対して2種類，抗菌薬を用いることも推奨される。最初のグラム陰性菌狙いは，以下から選ぶ。抗緑膿菌ペニシリン(タゾバクタム・ピペラシリン)，抗緑膿菌セファロスポリン(**セフタジジム**，

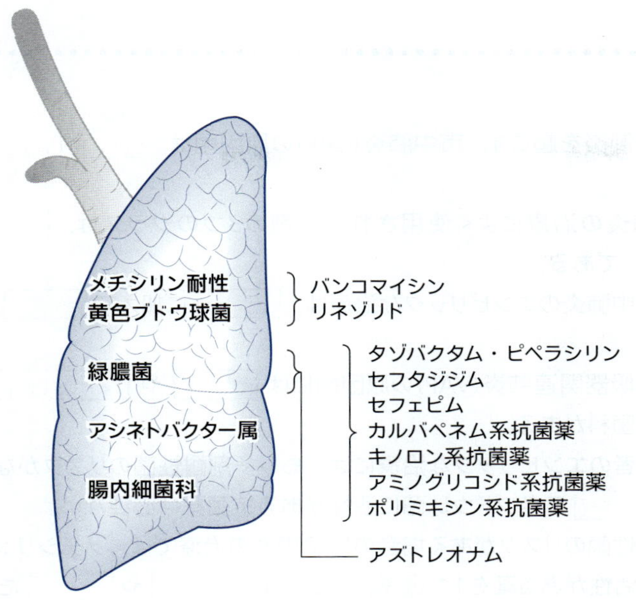

図16-2 早期発症の院内肺炎の治療に有効な薬剤

セフェピム)，カルバペネム(**イミペネム**，**メロペネム**)，あるいはモノバクタム(**アズトレオナム**)。好ましい第2の抗緑膿菌作用をもつ抗菌薬としては，フルオロキノロン(**シプロフロキサシン**か**レボフロキサシン**)だ。アミノグリコシド(**アミカシン**，**ゲンタマイシン**，**トブラマイシン**)やポリミキシン(**コリスチン**，ポリミキシンB)を使ってもよい(**表16-4**，**図16-2**参照)。

最後に，このリストのなかから抗菌薬を選択するときに注意することをいくつか挙げておく。まず，抗菌薬の投与歴は参考になる。投与されたことのある抗菌薬は耐性であるリスクが高いため，最近は投与されていない薬剤を選択するのが最善である。次に，地域の感受性パターンは，薬剤選択の際に参考にすべきである。最後に，抗菌薬は薬剤アレルギーや副作用のリスクが最小限になるように選択すべきである。たとえば，可能なら，高齢者や慢性腎機能障害者へのアミノグリコシド系抗菌薬の長期使用は，腎毒性と耳毒性のため避けたほうがよい。

問題

1. 非定型肺炎を起こす，市中肺炎(CAP)の原因菌は，______，______，______である。
2. 市中肺炎の治療によく使用される薬剤の3つのクラスは，______，______，______である。
3. 重症市中肺炎のエンピリックな治療は，______に加えて______か______を用いる。
4. 人工呼吸器関連肺炎(VAP)の原因菌には______や______，______，そして腸内細菌科がある。
5. VAP患者のエンピリックな治療には，もし多剤耐性菌のリスクがなければ，メチシリン______黄色ブドウ球菌に活性がある抗菌薬は必要ない。
6. 多剤耐性菌のリスクがある場合のVAP患者の治療では，メチシリン耐性黄色ブドウ球菌に活性がある薬を1つ選ぶ。たとえば，______や______だ。

文献

Kalil AC, Metersky ML, Klompas M, et al. Executive summary: management of adults with hospital-acquired and ventilator-associated pneumonia: 2016 clinical practice guidelines by the Infectious Diseases Society of America and the American Thoracic Society. *Clin Infect Dis*. 2016;63:575–582.

Mandell LA, Wunderink RG, Anzueto A, et al. Infectious Diseases Society of America/American Thoracic Society consensus guidelines on the management of community-acquired pneumonia in adults. *Clin Infect Dis*. 2007;44(Suppl 2):S27–S72.

Waterer GW, Rello J, Wunderink RG. Management of community-acquired pneumonia in adults. *Am J Respir Crit Care Med*. 2011;183:157–164.

17章 尿路感染症

尿路は体内と外部環境をつなぐ入り口であり，しばしば感染症の原因菌の侵入口となる。毎年，女性の10％が尿路感染症を起こすというデータからも，この部分が解剖学的な弱点であることがわかる。尿路感染症は，尿道や膀胱のみ侵す軽症のものもあり，これを**急性膀胱炎**と呼ぶ。腎臓にまで感染が波及すると，より重篤な疾患である腎盂腎炎となる。急性細菌性膀胱炎は，排尿時痛，頻尿，血尿が主な症状である。発熱，悪寒，悪心，嘔吐，側腹部痛がある場合には，腎盂腎炎が示唆される。検査所見では，膿尿，血尿，細菌尿が認められる。

尿路感染症は，「単純性」と「複雑性」に分類される。単純性尿路感染症は，若く，健康な，妊娠していない女性に起こるものである。以上に該当しないすべての尿路感染症は，複雑性尿路感染症である。典型的な複雑性尿路感染症は，糖尿病や尿路の構造異常をもっていたり，入院中の患者に起こるものである。単純性と複雑性を区別することは，原因菌の抗菌活性スペクトラムや治療期間に違いが生じるため重要である。

急性単純性膀胱炎と腎盂腎炎では，原因菌は容易に推定可能であり，大部分は大腸菌(*Escherichia coli*)が原因菌である(**表17-1**，**図17-1**，**2**)。腐生ブドウ球菌(*Staphylococcus*

表17-1　尿路感染症の原因菌

原因菌	発生率
単純性	
大腸菌(*Escherichia coli*)	53～79％
プロテウス・ミラビリス(*Proteus mirabilis*)	4～ 5％
腐生ブドウ球菌(*Staphylococcus saprophyticus*)	3％
クレブシエラ(*Klebsiella*)属	2～ 3％
その他の腸内細菌科(*Enterobacteriaceae*)	3％
複雑性	
大腸菌	26～29％
腸球菌(enterococci)	13～17％
緑膿菌(*Pseudomonas aeruginosa*)	9～16％
クレブシエラ属	8～10％
その他の腸内細菌科	9～11％

Bronsema DA, Adams JR, Pallares R, et al. Secular trends in rates and etiology of nosocomial urinary tract infections at a university hospital. *J Urol*. 1993；150：414–416；Gaynes R, Edwards JR. Overview of nosocomial infections caused by gram-negative bacilli. *Clin Infect Dis*. 2005；41：848–854；Goldstein FW. Antibiotic susceptibility of bacterial strains isolated from patients with community-acquired urinary tract infections in France. Multicentre Study Group. *Eur J Clin Microbiol Infect Dis*. 2000；19：112–117；Kahlmeter G. An international survey of the antimicrobial susceptibility of pathogens from uncomplicated urinary tract infections：the ECO.SENS Project. *J Antimicrob Chemother*. 2003；51：69–76.

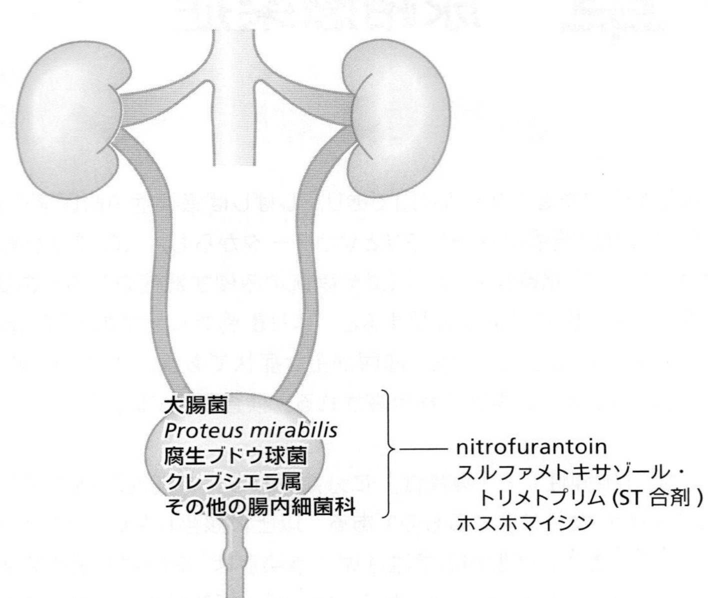

図17-1　**急性単純性膀胱炎の治療に有効な薬剤**

saprophyticus)，プロテウス・ミラビリス(*Proteus mirabilis*)，クレブシエラ(*Klebsiella*)属，その他の腸内細菌科も検出されることがある。最近の入院歴などがなければ，これらの市中感染菌は通常，大部分の抗菌薬に感受性がある。複雑性尿路感染症では，緑膿菌(*Pseudomonas aeruginosa*)，エンテロバクター(*Enterobacter*)属，セラチア(*Serratia*)属，シトロバクター(*Citrobacter*)属，黄色ブドウ球菌(*Staphylococcus aureus*)のような，より抗菌薬に耐性をもつ原因菌が検出される傾向にある。腸球菌(enterococci)も同様である(**表17-1**，**図17-3**)。

急性単純性膀胱炎治療の推奨されるエンピリックな抗菌薬は，5日間の**nitrofurantoin**である(**表17-2**)。3日間の経口**スルファメトキサゾール・トリメトプリム(ST合剤)**はかつては第1選択薬であった。しかし，耐性菌が増加し，本薬は尿路感染症の原因菌耐性率が20%を超えない地域で，過去3か月に尿路感染の治療に本薬が使用されていなかった場合にのみ推奨される。ある程度効果は低いが，単回使用の古い抗菌薬，ホスホマイシンを使うこともできる。大腸菌やその他の腸内細菌科や，*S. saprophyticus*といったこういう感染を起こす多くの菌に活性がある。

単純性腎盂腎炎の原因菌は，単純性膀胱炎と同様である(**図17-2**)。しかしながら，nitrofurantoinは腎盂腎炎関連菌血症の治療に必要な血中濃度を達成することはなく，ST合剤耐性菌による腎盂腎炎の不適切な治療のもたらす結果は大きいため，治療の推奨は異なったものになる。治療は，重症度によって，軽症なら経口治療，重症の場合は静注治療が推奨される(**表17-2**)。耐性や安全性が今や懸念材料であるが，軽症では，経口キノロン系抗菌薬(**シプロフロキサシン**，**レボフロキサシン**)がよく使用されるエンピリック治療であった。重症の場合，静注キノロン系抗菌薬(**シプロフロキサシン**，**レボフロキサシン**)，アミノグ

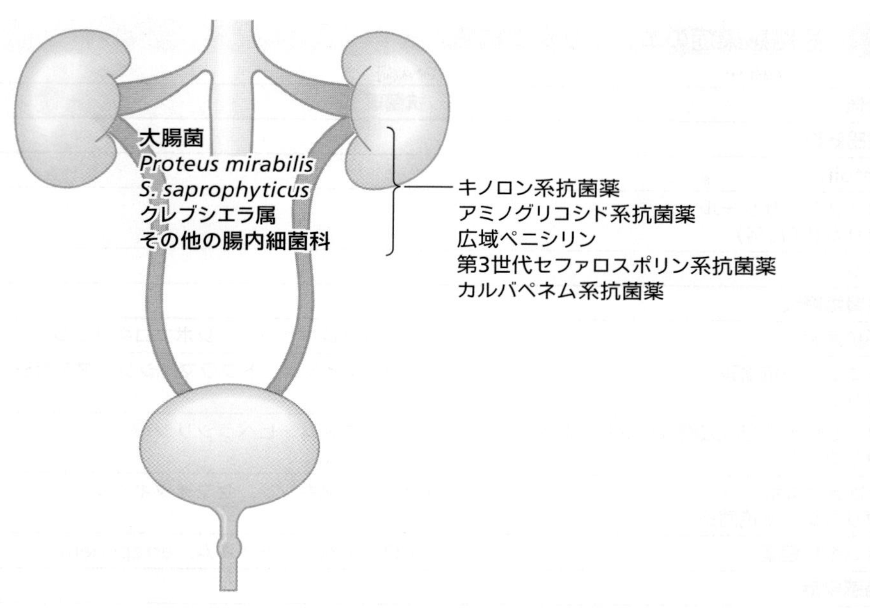

図 17-2　**単純性腎盂腎炎の治療に有効な薬剤**

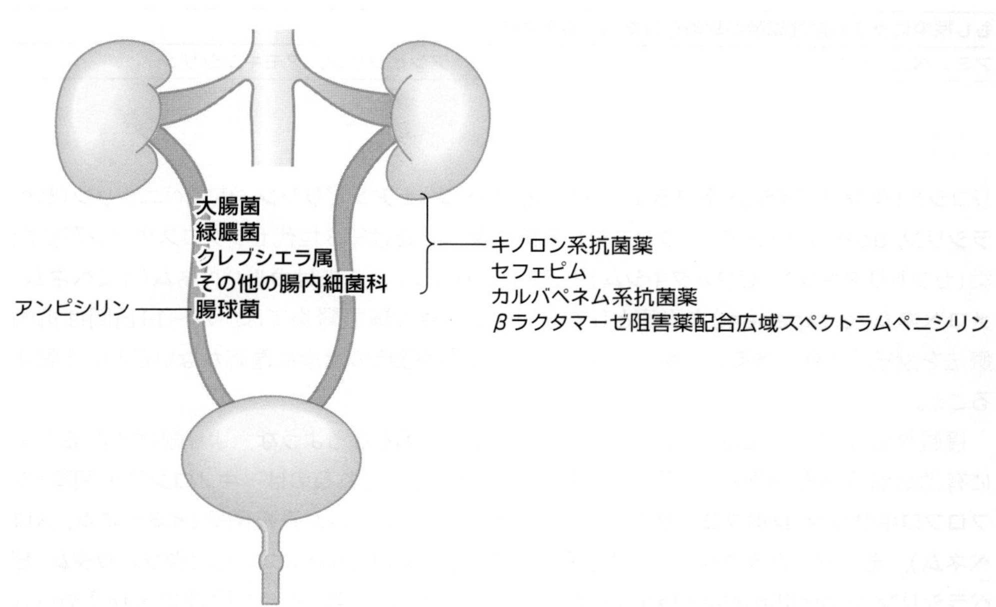

図 17-3　**複雑性尿路感染症の治療に有効な薬剤**

表17-2 尿路感染症のエンピリック抗菌療法

抗菌薬の分類	抗菌薬
急性単純性膀胱炎	
nitrofurantoin	
経口スルファメトキサゾール・トリメトプリム(ST合剤)	
ホスホマイシン	
急性単純性腎盂腎炎	
キノロン系抗菌薬	シプロフロキサシン，レボフロキサシン
アミノグリコシド系抗菌薬±アンピシリン	ゲンタマイシン，トブラマイシン，アミカシン
βラクタマーゼ阻害薬配合広域スペクトラムペニシリン±アミノグリコシド	タゾバクタム・ピペラシリン
第3世代セファロスポリン±アミノグリコシド系抗菌薬	セフトリアキソン，セフォタキシム
カルバペネム系抗菌薬	メロペネム，イミペネム，ertepenem
複雑性尿路感染症	
キノロン系抗菌薬	シプロフロキサシン，レボフロキサシン
第4世代セファロスポリン	セフェピム
カルバペネム系抗菌薬	イミペネム，メロペネム
βラクタマーゼ阻害薬配合広域スペクトラムペニシリン	タゾバクタム・ピペラシリン，ticarcilln-clavulanate
もし尿中にグラム陽性球菌が認められたら，以下を追加	
アミノペニシリン	アンピシリン，アモキシシリン

リコシド(**ゲンタマイシン**，**トブラマイシン**，**アミカシン**)±**アンピリシン**，広域ペニシリン(**ピペラシリン**，ticarcillin)±アミノグリコシド系抗菌薬，または第3世代セファロスポリン系抗菌薬(**セフトリアキソン**，**セフォタキシム**)±アミノグリコシド，またはカルバペネム(**イミペネム**，**メロペネム**，ertapenem)を治療として選択する。急性腎盂腎炎では，7～14日間は抗菌療法を継続すべきである。モキシフロキサシンは尿路感染の治療に適応がないことに注意すること。

複雑性尿路感染症には，時にこれらの感染症の原因となるような，より耐性である細菌に有効な治療薬を選択する(**図17-3**，**表17-2**)。よく用いられるのは，キノロン系抗菌薬(**シプロフロキサシン**，**レボフロキサシン**)，**セフェピム**，カルバペネム系抗菌薬(**イミペネム**，**メロペネム**)，それからβラクタマーゼ阻害薬配合広域スペクトラムペニシリン(**タゾバクタム・ピペラシリン**，ticarcillin-clavulanate)である。尿のグラム染色でグラム陽性球菌が認められた場合は，腸球菌が疑われるため，**アンピシリン**や**アモキシシリン**が加えられねばならない。薬剤耐性菌に対して抗菌活性のある治療は，7～14日以上，続けるのが一般的である。

問題

1. 急性単純性膀胱炎の原因菌で最も多いのは［　　　］(菌)である。
2. 若年健常女性，かつ妊娠していない場合の急性膀胱炎のエンピリック治療に推奨されているのは［　　　］か［　　　］か［　　　］である。
3. 複雑性尿路感染症(UTI)で，尿中にグラム陽性球菌が確認できたとき，原因菌として，［　　　］(菌)が疑われる。
4. 糖尿病などの基礎疾患のある患者，尿路の構造異常をもつ患者，入院中の患者，広範囲の細菌による感染症に罹りやすいような他の要素のある患者に生じるUTIを［　　　］と呼ぶ。
5. 複雑性UTIは，［　　　］または［　　　］，［　　　］，［　　　］といった抗菌薬で治療する。

文献

Bagshaw SM, Laupland KB. Epidemiology of intensive care unit-acquired urinary tract infections. *Curr Opin Infect Dis*. 2006;19:67–71.

Barber AE, Norton JP, Spivak AM, et al. Urinary tract infections: current and emerging management strategies. *Clin Infect Dis*. 2013;57:719–724.

Gupta K, Hooton TM, Naber KG, et al. International clinical practice guidelines for the treatment of acute uncomplicated cystitis and pyelonephritis in women: A 2010 update by the Infectious Diseases Society of America and the European Society for Microbiology and Infectious Diseases. *Clin Infect Dis*. 2011;52:e103–e120.

Hooton TM. Clinical practice. Uncomplicated urinary tract infection. *N Engl J Med*. 2012;366:1028–1037.

Rubenstein JN, Schaeffer AJ. Managing complicated urinary tract infections: the urologic view. *Infect Dis Clin North Am*. 2003;17:333–351.

18章 骨盤内炎症性疾患

骨盤内炎症性疾患(pelvic inflammatory disease：PID)は，性的接触により感染した病原体の侵入を防ぐ女性生殖器の防御メカニズムが，不幸にも次から次へと破綻することにより発症する。PIDは，子宮頸管から子宮内に進展し，次いで卵管，卵巣，腹膜へ進展する。炎症の持続は，不妊症や子宮外妊娠の原因となる骨盤内臓器の膿瘍形成や瘢痕化を促すこともある。

典型的なPIDの患者は，不正性器出血，性交痛，腟分泌物，下腹部痛，発熱，悪寒を訴える。身体所見では，発熱，頸管や腟からの異常な粘液膿性分泌物，子宮付属器の圧痛，頸部の可動痛が認められる。検査所見では，末梢血白血球数の増加，腟分泌物における白血球の出現，赤沈の亢進やCRP(C反応性タンパク：C-reactive protein)の上昇が認められる。

PIDの病因は，性感染症の原因になる細菌と，正常細菌叢，特に嫌気性菌の混合感染で起こり，通常は複数菌感染である(**表18-1**，**図18-1**)。性感染症の原因菌としてPIDに関与する細菌では，淋菌(*Neisseria gonorrhoeae*)，クラミジア・トラコマティス(*Chlamydia trachomatis*)が最も多い。PID患者の腟分泌物からは，大腸菌(*Escherichia coli*)，ガルドネレラ・バギナリス(*Gardnerella vaginalis*)，インフルエンザ菌(*Haemophilus influenzae*)，B群レンサ球菌のような通性菌に加え，バクテロイデス(*Bacteroides*)属やペプトストレプトコッカス(*Peptostreptococcus*)属のような嫌気性菌がしばしば検出される。これらのどの細菌がPIDへの進展に関係しているのかは明らかになっていない。

PIDのエンピリック治療は，想定される広範囲の原因菌と，疾患の重症度を考えて決定しなければならない(**表18-2**，**図18-1**)。エンピリック治療は，淋菌と*Chlamydia trachomatis*に対して有効な治療であるべきである。PIDにおける嫌気性菌の関与は，意見の分かれるところであるが，嫌気性菌に対しても治療が必要と感じている専門家もいる。軽症から中等症の患者では，経口抗菌薬で外来治療を行うべきである。筋注セファロスポリンの単回投与(たとえば，**セフトリアキソン**，cefoxitinとプロベネシドの併用，**セフォタキシム**)に加え，ドキシサイクリン±**メトロニダゾール**の経口，14日間が推奨される(cefoxitinに対するプロベネシドの同時投与は，cefoxitinの排出を遅延させ，治療濃度域を延長させる)。重症の患者は入院させ，静注抗菌薬で治療を開始すべきである。初期治療の処方として一般的なのは，(1) 嫌

表18-1　骨盤内炎症性疾患の原因菌

原因菌	発生率
淋菌(*Neisseria gonorrhoeae*)	27～56%
クラミジア・トラコマティス(*Chlamydia trachomatis*)	22～31%
通性嫌気性菌	20～78%

Jossens MO, Schachter J, Sweet RL. Risk factors associated with pelvic inflammatory disease of differing microbial etiologies. *Obstet Gynecol*. 1994；83：989–997；Sweet RL. Role of bacterial vaginosis in pelvic inflammatory disease. *Clin Infect Dis*. 1995；20(Suppl 2)：S271–S275.

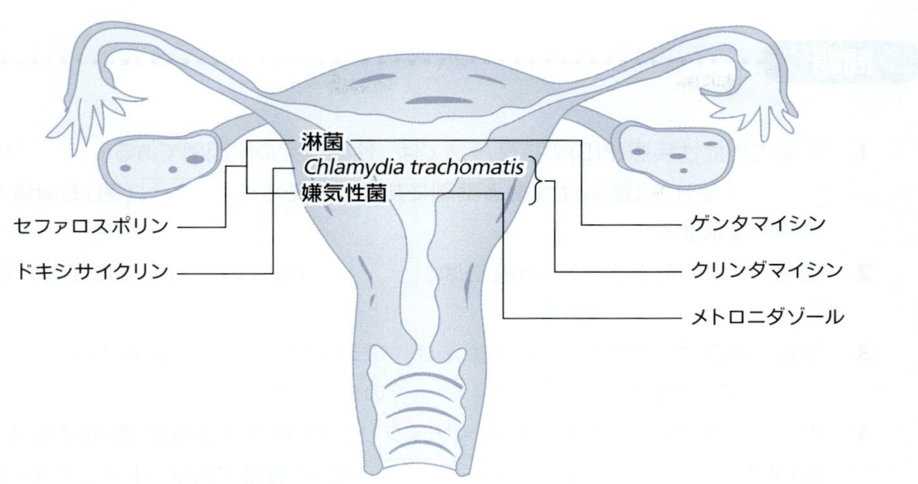

図18-1 骨盤内炎症性疾患の治療に有効な薬剤

気性菌に抗菌活性のあるセファロスポリン系抗菌薬(たとえば，cefotetan，cefoxitin)と**ドキシサイクリン**の併用か，(2) **クリンダマイシン**と**ゲンタマイシン**の併用である。ゲンタマイシンはグラム陰性菌である淋菌に対し有効であり，クリンダマイシンは*Chlamydia trachomatis*と多くの嫌気性菌にある程度有効であることが後者の組み合わせの理由であるので，(2)の組み合わせは有効である。静注抗菌薬による治療は，臨床症状の軽快後，24時間で中止可能であるが，治療は，経口薬(ドキシサイクリンかクリンダマイシン)と合わせて合計14日間，行う。

表18-2 骨盤内炎症性疾患のエンピリック抗菌療法

軽症から中等症	
筋注セファロスポリン系抗菌薬の単回投与	セフトリアキソン，cefoxitin＋プロベネシド，セフォタキシム
＋経口ドキシサイクリン	
±経口メトロニダゾール	
重症[a]	
セファロスポリン系抗菌薬	cefotetan，cefoxitin
＋ドキシサイクリン	
または	
クリンダマイシン	
＋アミノグリコシド系抗菌薬	ゲンタマイシン

a 静注抗菌薬による治療は，臨床症状の軽快後，24時間で中止可能であるが，治療は，経口薬(ドキシサイクリンかクリンダマイシン)と合わせて合計14日間，行う。

問題

1. 骨盤内炎症性疾患(PID)の抗菌療法では，性感染症の原因菌である ＿＿＿ (菌)や ＿＿＿ (菌)に抗菌活性がある薬剤に加え，おそらく ＿＿＿ (菌)も治療できる薬剤を選択する。
2. 軽度のPIDに対する2つの治療法は，＿＿＿ の筋注の単回投与に加え，経口の ＿＿＿ ± ＿＿＿ である。
3. 重症のPIDに対する2つの抗菌療法は，嫌気性菌へ抗菌活性のある(1) ＿＿＿ と ＿＿＿ の併用，(2) ＿＿＿ と ＿＿＿ の併用である。
4. PIDに対するcefotetanとドキシサイクリンの併用による抗菌療法において，cefotetanは ＿＿＿ (菌)に加え ＿＿＿ (菌)に有効であり，ドキシサイクリンは ＿＿＿ に有効である。

文献

Brunham RC, Gottlieb SL, Paavonen J. Pelvic inflammatory disease. *N Engl J Med*. 2015;372:2039–2048.

Bugg CW, Taira T. Pelvic inflammatory disease: diagnosis and treatment in the emergency department. *Emerg Med Pract*. 2016;18:1–24.

Ross JD. Pelvic inflammatory disease: how should it be managed? *Curr Opin Infect Dis*. 2003;16:37–41.

Workowski KA, Bolan GA. Sexually transmitted diseases treatment guidelines, 2015. *MMWR Recomm Rep*. 2015;64:1–137.

19章 髄膜炎

細菌の毒性の猛威は，急性細菌性髄膜炎において最も顕著に発揮されるといっては言いすぎか。この疾患は急速に進展することが多い。抗菌療法なくしては間違いなく致死的な経過をとる。現代医療の高度な診断技術や非常に強力な抗菌薬を駆使したとしても，急性細菌性髄膜炎の成人患者のだいたい4人に1人は死亡する。この疾患に対して抗菌薬選択の失敗が許容される余地はほとんどない。

急性細菌性髄膜炎は，頭痛，発熱，頸部硬直，意識状態の変化，羞明，悪心，嘔吐，けいれんが現れる。身体所見では，項部硬直が認められることが多く，時には神経障害も伴う。脳脊髄液の検査は，緊急迅速診断検査として重要である。細菌性髄膜炎の患者の脳脊髄液所見では，白血球数の増加，タンパク質濃度の上昇，糖値の低下が認められる。さらに，脳脊髄液のグラム染色では，細菌が認められることが多い。

急性髄膜炎を起こす典型的な細菌は，患者の年齢により異なる(**表19-1**)。新生児では，ストレプトコッカス・アガラクティアエ(*Streptococcus agalactiae*)，大腸菌(*Escherichia coli*)が大多数を占める。今日では，インフルエンザ菌b型(*Haemophilus influenzae* type B：Hib)ワクチンが広く使用されているため，小児から分離される細菌で最も頻度が高いものは，肺炎球菌(*S. pneumoniae*)と髄膜炎菌(*Neisseria meningitidis*)となった[*1]。肺炎球菌は高齢者で最も頻度の高い原因菌となるのに対して，髄膜炎菌は年長児と若年成人で急性細菌性髄膜炎の主な原因菌となる。リステリア菌(*Listeria monocytogenes*)は，少数の新生児と高齢者，免疫不全者で，急性細菌性髄膜炎の原因菌となる。好気性グラム陰性桿菌もまた，高齢者で原因菌となる。

急性細菌性髄膜炎の病態生理を理解することは，正しい治療薬の選択の助けとなる。この疾患では，抗体や補体を欠くことの多い脳脊髄液の中で細菌は増殖する。この免疫反応

＊1 **訳注**：日本では，インフルエンザ菌は，依然として小児の髄膜炎の重要な原因菌である。

表19-1 急性細菌性髄膜炎の原因菌

細菌	発生率
肺炎球菌(*Streptococcus pneumoniae*)	58～72%
ストレプトコッカス・アガラクティアエ(*Streptococcus agalactiae*)	1～18%
髄膜炎菌(*Neisseria meningitidis*)	11～14%
インフルエンザ菌	3～ 7%
リステリア菌(*Listeria monocytogenes*)	3～ 5%

Thigpen MC, Whitney CG, Messonnier NE, et al. Bacterial meningitis in the United States, 1998–2007. *N Engl J Med*. 2011 ; 364 : 2016–2025およびBijlsma MW, Brouwer MC, Kasanmoentalib ES, et al. Community-acquired bacterial meningitis in adults in the Netherlands, 2006-14 : a prospective cohort study. *Lancet Infect Dis*. 2016 ; 16 : 339–347.

の欠損のために，細菌の増殖を抑えるにすぎない抗菌薬(つまり，静菌性抗菌薬)は，治療に不十分である。細菌を殺し，脳脊髄液を無菌化する抗菌薬(つまり，殺菌性抗菌薬)でなければならない。また，抗菌薬は効果的に血液脳関門を越え，脳脊髄液において殺菌するために十分な濃度に到達している必要がある。以上の理由で，多くの抗菌薬は，他の感染症に比較して，髄膜炎患者では高用量で投与される。さらに，細菌性髄膜炎で起こる組織傷害の大部分は，髄膜と脳脊髄液の中の大量の細菌により引き起こされた炎症の結果と考えられる。この炎症反応は，殺菌性抗菌薬に初めて曝露されたときに生じる細菌の急速な細胞崩壊により，増強されるかもしれない。この反応を抑えるために，状況によっては，抗菌薬とともに副腎皮質ステロイドを投与することが推奨されることもある*2。

脳脊髄液の診断的なグラム染色を得ることができない場合には，急性細菌性髄膜炎の抗菌療法は，エンピリックに開始しなければならない(**表19-2**，**図19-1**)。第3世代セファロスポリン(**セフォタキシム**，**セフトリアキソン**)は脳脊髄液移行性がよく，殺菌性であり，かつ肺炎球菌や髄膜炎菌，インフルエンザ菌の多くの株に有効であるため，多くのエンピリック抗菌療法において中心を担う薬剤である。しかし，一部の肺炎球菌はセファロスポリンに耐性である。セファロスポリンは肺内では高い濃度に達するため，最も耐性であるものを除いたすべての耐性株による肺炎には効果があるが，脳脊髄液では中等度耐性株を殺菌するのに十分な濃度に達しない。このため，最近では，急性細菌性髄膜炎のエンピリック治療として，セファロスポリン系抗菌薬に**バンコマイシン**を加えることが推奨されている。**アンピシリン**は，*L. monocytogenes*と*S. agalactiae*をカバーするため，生後3か月未満の乳児と50歳を超える成人で加えるべきである(*L. monocytogenes*は，バンコマイシンが無効なグラム陽性菌というまれな存在であり，アンピシリンが有効であることに注意)。脳外科手術後の患者，脳脊髄液シャントのある患者，高用量のステロイド投与を受けている患者のような免疫不全者が髄膜炎を起こした場合は，ブドウ球菌や抗菌薬耐性のグラム陰性桿菌までカバーすべきである。

生後3か月未満の乳児では，脳脊髄液のグラム染色所見は診断的ではないことが多いため，これらの患者はすべて，培養結果がわかるまで，少なくとも第3世代セファロスポリンとバンコマイシンを投与すべきである。一方，成人では，脳脊髄液のグラム染色所見は，急性細菌性髄膜炎の初期の抗菌薬選択の際に参考になる。殺菌性と効率的な脳脊髄液移行が要求されるため，細菌性髄膜炎の治療に適した抗菌薬は限られる(**表19-3**)。成人で脳脊髄液中にグラム陽性双球菌を認めた場合は，肺炎球菌が示唆されるため，ペニシリン耐性株に対しても確実に有効な第3世代セファロスポリン(**セフォタキシム**，**セフトリアキソン**)と**バンコマイシン**で治療を開始すべきである。生後3か月未満の乳児で，脳脊髄液中にグラム陽性球菌を認めた場合は，*S. agalactiae*が示唆されるため，**アンピシリン**と**ゲンタマイシン**を投与すべきである。グラム陰性双球菌であれば，髄膜炎菌を示唆する。通常は**セフトリアキソン**や**セフォタキシム**で治療するが，多くの株は**ペニシリンG**や**アンピシリン**に感受性を残す。小さい多形性のあるグラム陰性桿菌はインフルエンザ菌を示唆し，第3世代セファロスポリン(**セフォタキシム**，**セフトリアキソン**)で治療する。特に新生児で大型のグラム陰性桿菌を

＊2 **訳注：**日本では，髄膜炎菌の関与は比較的まれである。

表 19-2　急性細菌性髄膜炎のエンピリック抗菌療法(脳脊髄液のグラム染色所見が診断的でない場合)

抗菌薬の分類	抗菌薬
第3世代セファロスポリン	セフォタキシム，セフトリアキソン
＋	
グリコペプチド	バンコマイシン
もし年齢が生後3か月未満か50歳を超えるなら，以下を追加	
アミノペニシリン	アンピシリン
もし免疫不全者なら	
グリコペプチド	バンコマイシン
＋	
セファロスポリン	セフタジジム
±	
アミノペニシリン	アンピシリン

認めた場合，大腸菌が示唆されるため，第3世代セファロスポリン(**セフォタキシム**，**セフトリアキソン**)で治療する。グラム陽性桿菌を認めた場合，*L. monocytogenes* が示唆され，**ペニシリンG** か**アンピシリン**の使用が適切である。*L. monocytogenes* に対し，相乗的殺菌作用を期待して，**ゲンタマイシン**を加える専門家もいる。すべてのケースにおいて，ひとたび感受性が判明したならば，適切な治療に変更すべきである。

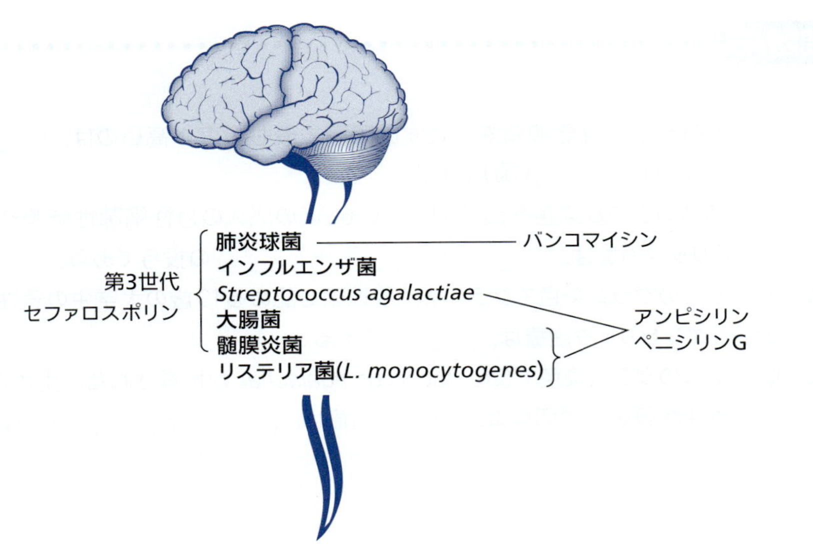

図 19-1　急性細菌性髄膜炎の治療に有効な薬剤

表19-3 急性細菌性髄膜炎の特異的抗菌療法(脳脊髄液のグラム染色所見に基づく)

抗菌薬の分類	抗菌薬
肺炎球菌	
第3世代セファロスポリン	セフォタキシム，セフトリアキソン
＋	
グリコペプチド系抗菌薬	バンコマイシン
髄膜炎菌	
第3世代セファロスポリン	セフォタキシム，セフトリアキソン
インフルエンザ菌	
第3世代セファロスポリン	セフォタキシム，セフトリアキソン
L. monocytogenes	
天然ペニシリン	ペニシリンG
または	
アミノペニシリン	アンピシリン
±	
アミノグリコシド系抗菌薬	ゲンタマイシン
Streptococcus agalactiae	
アミノペニシリン	アンピシリン
＋	
アミノグリコシド系抗菌薬	ゲンタマイシン
大腸菌	
第3世代セファロスポリン	セフォタキシム，セフトリアキソン

問題

1. 成人の急性細菌性髄膜炎を起こす原因菌で最も頻度が高いのは，[　　](菌)，[　　](菌)，[　　](菌)である。
2. 脳脊髄液のグラム染色が診断的でない65歳の成人の急性細菌性髄膜炎の適切なエンピリック治療は，[　　]＋[　　]＋[　　]の投与である。
3. 脳脊髄液のグラム染色でグラム陰性双球菌を認める19歳の大学生の急性髄膜炎の適切なエンピリック治療は，[　　]である。
4. 脳脊髄液のグラム染色で*Streptococcus agalactiae*が培養された，生後2か月の乳児の急性髄膜炎の適切なエンピリック治療は，[　　]＋[　　]である。

文献

Brouwer MC, McIntyre P, de Gans J, et al. Corticosteroids for acute bacterial meningitis. *Cochrane Database Syst Rev*. 2010;(9):CD004405.

Brouwer MC, Tunkel AR, van de Beek D. Epidemiology, diagnosis, and antimicrobial treatment of acute bacterial meningitis. *Clin Microbiol Rev*. 2010;23:467–492.

Tunkel AR, Hartman BJ, Kaplan SL, et al. Practice guidelines for the management of bacterial meningitis. *Clin Infect Dis*. 2004;39:1267–1284.

van de Beek D, Brouwer M, Hasbun R, et al. Community-acquired bacterial meningitis. *Nat Rev Dis Primer*. 2016;2:16074.

van Ettekoven CN, van de Beek D, Brouwer MC. Update on community-acquired bacterial meningitis: guidance and challenges. *Clin Microbiol Infect*. 2017;23:601–606.

20章 蜂窩織炎

攻撃する者を中に入れないようにするために，中世の城が強固な城壁をもっていたように，人体も皮膚という保護層で覆われている。これは細菌がより脆弱な深い組織へ到達することを防ぐために意外に効果的なのである。皮膚環境が，このバリアにより押しとどめられている微生物で満たされていることは，熱傷や外科の術創のような皮膚の切れ目に高率に感染症が起こることによってわかる。真皮に細菌が到達したときに皮下組織に起こる感染症で，よくあるものの1つが蜂窩織炎である。

蜂窩織炎のある患者には通常，しばしば進入路としての役割を果たしている創や切除創の周りに，発熱や，圧痛，熱感，紅斑，腫脹，皮膚の硬結などの局所の所見がみられる。なかには，重症になり，頻脈や低血圧などの全身毒性の徴候がみられる場合もある。

蜂窩織炎の原因菌は，感染部位と原因に関連する特異な曝露によって決まる。たとえば，創部の海水への曝露後の蜂窩織炎は，ビブリオ・バルニフィカス(*Vibrio vulnificus*)の関与を示唆する。糖尿病患者の下肢の潰瘍に関連する蜂窩織炎は，好気性グラム陽性菌，好気性グラム陰性菌，嫌気性菌の混合感染によって引き起こされる。しかし，免疫機能が正常な宿主に起こる大部分の蜂窩織炎は，表皮の傷や破損を通じて，皮膚の細菌が侵入する結果，起こる。したがって，特別な曝露の既往のない免疫機能が正常な者の単純な蜂窩織炎は通常，黄色ブドウ球菌(*Staphylococcus aureus*)，A群溶連菌(*Streptococcus pyogenes*)，またはその他のレンサ球菌によって引き起こされる(**表20-1**)。膿疱，膿瘍，膿汁のある蜂窩織炎だと黄色ブドウ球菌が原因である可能性が高い。

個々の患者の蜂窩織炎の原因菌を決定するのは困難なので，治療は通常，エンピリックになり，グラム陽性菌に対し強力な活性をもつ抗菌薬を用いる(**表20-2**，**図20-1**)。しかし，黄色ブドウ球菌とA群溶連菌の抗菌薬に対する耐性は増強しているため，治療の選択肢は複雑である。一般に，重症の場合は入院させ，静注投与による抗菌療法を行うべきであるが，軽症から中等症の場合は，外来にて経口抗菌薬で治療を行う。MRSAの可能性が低い場合は，点滴薬の適切な選択肢には，抗ブドウ球菌活性をもつペニシリン(nafcillin,

表20-1　蜂窩織炎の原因菌

原因菌	発生率
黄色ブドウ球菌(*Staphylococcus aureus*)	13～37%
A群溶連菌(*Streptococcus pyogenes*)	4～17%
その他のレンサ球菌	1～8%

Duvanel T, Auckenthaler R, Rohner P, et al. Quantitative cultures of biopsy specimens from cutaneous cellulitis. *Arch Intern Med*. 1989；149：293-296；Hook EW III, Hooton TM, Hortoon CA, et al. Microbiologic evaluation of cutaneous cellulitis in adults. *Arch Intern Med*. 1986；146：295-297；Kielhofner MA, Brown B, Dall L. Influence of underlying disease process on the utility of cellulitis needle aspirates. *Arch Intern Med*. 1988；148：2451-2452；Sigurdsson AF, Gudmundsson S. The etiology of bacterial cellulitis as determined by fine-needle aspiration. *Scand J Infect Dis*. 1989；21：537-542.

表20-2　蜂窩織炎のエンピリックな(経験的)抗菌療法

抗菌薬の分類	抗菌薬
メチシリン耐性黄色ブドウ球菌(MRSA)が疑われない場合	
抗ブドウ球菌活性をもつペニシリン	dicloxacillin，nafcillin，oxacillin
第1世代セファロスポリン	セファレキシン，cefazolin
クリンダマイシン	
テトラサイクリン系抗菌薬	ドキシサイクリン
サルファ剤	スルファメトキサゾール・トリメトプリム(ST合剤)
メチシリン耐性黄色ブドウ球菌(MRSA)が疑われる場合	
テトラサイクリン系抗菌薬	ドキシサイクリン
クリンダマイシン	
サルファ剤	ST合剤
オキサゾリジノン系抗菌薬	リネゾリド，テジゾリド
グリコペプチド系抗菌薬	バンコマイシン，telavancin，dalbavancin，oritavancin
ダプトマイシン	
第5世代セファロスポリン	ceftaroline
重症の場合	
たとえば，バンコマイシン＋タゾバクタム・ピペラシリン	
たとえば，バンコマイシン＋イミペネム/メロペネム	

oxacillin)，第1世代セファロスポリン(**セファゾリン**)，あるいは**クリンダマイシン**がある。適切な経口抗菌薬は，dicloxacillin，経口の第1世代セファロスポリン(**セファレキシン**)，**クリンダマイシン**，**ドキシサイクリン**，または**スルファメトキサゾール・トリメトプリム(ST合剤)**である。メチシリン耐性黄色ブドウ球菌(methicillin-resistant *Staphylococcus aureus*：MRSA)のリスクがあれば(例：過去のMRSA感染，注射薬使用)，点滴薬のオプションではグリコペプチド(**バンコマイシン**，telavancin，dalbavancin，oritavancin)，オキサゾリジノン(**リネゾリド**，**テジゾリド**)，**ダプトマイシン**，**クリンダマイシン**，そしてceftarolineである。**ドキシサイクリン**，**ST合剤**，オキサゾリジノン，そして**クリンダマイシン**は使用可能な経口薬だ。重度の免疫抑制患者であれば，グラム陰性菌も懸念材料である。広域のエンピリック抗菌薬が推奨される(例：**バンコマイシン**に加えて，**タゾバクタム・ピペラシリン**か，**バンコマイシン**と**イミペネム**あるいは**メロペネム**)。いずれの場合でも，実際の選択は地域の耐性パターンに応じて決定されなければならない。

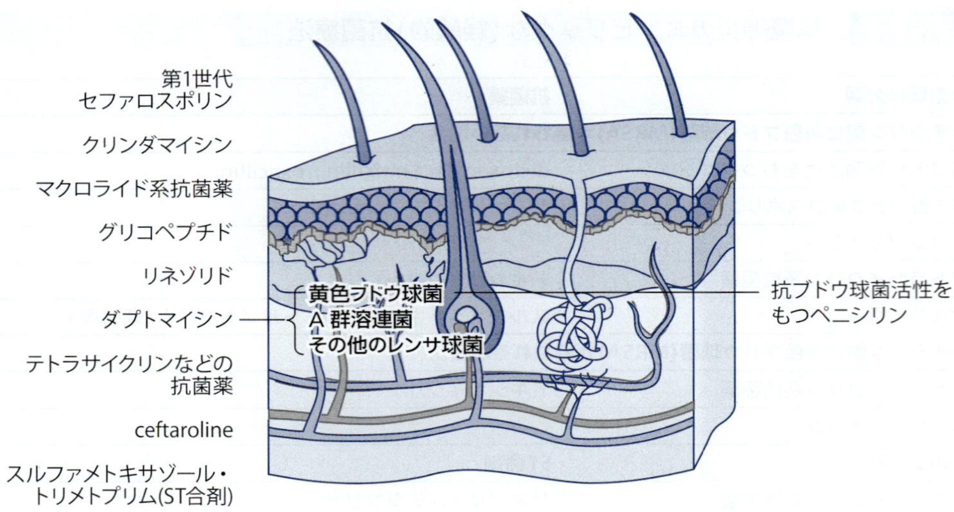

図20-1 蜂窩織炎の治療に有効な薬剤

問題

1. 免疫機能が正常な患者で，特異な曝露がない場合は，蜂窩織炎の原因で最も多いのは，[ ](菌)，[ ](菌)と，その他の[ ](菌)である。
2. 生来健康な48歳の屋根職人が，皮膚の傷のあるほうの腕に蜂窩織炎を起こしていて，重症ではなく，メチシリン耐性黄色ブドウ球菌(MRSA)のリスクが低い場合，適切な経口のエンピリック治療は，[ ]，[ ]，第[ ]世代セファロスポリン，[ ]または[ ]である。
3. もしMRSAのリスクが低い患者なら，蜂窩織炎の適切な点滴薬は，[ ]，[ ]，[ ]，[ ]である。
4. MRSAが定着していることがわかっており，現在，血圧低下があり，また数年前に伏在静脈の採取を行ったことのある左下肢部に蜂窩織炎のある72歳の女性に対する適切な治療は，[ ]，[ ]，[ ]，[ ]である。

文献

Dryden MS. Complicated skin and soft tissue infection. *J Antimicrob Chemother*. 2010;65(Suppl 3): iii35–iii44.

Stevens DL, Bisno AL, Chambers HF, et al. Practice guidelines for the diagnosis and management of skin and soft tissue infections: 2014 update by the Infectious Diseases Society of America. *Clin Infect Dis*. 2014;59:e10–e52.

Swartz MN. Clinical practice. Cellulitis. *N Engl J Med*. 2004;350:904–912.

21章 中耳炎

米国の小児で，抗菌薬が処方されることが最も多いのは，急性中耳炎である。この感染症の発症は，耳管を介する上気道と中耳の連続性を反映するものである。典型的には，上気道の感染やアレルギーなどが起こると，気道粘膜のうっ血や耳管の閉塞が起こる。その結果，中耳に液体貯留が起こり，そこに上気道の微生物による感染が起こるのである。

急性中耳炎の小児には，急性発症の耳の痛みや難聴，易刺激性，食欲不振，無気力，発熱，耳介周囲の腫脹，耳漏(感染した耳からの排液)を認める。耳鏡で観察すると，中耳の液体貯留と炎症性変化がみられる。

中耳の液体貯留は，上気道の微生物が原因となるので，急性中耳炎の原因菌が肺炎球菌(*Streptococcus pneumoniae*)やインフルエンザ菌(*Haemophilus influenzae*)，モラクセラ・カタラリス(*Moraxella catarrhalis*)であるのは驚くに値しない(**表21-1**)。これらの微生物には，ペニシリンの作用に抵抗するメカニズムが備わっている。ペニシリンに結合しない，変異したペニシリン結合タンパク(penicillin-binding protein：PBP)を産生する肺炎球菌が増えている。急性中耳炎を起こすインフルエンザ菌の約1/3～1/2は，βラクタマーゼを産生し，ほとんどすべての*M. catarrhalis*も同様である。急性中耳炎の治療時には，これらのメカニズムを考慮しなければならない。

現時点での推奨では，急性中耳炎の小児すべてが抗菌薬治療を受けるべきかについては議論の余地がある。2歳以上の小児ならば，重症でない限り，最初の48～72時間は対症療法でよいと考える医師もいる。改善がみられたら，抗菌薬は不要である。専門家のなかには，急性中耳炎の小児すべてを抗菌薬で治療すべきだと考える者もいる。治療が必要な場合，中耳からの排液の培養は，急性単純性中耳炎で取られないことが多いからである。

高用量**アモキシシリン**は，急性中耳炎に対する第1選択薬である(**表21-2**，**図21-1**)。一見したところ，ペニシリンに耐性であることの多い細菌が原因となる感染症の治療としては奇妙な選択に感じられる。しかし，高用量で投与すれば，アモキシシリンは，最も高度にペニシリン耐性である肺炎球菌を除くすべての株で，最小発育阻止濃度を超える中耳の排液濃度に達するのである。インフルエンザ菌や*Moraxella catarrhalis*の多くの株は，アモキシシリンを分解するβラクタマーゼを産生するにもかかわらず，臨床試験では，これら2つの

表21-1　急性中耳炎の原因菌

原因菌	発生率
肺炎球菌(*Streptococcus pneumoniae*)	25～50％
インフルエンザ菌(*Haemophilus influenzae*)	15～32％
モラクセラ・カタラリス(*Moraxella catarrhalis*)	3～63％

Klein JO. Otitis media. *Clin Infect Dis*. 1994；19：823–833. およびPettigrew MM, Gent JF, Revai K, et al. Microbial interactions during upper respiratory tract infections. *Emerg Infect Dis*. 2008；14：1584–1591.

表21-2 急性中耳炎のエンピリック抗菌療法

抗菌薬の分類	抗菌薬
第1選択薬	
アミノペニシリン	高用量アモキシシリン
アモキシシリン耐性のリスクがある場合	
βラクタマーゼ阻害薬配合アミノペニシリン	アモキシシリン・クラブラン酸
ペニシリンに対する軽度のアレルギーがある場合	
経口セファロスポリン系抗菌薬	セフジニル, セフポドキシム, セフロキシム
静注または筋注セファロスポリン系抗菌薬	セフトリアキソン
I型のアレルギー性過敏反応がある場合	
マクロライド系抗菌薬	アジスロマイシン, クラリスロマイシン, erythromycin-sulfisoxazole
クリンダマイシン	

細菌によって引き起こされた中耳炎が, アモキシシリンによる多くの治療で寛解を示した。アモキシシリン耐性菌による感染リスクが高い患者の場合(たとえば, 最近, βラクタム薬で治療を受けた小児, βラクタム耐性インフルエンザ菌が通常原因となる膿性の結膜炎), 高用量**アモキシシリン・クラブラン酸**を推奨する専門家もいる。アモキシシリンに対する軽度のアレルギー反応がある(非I型のアレルギー性過敏反応がある)場合は, セファロスポリン系抗菌薬(経口の**セフジニル**, **セフポドキシム**, **セフロキシム**や, 筋注/静注の**セフトリアキソン**)を使ってもよい。ペニシリンにI型の過敏反応(じんま疹やアナフィラキシー)があったときは, マクロライド系抗菌薬*(**アジスロマイシン**, **クラリスロマイシン**, erythromycin-sulfisoxazole)や**クリンダマイシン**を使ってもよい。

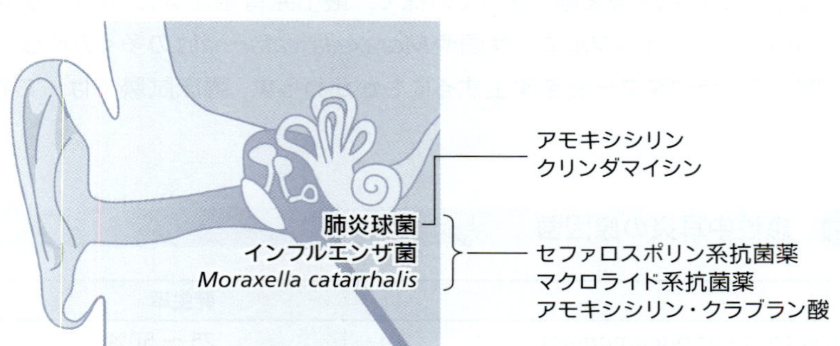

図21-1 **中耳炎の治療に有効な薬剤**

*訳注: 日本では, マクロライド耐性肺炎球菌が多く, よい選択とはいえない可能性がある。

歴史

アモキシシリンのような抗菌薬は今日，あまりによく用いられており，我々はその治療効果に慣れっこになっている。ところが，ペニシリン黎明期にこの注射薬を目にした医療者は，自分たちの目を疑うほど驚いたのである。米国で最初にペニシリンで治療した患者についての，Charles Grossmanの描写がその好例である。1941年，患者は重症の33歳女性で，β溶連菌菌血症〔おそらくは化膿レンサ球菌(*Streptococcus pyogenes*：A群溶連菌とも呼ばれる)〕のために死の淵にいた。4週間もの間，39.4～41.1℃の高熱が続いていた。幸い，彼女の主治医にはJohn F. Fulton医師もいた。Fulton医師はHoward Florey医師の友人であった。Floreyは英国におけるペニシリン開発のパイオニアであった。実は，Florey医師の子どもたちはロンドンの空爆を避けてFultonの家に滞在していたのだ。Fulton医師たちはこうした人脈を用い，少量のペニシリンを獲得した。患者の治療は土曜日に開始された。月曜日までには患者は改善しており，「栄養たっぷりの食事をとっていた」。彼女は回復し，90歳まで生きた。

Grossman CM. The first use of penicillin in the United States. *Ann Intern Med*. 2008 ; 149 : 135-136.

問題

1. 急性中耳炎を起こす細菌で最も多いのは，______(菌)，______(菌)，______(菌)である。
2. 急性中耳炎に対する第1選択薬は，高用量______である。
3. アモキシシリンはペニシリン耐性______に効果があると考えられる。なぜなら，高用量ならば，中耳内液での濃度は，たいていの高度ペニシリン耐性株の最小阻止濃度を超えるからだ。
4. ペニシリンアレルギーの5歳の女児の急性中耳炎の抗菌療法について尋ねられたとする。この子には72時間抗菌薬が投与されておらず，改善が乏しい。母親は，この子が前回ペニシリンを投与されたときにじんま疹になったと言っている。適切な抗菌薬は______や______である。

文献

Coker TR, Chan LS, Newberry SJ, et al. Diagnosis, microbial epidemiology, and antibiotic treatment of acute otitis media in children: a systematic review. *JAMA*. 2010;304:2161–2169.
Klein JO. Is acute otitis media a treatable disease? *N Engl J Med*. 2011;364:168–169.
Lieberthal AS, Carroll AE, Chonmaitree T, et al. The diagnosis and management of acute otitis media. *Pediatrics*. 2013;131:e964–e999.
Paradise JL. A 15-month-old child with recurrent otitis media. *JAMA*. 2002;288:2589–2598.
Venekamp RP, Damoiseaux RA, Schilder AG. Acute otitis media in children. *Am Fam Physician*. 2017;95:109–110.

22章　感染性心内膜炎

古来から，人体のなかで，心臓は最も重要な臓器であるといわれてきた。我々の言語は，これを反映した決まり文句であふれている。たとえば，“get to the heart of the matter(ことの核心に触れろ)”や“heart to heart talk(腹を割っての話)”といったような。心臓がほんの数分でも動くことをやめてしまったら，命は尽きる。このため，心臓への微生物の攻撃は恐ろしい結果となる。このような攻撃は，心臓の内膜表面，特に弁膜への感染である感染性心内膜炎という形態をとる。

感染性心内膜炎の病因は単純である。典型的には，微生物は，歯科処置，菌が定着した静脈カテーテルを介して，また，非合法薬物注射からの注入といった，さまざまなメカニズムによって，血流に達する。そして，微生物は弁膜表面に付着するが，通常は乱れた血流のパターンによって破壊された内膜部に付着する。このようなパターンは，リウマチ熱や先天性欠損による弁異常の結果として起こることが多い。フィブリン，血小板，内膜に付着した細菌の塊である疣贅(ゆうぜい)は，感染部位で形成されることが多く，細菌が生き延び増殖する，保護された避難所を提供するのである。この過程の結果，弁の段階的な破壊が起こるのである。

感染性心内膜炎は，1500年代から疾患単位として認識されてきたにもかかわらず，その診断は困難なままである。患者は，疲労感，倦怠感，脱力，体重減少，発熱，悪寒，寝汗，労作時呼吸困難といった非特異的症状を呈する。身体所見もまた，発熱，血尿といった非特異的なものもある。より感染性心内膜炎を示唆する所見としては，Osler結節，Janeway，Roth斑，爪下出血があるが，それほど多くはみられない。しかし，感染性心内膜炎を示唆する明瞭な手掛かりの1つは，新たに出現した心雑音である。心雑音があれば，注意深い臨床家なら診断を疑うはずである。検査所見には，赤沈の亢進とCRP(C反応性タンパク：C-reactive protein)の上昇，軽度の貧血，血尿，膿尿，タンパク尿といった尿所見の異常がある。

感染性心内膜炎の原因菌で最も多いのは，研究された集団によりいくらか異なるが，一般には，緑色レンサ球菌(viridans group streptococci)，黄色ブドウ球菌(*Staphylococcus aureus*)，腸球菌(enterococci)が，自然弁心内膜炎の原因菌の大部分である。一方，人工弁心内膜炎の患者から培養される菌の大半を占めるのは，コアグラーゼ陰性ブドウ球菌，黄色ブドウ球菌である(**表22-1**)。緑色レンサ球菌でよくみるのは，ストレプトコッカス・サングイス(*Streptococcus sanguinis*)，ストレプトコッカス・ミュータンス(*S. mutans*)，ストレプトコッカス・ミティス(*S. mitis*)である。心内膜炎の少数派ではあるが，比較的あいまいなグラム陰性桿菌の一群が原因となるものがあり，頭文字をとってHACEKと呼ばれる。これには，パラインフルエンザ菌(*__H__aemophilus parainfluenzae*)，アグリゲイティバクター・アフロフィルス(*__A__ggregatibacter aphrophilus*)，アグリゲイティバクター・アクチノミセテムコミタンス(*__A__ggregatibacter actinomycetemcomitans*)，カーディオバクテリウム・ホミニス(*__C__ardiobacterium hominis*)，エイケネラ・コローデンス(*__E__ikenella corrodens*)，キンゲラ・キンガエ(*__K__ingella kingae*)が含まれる。

表22-1 感染性心内膜炎の原因菌

原因菌	発生率
緑色レンサ球菌(viridans group streptococci)	18～48%
黄色ブドウ球菌(*Staphylococcus aureus*)	22～32%
腸球菌(enterococci)	7～11%
コアグラーゼ陰性ブドウ球菌	7～11%
HACEK	2～7%

HACEK=*Haemophilus parainfluenzae*, *Aggregatibacter aphrophilus*, *Aggregatibacter actinomycetemcomitans*, *Cardiobacterium hominis*, *Eikenella corrodens*, *Kingella kingae*
Fowler VG Jr, Miro JM, Hoen B, et al. for ICE Investigators. *Staphylococcus aureus* endocarditis : a consequences of medical progress. *JAMA*. 2005 ; 293 : 3012-3021 ; Hoen E, Duval X. Clinical practice. Infective endocarditis. *N Engl J Med*. 2013 ; 368 : 1425-1433 ; Tleyjeh IM, Steckelberg JM, Murad HS, et al. Temporal trends in infective endocarditis : a population-based study in Olmsted County, Minnesota. *JAMA*. 2005 ; 293 : 3022-3028.

疣贅によってもたらされる保護的環境によって，細菌性心内膜炎の治療は困難なものとなる。静菌的な抗菌薬ではなく殺菌的な抗菌薬を，長期間，高用量で投与すべきである。心内膜炎の原因としてはグラム陽性菌が圧倒的に多いため，βラクタム薬が，殺菌力を高める相乗的効果のための投与量のゲンタマイシンとともに用いられることが多い。しかし，集中治療をもってしても十分とは限らず，外科的介入が必要となることが多い。したがって，心内膜炎の患者の管理には，外科へのコンサルテーションを含むようにすべきである。このような感染症を治療することの困難さと長期間の抗菌療法が必要であることを考えると，血液培養を繰り返すことによって原因菌を同定することは，最適な治療を決定するうえで，きわめて重要となる。

しばしばあることだが，細菌性心内膜炎患者では血液培養結果が返ってくる前に抗菌薬治療が必要だったり，以前の抗菌薬使用により血液培養で陽性にならない患者がいる。このような状況では，感染症コンサルテーションを考慮する。治療は，原因微生物らしさが最も高いものにフォーカスを絞る。患者が疫学上のリスクがある場合などである。生体弁心内膜炎の典型的なエンピリック治療のレジメンは**バンコマイシン**に加えて**アンピシリン・スルバクタム**だ(**表22-2**, **図22-1**)。バンコマイシンは，黄色ブドウ球菌と緑色レンサ球菌に効果があり，大多数の腸球菌株に対して抗菌活性がある。アンピシリン・スルバクタムは腸球菌やHACEKに活性がある。人工弁心内膜炎のエンピリック(経験的)治療は複雑だが，一案としては，**バンコマイシン**に加えて相乗効果(シナジー)量の**ゲンタマイシン**，さらに**リファンピシン**を加え，ブドウ球菌カバーを最適化する。リファンピシンを加えるのは，人工物からのブドウ球菌の排除を高めるかもしれないからだ。

理想を言えば，血液培養で，最終的に感染症の原因である細菌が生えてくれば，心内膜炎患者にもっと的を絞った治療を行うことができるようになる。ここでは，よく感染性心内膜炎の原因となるような細菌の感受性についてわかっていることから論理的に導き出されるだけでなく，かつ，多数の臨床試験で有効であることが示されている抗菌薬の処方について述べた。

表 22-2　感染性心内膜炎のエンピリック抗菌療法[a]

自然弁心内膜炎
• バンコマイシン ＋ アンピシリン・スルバクタム
人工弁心内膜炎
• バンコマイシン ＋ ゲンタマイシン ＋ リファンピシン

a 治療の選択は，特定の微生物に対するリスクに応じて決められる。

緑色レンサ球菌による自然弁心内膜炎の治療は，原因となっている菌株のペニシリンに対する感受性によって決まる(**表 22-3**，**図 22-1**)。ペニシリン感受性が高い菌株〔最小発育阻止濃度(minimum inhibitory concentration：MIC) ≦0.12 μg/mL〕による感染であれば，**ペニシリン G** または**セフトリアキソン**で，4 週間治療すべきである。相乗効果のための投与量の**ゲンタマイシン**をこれら 2 つのいずれかの薬剤と一緒に投与するのであれば，同時投与により相乗的殺菌作用が得られるため，治療を 2 週間に短縮することができる。ペニシリンに対する感受性が中等度である緑色レンサ球菌(MIC＞0.12 μg/mL，MIC≦0.5 μg/mL)には，**ペニシリン G** または**セフトリアキソン**を 4 週間投与すべきであり，そのうち最初の 2 週間は**ゲンタマイシン**と一緒に投与する。高度にペニシリン耐性(MIC＞0.5 μg/mL)である緑色レンサ球菌においては，**ペニシリン G** または**アンピシリン**のいずれかを 4 ～ 6 週間，全治療期間にわたって**ゲンタマイシン**と一緒に投与する。人工弁から細菌を除去することは，自

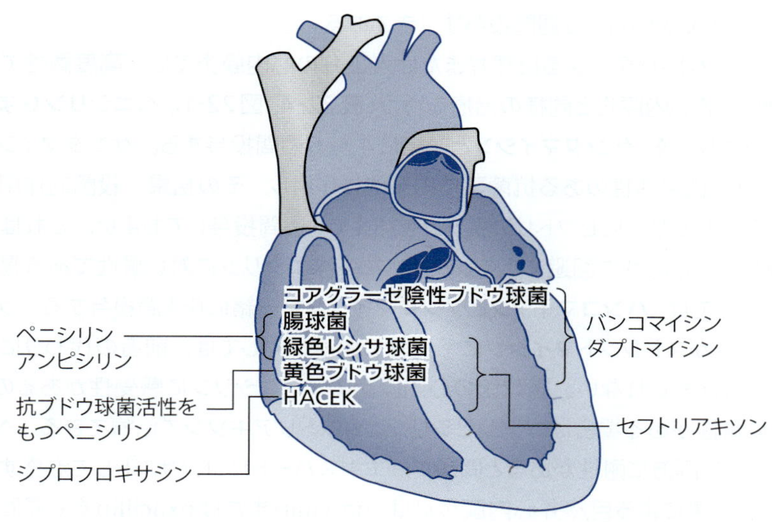

図 22-1　細菌性心内膜炎の治療に有効な薬剤

表22-3 緑色レンサ球菌による感染性心内膜炎の特異的抗菌療法

抗菌薬	作用の持続
自然弁	
ペニシリン高度感受性(MIC≦0.12 μg/mL)の場合	
• ペニシリンGまたはセフトリアキソン	4週間
• ペニシリンGまたはセフトリアキソン	2週間
＋ゲンタマイシン	2週間
ペニシリン中等度耐性(MIC＞0.12 μg/mLでMIC≦0.5 μg/mL)の場合	
• ペニシリンGまたはセフトリアキソン	4週間
＋ゲンタマイシン	2週間
ペニシリン高度耐性(MIC＞0.5 μg/mL)の場合	
• ペニシリンGまたはアンピシリン	4～6週間
＋ゲンタマイシン	4～6週間
人工弁	
ペニシリン高度感受性(MIC≦0.12 μg/mL)の場合	
• ペニシリンGまたはセフトリアキソン	6週間
±ゲンタマイシン	2週間
ペニシリン中等度耐性または高度耐性(MIC＞0.12 μg/mL)の場合	
• ペニシリンGまたはセフトリアキソン	6週間
＋ゲンタマイシン	6週間

MIC＝最小発育阻止濃度

然弁よりも困難なので，人工弁心内膜炎では，**ペニシリンG**または**セフトリアキソン**を，4週間ではなく6週間，投与しなければならない。その菌種がペニシリンに対し十分に感受性(MIC≦0.12 μg/mL)を示す場合は，**ゲンタマイシン**は2週間投与するか全く投与しなくてもよいが，そうでない限りは，6週間投与すべきである。

感受性の良好な腸球菌による自然弁または人工弁の心内膜炎では，高度耐性である緑色レンサ球菌による心内膜炎と同様の治療を行う(表22-4，図22-1)。**ペニシリンG**または**アンピシリン**のいずれかを，**ゲンタマイシン**と一緒に4～6週間投与する。ゲンタマイシンは，腸球菌の細胞壁に抗菌活性のある抗菌薬に相乗的に作用し，その結果，殺菌的作用が得られる。また，アンピシリンにセフトリアキソンを加えて6週間投与してもよい。これは長期の**ゲンタマイシン**による毒性を回避できるレジメンだ。ペニシリンに対し耐性である腸球菌による感染症に対しては，**バンコマイシン**と**ゲンタマイシン**を一緒に6週間投与する。ゲンタマイシンには耐性だが**ストレプトマイシン**に感受性の菌株に対しては，前者の代わりに後者を使うことができるかもしれない。腸球菌の心内膜炎で，ペニシリンに感受性があるのにアミノグリコシドに耐性がある場合は，アンピシリンとセフトリアキソンで治療できる。ペニシリンとバンコマイシン両方に耐性があると問題で，エキスパートにコンサルトして治療すべきだ。

黄色ブドウ球菌による自然弁心内膜炎には，**nafcillin**または**oxacillin**を6週間投与する(表22-5，図22-1)。メチシリン耐性黄色ブドウ球菌(methicillin-resistant *S. aureus*：MRSA)

表22-4 腸球菌による感染性心内膜炎の特異的抗菌療法

抗菌薬	作用の持続
自然弁	
ペニシリン感受性でアミノグリコシド感受性の菌株の場合	
• ペニシリンGまたはアンピシリン	4～6週間
＋ゲンタマイシン	4～6週間
• アンピシリン	6週間
＋セフトリアキソン	6週間
ペニシリン感受性でアミノグリコシド耐性の菌株の場合	
• アンピシリン	6週間
＋セフトリアキソン	6週間
ペニシリン耐性でアミノグリコシド感受性の菌株の場合	
• バンコマイシン	6週間
＋ゲンタマイシン	6週間
人工弁	
ペニシリン感受性でアミノグリコシド感受性の菌株の場合	
• ペニシリンG＋アンピシリン	6週間
＋ゲンタマイシン	6週間
• アンピシリン	6週間
＋セフトリアキソン	6週間
ペニシリン感受性でアミノグリコシド耐性株の場合	
• アンピシリン	6週間
＋セフトリアキソン	6週間
ペニシリン耐性でアミノグリコシド感受性の菌株の場合	
• バンコマイシン	6週間
＋ゲンタマイシン	6週間

高度にアミノグリコシド耐性である菌による感染症の場合は，専門家にコンサルトすべきである。

による感染では，**バンコマイシン**または**ダプトマイシン**を抗ブドウ球菌活性をもつペニシリンの代わりに用いる。黄色ブドウ球菌または表皮ブドウ球菌(*Staphylococcus epidermidis*)による人工弁心内膜炎の場合は，メチシリン感受性の菌種に対する治療として，**nafcillin**または**oxacillin**のいずれか一方を，**ゲンタマイシン**および**リファンピシン**と一緒に投与する。ゲンタマイシンは細菌の除去を相乗的に促進するように働き，また，リファンピシンは，ブドウ球菌の人工物からの除去を促進すると考えられている。抗ブドウ球菌に活性をもつペニシリンに耐性である菌種による感染症に対しては，**バンコマイシン**をnafcillinまたはoxacillinの代わりに用いる。nafcillinまたはoxacillin，バンコマイシンは6週間，もしくは必要があればそれ以上投与する。リファンピシンは6週間投与し，ゲンタマイシンを最初の2週間のみ併用する。

HACEK群菌の1つによる自然弁または人工弁の心内膜炎に対しては，**セフトリアキソン**または**アンピシリン・スルバクタム**または**シプロフロキサシン**で，4～6週間治療する(表22-6，図22-1)。

表22-5 ブドウ球菌による感染性心内膜炎の特異的抗菌療法

抗菌薬	作用の持続
自然弁	
メチシリン感受性菌株の場合	
• nafcillinまたはoxacillin	6週間
メチシリン耐性菌株の場合	
• バンコマイシン	6週間
• ダプトマイシン	6週間
人工弁	
メチシリン感受性菌株の場合	
• nafcillinまたはoxacillin	≧6週間
＋リファンピシン	≧6週間
＋ゲンタマイシン	2週間
メチシリン耐性菌株の場合	
• バンコマイシン	≧6週間
＋リファンピシン	≧6週間
＋ゲンタマイシン	2週間

表22-6 HACEKによる感染性心内膜炎に対する抗菌療法

抗菌薬	作用の持続
自然弁	
セフトリアキソン	4週間
アンピシリン・スルバクタム	4週間
シプロフロキサシン	4週間
人工弁	
セフトリアキソン	6週間
アンピシリン・スルバクタム	6週間
シプロフロキサシン	6週間

歴史

適切な抗菌療法にもかかわらず，感染性心内膜炎に関連した死亡率はいまだに高い(20～25%)。しかし，これらの統計は，感染性心内膜炎が死を意味していた，抗菌薬以前の時代と比べると，はるかに改善している。このことは，ハーバード大学の学生で，子ども時代のリウマチ熱の後に大動脈弁逆流症を患ったアルフレッド S. ラインハルト(Alfred S. Reinhart)が，1931年に記した鮮烈な記録からわかる。ある晩，Reinhartは，左腕に出血斑を認め，すぐに自らを感染性心内膜炎と診断した。

> 「私はコートをたくし上げ，左手首の内側を見た。それを私は死ぬまで忘れないであろう。そこには，明るい赤色で，少し隆起している直径1 mmぐらいの15～20個の出血斑があった。それは押しても消えず，オリンポスの神に挑戦するかのようだった。……私はその小さくかわいらしい斑点を一目見，振り返って，私のそばに立っていた義妹に穏やかに言った。「私は6か月以内に死ぬだろう」と。

Weiss S. Self-observations and psychologic reactions of medical student A. S. R. to the onset and symptoms of subacute bacterial endocarditis. *J Mt Sinai Hosp*. 1942 ; 8 : 1079–1094.

問題

1. 自然弁感染性心内膜炎を起こす3大原因菌は，□(菌)，□(菌)と，その他の□(菌)である。
2. 人工弁心内膜炎を起こす2大原因菌は，□(菌)と□(菌)である。
3. ペニシリンに中等度の耐性を示す緑色レンサ球菌による心内膜炎の治療には，□または□のいずれかを，□と一緒に用いる。
4. ペニシリン耐性の腸球菌による心内膜炎の治療に用いる抗菌薬は，□と□である。
5. メチシリン耐性表皮ブドウ球菌による人工弁心内膜炎の治療に用いる抗菌薬は，□＋□＋□である。
6. メチシリン感受性黄色ブドウ球菌による自然弁心内膜炎の治療に用いる抗菌薬は，□または□である。
7. *Eikenella corrodens*による心内膜炎の治療に用いる抗菌薬は，□または□または□である。

文献

Baddour LM, Wilson WR, Bayer AS, et al. Infective endocarditis in adults: diagnosis, antimicrobial therapy, and management of complications: a scientific statement for healthcare professionals from the American Heart Association. *Circulation*. 2015;132:1435–1486.

Chopra T, Kaatz GW. Treatment strategies for infective endocarditis. *Expert Opin Pharmacother*. 2010;11:345–360.

Habib G, Lancellotti P, Antunes MJ, et al. 2015 ESC guidelines for the management of infective endocarditis: the Task Force for the Management of Infective Endocarditis of the European Society of Cardiology (ESC). Endorsed by: European Association for Cardio-Thoracic Surgery (EACTS), the European Association of Nuclear Medicine (EANM). *Eur Heart J*. 2015;36:3075–3128.

Hoen B, Duval X. Clinical practice. Infective endocarditis. *N Engl J Med*. 2013;368:1425–1433.

23章 血管内カテーテル関連感染症

ヒトの皮膚が城壁であるとするならば，血管内カテーテルは防御を破る破城槌であり，これにより細菌は攻撃されやすい皮下の血管に到達することが可能となる。現代の病院でのケアでは，血管内カテーテルは不可欠な要素であるため，カテーテル関連感染症は非常に多く，米国では，年間20万件の発症がある。明らかに，これらの感染症を認識し，適切に治療することは重要なのである。

血管内カテーテル関連感染症の診断は問題が多い。感染の有無の確認には，カテーテルの除去と培養が，通常，必要になるからである。それにもかかわらず，血管内カテーテルが入っていて原因不明の発熱のある，すべての患者で，この感染症を疑うべきである。カテーテルの出口部の炎症または膿は，カテーテル感染に特異的であるが，感度は高くない。血液培養陽性ならば，可能性は高まる。

大部分の細菌性のカテーテル関連感染症は，皮膚の正常細菌叢が，カテーテルの挿入時にカテーテルを汚染するか，留置後にカテーテルに沿って侵入することにより起こる。したがって，コアグラーゼ陰性ブドウ球菌〔特に，表皮ブドウ球菌(*Staphylococcus epidermidis*)〕と黄色ブドウ球菌(*S. aureus*)が，カテーテル感染症に最もよく関連する原因菌であるのは驚くことではない(**表23-1**)。免疫不全者や重症患者では，好気性グラム陰性桿菌がまた，これらの感染症のかなりの割合を占めている。

血管内カテーテル関連感染症のエンピリック治療は，ブドウ球菌に焦点を当てる。**バンコマイシン**は，多くの場所で第1選択薬となってきている(**表23-2**，**図23-1**)。メチシリン耐性ブドウ球菌がまれな地域と病院では，**oxacillin**または**nafcillin**を用いることがある。重症患者または免疫不全患者では，好気性グラム陰性桿菌に活性のある抗菌薬を加えるべきだ。こうした抗菌薬のチョイスは，現場の抗菌薬感受性データに基づかねばならない。たとえば，第3世代，4世代のセファロスポリン(**セフタジジム**，**セフェピム**)，カルバペネム(**メロペネム**，**イミペネム**)，βラクタマーゼ阻害薬配合βラクタム薬(**タゾバクタム・ピペラシリン**)などだ。いったん，原因微生物が血液やカテーテル自体の培養からみつかったら，抗菌薬はみつかっ

表23-1　血管内カテーテル関連感染症の原因菌

原因菌	発生率
コアグラーゼ陰性ブドウ球菌	32～41%
黄色ブドウ球菌(*Staphylococcus aureus*)	5～14%
腸内グラム陰性桿菌	5～11%
緑膿菌(*Pseudomonas aeruginosa*)	4～7%

Haslett TM, Isenberg HD, Hilton E, et al. Microbiology of indwelling central intravascular catheters. *J Clin Microbiol*. 1988 ; 26 : 696-701; Jarvis WR. Epidemiology and control of *Pseudomonas aeruginosa* infections in the intensive care unit. In : Hauser AR, Rello J, eds. *Severe Infections Caused by Pseudomonas aeruginosa*. Boston, MA : Kluwer Academic Publishers, 2003 : 153-168.

表23-2 血管内カテーテル関連感染症のエンピリック抗菌療法

抗菌薬の分類	抗菌薬
メチシリン耐性がまれな場合	
抗ブドウ球菌活性をもつペニシリン	nafcillin, oxacillin
メチシリン耐性がよくある場合	
グリコペプチド系抗菌薬	バンコマイシン
免疫不全者または重症患者の場合	
セファロスポリン系抗菌薬を追加	セフタジジム, セフェピム
またはカルバペネム系抗菌薬	メロペネム, イミペネム
またはβラクタマーゼ阻害薬配合βラクタム薬	タゾバクタム・ピペラシリン

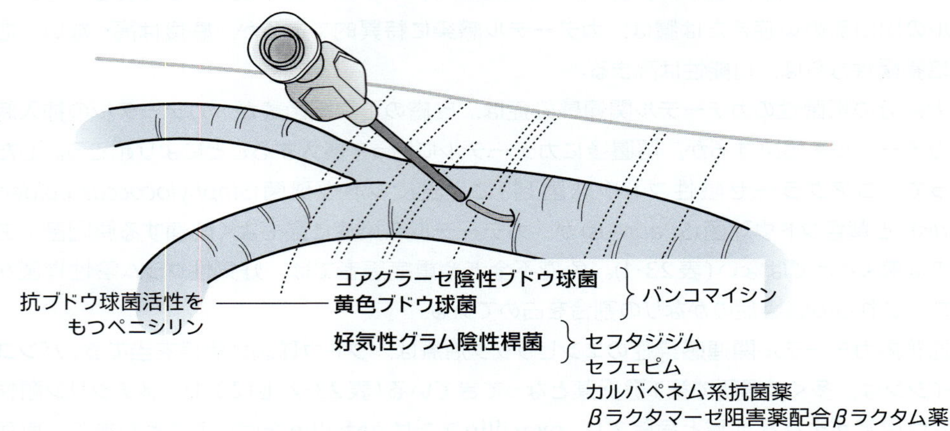

図23-1 血管内カテーテル関連感染症の治療に有効な薬剤

た細菌に焦点を絞って選択されるべきだ。ただし，抗菌療法だけでは不十分なことは多い。カテーテル抜去がしばしば必要となる。

問題

1. 血管内カテーテル関連感染症を起こす典型的な細菌は，[ ](菌)，[ ](菌)，[ ](菌)である。
2. メチシリン耐性ブドウ球菌がまれな状況では，[ ]または[ ]が，これらの感染症に対するエンピリックな第1選択の抗菌薬となる。
3. メチシリン耐性ブドウ球菌をよくみる状況では，[ ]が，これらの感染に対するエンピリックな第1選択の抗菌薬となる。

4. 免疫不全者または重症患者では，好気性 [　　　] (菌)に対して活性がある薬を加えねばならない。

文献

Fätkenheuer G, Cornely O, Seifert H. Clinical management of catheter-related infections. *Clin Microbiol Infect*. 2002;8:545–550.

Lorente L, Martín MM, Vidal P, et al; and Working Group on Catheter Related Infection Suspicion Management of GTEIS/SEMICYUC. Should central venous catheter be systematically removed in patients with suspected catheter related infection? *Crit Care*. 2014;18:564. doi:10.1186/s13054-014-0564-3.

Mermel LA, Allon M, Bouza E, et al. Clinical practice guidelines for the diagnosis and management of intravascular catheter-related infection: 2009 update by the Infectious Diseases Society of America. *Clin Infect Dis*. 2009;49:1–45.

24章 腹腔内感染症

腹腔内感染症には，腹膜炎，胆道感染症，脾膿瘍，虫垂炎，憩室炎と，外傷や手術による腸の密閉の破綻の後に起こる感染症がある。これらの症候群の大部分で共通してみられるのは，腸内の正常細菌叢によって，通常は無菌的な腹腔内の部位に汚染が起こることである。したがって，通常は複数菌による感染(polymicrobial)であり，好気性，通性嫌気性のグラム陰性桿菌，嫌気性菌，好気性グラム陽性球菌が原因となる(**表24-1**)。これらの感染症はきわめて重症であり，しばしば敗血症や死に至る。

腹腔内感染症の患者の症状は，感染症の起こっている部位と，どんな感染症が起こっているかによって異なるが，診察においては腹部圧痛と反跳痛，筋性防御がみられ，発熱，悪寒，悪心，嘔吐を伴っていることが多い。血液検査では，末梢血白血球の増加が著明であることが多い。腹部の画像検査では，イレウスまたは閉塞，腹部膿瘍または液体貯留を示すかもしれない。

前述したように，最もよく腹腔内感染症の原因となる細菌は，腸内の正常細菌叢である。この正常細菌叢は，その疾患が市中感染か医療関連感染かによって顕著に異なる。市中感染であれば，通性好気性の腸内グラム陰性桿菌，グラム陽性球菌，嫌気性桿菌が最もよく分離される。推奨される治療は感染症の重症度によって異なり，単剤治療のこともあるし，

表24-1　複雑性腹腔内感染症の原因菌

細菌	患者の%
グラム陰性通性・好気性菌	
大腸菌(*Escherichia coli*)	48～71
クレブシエラ(*Klebsiella*)属	8～14
緑膿菌(*Pseudomonas aeruginosa*)	7～14
嫌気性菌	
バクテロイデス・フラギリス(*Bacteroides fragilis*)	16～35
他のバクテロイデス属	15～71
クロストリジウム(*Clostridium*)属	29
グラム陽性球菌	
ストレプトコッカス(*Streptococcus*)属	24～38
エンテロコッカス・フェカーリス(*Enterococcus faecalis*)	7～12
エンテロコッカス・フェシウム(*E. faecium*)	3～ 9

Solomkin JS, Mazuski JE, Bradley JS, et al. Diagnosis and management of complicated intra-abdominal infection in adults and children : guidelines by the Surgical Infection Society and the Infectious Disease Society of America. *Clin Infect Dis*. 2010 ; 50 : 133-164. ; Solomkin J, Evans D, Slepavicius A, et al. Assessing the efficacy and safety of eravacycline vs. ertapenem in complicated intra-abdominal infections in the Investigating Gram-Negative Infections Treated with Eravacyclinex (IGNITE 1) trial : a randomized clinical trial. *JAMA Surg*. 2017 ; 152 : 224-232.

表24-2 腹腔内感染症のエンピリック抗菌療法

抗菌薬の分類	抗菌薬
市中感染	
軽度から中等度の感染症の場合	
単剤：cefoxitin，ertapenem，モキシフロキサシン，チゲサイクリン，ticarcillin-clavulanate 併用療法：(セファゾリンまたはセフロキシム，セフトリアキソン，セフォタキシム，シプロフロキサシン，レボフロキサシン)＋メトロニダゾール	
重度の感染症の場合	
単剤：イミペネム，メロペネム，ドリペネム，タゾバクタム・ピペラシリン 併用療法：(セフェピムまたはセフタジジム，シプロフロキサシン，レボフロキサシン)＋メトロニダゾール	
医療関連	
βラクタマーゼ阻害薬配合βラクタム薬	タゾバクタム・ピペラシリン
または	
カルバペネム	イミペネム，メロペネム，ドリペネム
または	
第3または第4世代セファロスポリン	セフタジジム，セフェピム
＋	
メトロニダゾール	

複数の薬剤の組み合わせであることもある(図24-1，表24-2)。例として，カルバペネム系抗菌薬(ertapenem，**イミペネム**，**メロペネム**，**ドリペネム**)や，βラクタマーゼ阻害薬配合βラクタム薬(**タゾバクタム・ピペラシリン**，ticarcillin-clavulanate)，セファロスポリン系抗菌薬(**セファゾリン**，cefoxitin，**セフロキシム**，**セフトリアキソン**，**セフォタキシム**，**セフタジジム**，**セフェピム**)，キノロン系抗菌薬(**シプロフロキサシン**，**レボフロキサシン**，**モキシフロキサシン**)，**チゲサイクリン**，**メトロニダゾール**などがある。

医療関連感染の場合は，抗菌薬耐性の細菌がより多く，そのなかには，緑膿菌(*Pseudomonas aeruginosa*)，ペニシリンまたはバンコマイシン耐性の腸球菌，メチシリン耐性ブドウ黄色球菌(methicillin-resistant *Staphylococcus aureus*：MRSA)が含まれる。推奨される処方は，以下のいずれかである。**タゾバクタム・ピペラシリン**単剤，カルバペネム(**イミペネム**，**メロペネム**，**ドリペネム**)単剤，セファロスポリン系抗菌薬(**セフタジジム**，**セフェピム**)＋メトロニダゾール(表24-2)。MRSAのリスクがあれば，**バンコマイシン**を追加すべきである。アミノグリコシド系抗菌薬(**ゲンタマイシン**，**トブラマイシン**，**アミカシン**)も，耐性の好気性，あるいは通性嫌気性グラム陰性桿菌が懸念されれば追加すべきである。

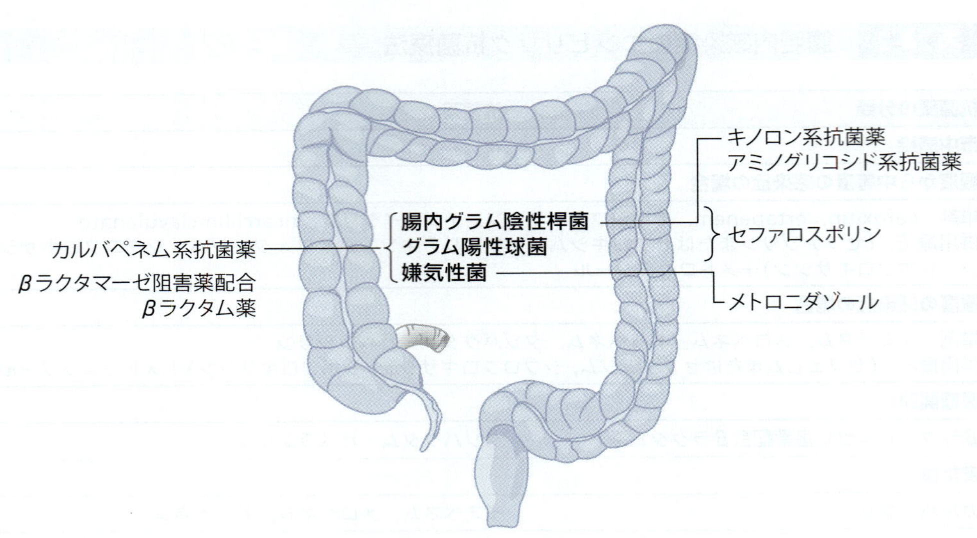

図24-1 腹腔内感染症の治療に有効な薬剤

問題

1. 腹腔内感染症は通常，混合感染であり，腸内にいる，以下の3つの主な細菌のグループが原因となる：＿＿(菌)，＿＿(菌)，＿＿(菌)。
2. 腹腔内感染症で最もよく分離される腸内の通性グラム陰性桿菌は＿＿(菌)である。
3. 以下のクラスの抗菌薬は，単剤で重症の市中発症腹腔内感染症を治療することができる。なぜなら，これらの感染を起こす，3つの異なるグループに対し，広域スペクトラムの抗菌活性があるからである：＿＿，＿＿。
4. 医療関連の腹腔内感染症は，セフタジジムやセフェピムでも治療可能だが，これらの抗菌薬は嫌気性菌に活性がないため，＿＿と併用して用いられることが推奨される。

文献

Blot S, De Waele JJ. Critical issues in the clinical management of complicated intra-abdominal infections. *Drugs*. 2005;65:1611–1620.

Montravers P, Gauzit R, Muller C, et al. Emergence of antibiotic-resistant bacteria in cases of peritonitis after intraabdominal surgery affects the efficacy of empirical antimicrobial therapy. *Clin Infect Dis*. 1996;23:486–494.

Solomkin JS, Mazuski JE, Bradley JS, et al. Diagnosis and management of complicated intra-abdominal infection in adults and children: guidelines by the Surgical Infection Society and the Infectious Diseases Society of America. *Clin Infect Dis*. 2010;50:133–164.

PART V

症例問題

「すべてのものは，一度めの試みではうまく扱えぬものである。弓は引くに困難で，槍は扱いづらい。武具に慣れてくれば，扱いは容易になるものだ。」

宮本武蔵，『五輪書』より

いかなる技術の習得にも修練が必要なように，抗菌薬の処方も例外ではない。このパートでは，これまでのパートの内容理解を助けるため，一連の症例が提示されている。症例問題に対する解答はこのパートの最後にある。

症例 1

62歳男性。4日間の発熱，悪寒，倦怠感，膿性痰を伴う咳を主訴に来院。咳や深呼吸をしたときの右胸部痛も訴えている。気分はすぐれないが，経口摂取はほぼいつもどおり保たれていた。高血圧症の既往があり，10年前に左膝関節鏡手術を受けている。それ以来，入院歴はなし。リシノプリルのみを内服中で，過去3か月に抗菌薬の内服歴はなし。会計士として働き，飲酒は付き合い程度，喫煙歴はなし。最近の渡航歴はなく，ペットの犬以外に，動物，鳥類との接触歴はなし。

患者はやや肥満体型で，体温 38.5℃，血圧 152/84，脈拍数 74/分，呼吸数 16/分，酸素飽和度は大気下にて98％であった。身体所見は右胸部打診上，胸壁の濁音，気管支呼吸音，右胸部の吸気の中断(splinting)を認めた。それ以外に著明な所見はなく，頸部軟，心雑音も聴取されなかった。

検査所見は，末梢血白血球数 16,600/mm^3，好中球 75％，桿状核球 10％。電解質は正常範囲内であり，血糖値 155 mg/dL。胸部X線写真で，右側に肺葉性の浸潤影と胸水と思われる陰影が認められた。

問題

1. あなたの診断は何か？
2. 通常，この症候群の原因となる微生物は何か？
3. この患者のエンピリック(経験的)治療に，どの抗菌薬を選択するか？
4. この患者が低酸素血症を呈し入院が必要だった場合，エンピリック治療に，どの抗菌薬を選択するか？
5. この患者が血圧低下を呈し昇圧薬投与を必要とし，ICUに入室した場合，エンピリック治療に，どの抗菌薬を選択するか？
6. のちに，この患者の血液培養から肺炎球菌(*Streptococcus pneumoniae*)が検出された場合，治療に，どの抗菌薬を選択するか？
7. または，レジオネラ・ニューモフィラ(*Legionella pneumophila*)尿中抗原陽性だった場合，この患者の治療に，どの抗菌薬を選択するか？

症例 2

68歳女性。非転移性大腸癌の診断の後，大腸切除術のため外科入院中の患者。大腸切除術は，入院2日後に施行された。術後経過として，基礎疾患である慢性閉塞性肺疾患による呼吸機能低下を合併し，最近，何度も抗菌薬で治療されてきた。その結果，患者には人工呼吸管理が続けられていた。術後6日目，患者は発熱および気道分泌物の著しい増加と膿性化を呈し，肺所見として，両側性のラ音(rhonchus)が聴取された。末梢血白血球数は18,200/mm^3に増加，好中球 81%。胸部X線写真で，両側性斑状浸潤影を認めた。気管吸引の塗抹検体のグラム染色の検査結果は，多数の好中球およびグラム陰性桿菌と仮報告された。

問題

1. あなたの診断は何か？
2. 通常，この症候群の原因となる微生物は何か？
3. この患者のエンピリック治療に，どの抗菌薬を選択するか？
4. 気管吸引の塗抹検体で，グラム陰性桿菌とグラム陽性球菌が混在していた場合，エンピリック治療に，どの抗菌薬を選択するか？
5. 気管吸引検体の培養の結果，多数の緑膿菌(*Pseudomonas aeruginosa*)コロニーが生えた場合，治療にどの抗菌薬を選択するか？
6. 気管吸引検体の培養の結果，多数の黄色ブドウ球菌(*Staphylococcus aureus*)コロニーが生えた場合，治療にどの抗菌薬を選択するか？

症例3

23歳，性交渉歴のある女性。3日間の排尿困難感，頻尿，血尿を主訴に来院。患者には，発熱や悪寒，悪心，嘔吐，側腹部痛はなく，妊娠も否定。既往歴として，1年前に「膀胱炎」がある。身体所見では，発熱や肋骨脊柱角圧痛を認めない。尿のテストテープでは，白血球エステラーゼが陽性である。

問題

1. あなたの診断は何か？

2. これは，「複雑性」，「単純性」の感染症のどちらか？

3. この患者のエンピリック治療に，どの抗菌薬を選択するか？

4. 市中感染の大腸菌(*Escherichia coli*)がスルファメトキサゾール・トリメトプリム(ST合剤)に対して40％の確率で耐性をもつ地域の患者である場合，この患者のエンピリック治療に，どの抗菌薬を選択するか？

5. 患者に糖尿病歴があり，尿のグラム染色で多数のグラム陰性桿菌が認められた場合，この患者のエンピリック治療に，どの抗菌薬を選択するか？

症例4

26歳，性交渉歴のある女性。6日間の発熱，悪寒，排尿困難感，頻尿，側腹部痛を主訴に来院。患者は悪心も訴え，嘔吐を繰り返しており，経口摂取を保つことができなくなっていた。既往歴は，3年前に女児を経腟分娩したのみ。現在の妊娠は否定。バイタルサインは以下のとおりである。体温 38.7℃，臥位での血圧 98/66 mmHg，脈拍数 88/分。立位での血圧 88/55 mmHg，脈拍数 101/分，呼吸数 13/分。身体所見では，左胸部打診にて肋骨脊柱角圧痛を認めた。検査所見は，末梢血白血球数 26,200/mm^3，好中球 82%，桿状核球 15%であった。電解質は正常範囲内。血糖値は93 mg/dL。尿検査で，膿尿と100,000を超える細菌が確認された。

問題

1. あなたの診断は何か？
2. これは，「複雑性」，「単純性」の感染症のどちらか？
3. この患者のエンピリック治療に，どの抗菌薬を選択するか？

症例5

17歳，性交渉歴のある女性。1週間の発熱，悪寒，下腹部痛，腟分泌物を主訴に来院。悪心，嘔吐，下痢の訴えはない。過去2年間に2度のクラミジア(*Chlamydia*)感染の既往がある。また以前，ペニシリン内服後にアナフィラキシー反応を生じたことがある。バイタルサインは以下のとおりである。体温 37.4℃，血圧 126/78 mmHg，脈拍数 72/分，呼吸数 11/分。そのほか，身体所見では，両側下腹部圧痛を認めたが，腫瘤は認めなかった。内診にて，頸部動揺痛(cervical motion tenderness)，両側子宮付属器圧痛，粘液膿性の頸管分泌物を認めた。検査所見では，末梢血白血球数 8,300/mm^3，好中球 60%，桿状核球はみられなかった。電解質，血糖値は正常範囲内であった。

問題

1. あなたの診断は何か？
2. この感染症の原因菌として何が考えられるか？
3. この患者のエンピリック治療に，どの抗菌薬を選択するか？
4. のちに患者の性交渉相手の男性がクラミジア・トラコマティス(*Chlamydia trachomatis*)に感染していることが判明した場合，治療にどの抗菌薬を選択するか？
5. のちにこの性交渉相手が淋菌(*Neisseria gonorrhoeae*)に感染していることが判明した場合，治療にどの抗菌薬を選択するか？

症例6

62歳男性。24時間前からの発熱，悪寒，悪心，嘔吐，頭痛，錯乱，頸部硬直を主訴に来院。患者は，来院前週に鼻閉と咳を訴えていたものの，それ以外は健康であった。既往歴として，高血圧とアルコール依存がある。身体所見では，体温 38.7℃，頸部屈曲時の疼痛，乳頭浮腫疑い。また，自分および場所に対する見当識障害〔ただし，時間(年)に対しては正常〕を認めた。頭蓋内病変の存在が懸念されたため，腰椎穿刺の前に頭部CTを施行することとした。

問題

1. どのような感染症を懸念すべきか？
2. よくこの感染症の原因となる微生物は何か？
3. 頭部CTに送る前に，この患者に抗菌薬を投与すべきか？
4. 抗菌薬投与が適切ならば，どの薬剤を投与すべきか？

頭部CTを施行したところ，明らかな頭蓋内病変は認めなかった。腰椎穿刺を施行したところ，脳脊髄液の検査値は以下のとおりであった。白血球数 412/mm^3(好中球 96％)，タンパク質 110 mg/dL，糖値 23 mg/dL(このとき，血糖値 98 mg/dL)。グラム染色で，グラム陽性双球菌を認めた。

問題

5. この患者の疾患において，原因として最も考えられる微生物は何か？
6. これらの結果から，この患者の抗菌薬処方をどのように変更するか？

数日後，細菌検査室から，脳脊髄液からペニシリン感受性のある肺炎球菌が生えたとの報告があった。

問題

7. この結果から，この患者の抗菌薬処方をどのように変更するか？
8. グラム染色でグラム陰性双球菌を認めた場合，どの抗菌薬を選択するか？
9. グラム染色でグラム陽性桿菌を認めた場合，どの抗菌薬を選択するか？

症例7

56歳女性。右足の痛みを伴う発疹を訴えている。5日前に新しい靴のせいで水膨れが生じた。3日前，水膨れの周りの皮膚が発赤，痛みを伴うようになった。その後，発赤は広がり，右足の大部分と足関節に及んでいる。また，痛みのため足で体重を支えることも難しくなった。患者は，24時間前からの発熱，悪寒，戦慄も訴えている。既往歴として，高血圧，高脂血症，甲状腺機能低下症がある。内服薬は，ヒドロクロロチアジド，ロバスタチン，レボチロキシンナトリウム。患者は，市中感染のメチシリン耐性黄色ブドウ球菌(methicillin-resistant *Staphylococcus aureus*：MRSA)による感染症の発生率が高い地域に住んでいる。バイタルサインは，以下のとおりである。体温 39.1℃，脈拍数 96/分，呼吸数 16/分，血圧 123/74 mmHg。身体所見は，紅斑，熱感，いくらか圧痛の伴う腫脹が右足から下腿の中間部まで広がっていた。水疱は認めなかった。足背動脈はよく触れ，発疹の感覚も正常であった。患者は，少し痛みを伴うものの，足を動かすことはできる。

問題

1. あなたの診断は何か？
2. よくこの感染症の原因となる細菌は何か？
3. この患者のエンピリック治療に，どの抗菌薬を選択するか？
4. 血液培養からA群溶連菌(*Streptococcus pyogenes*)が生えた場合，この患者の治療に，どの抗菌薬を選択するか？
5. 血液培養からメチシリン感受性の黄色ブドウ球菌が生えた場合，この患者の治療に，どの抗菌薬を選択するか？

症例 8

5歳女児。72時間前からの右耳の痛みを訴え，母親に連れられて来院。2日前に同僚が患児を診察し，急性中耳炎と診断していた。同僚は母親に注意深く様子をみて，症状が2日経過しても軽快しない場合は再受診するよう指導していた。初回の受診から症状は持続し，現在は発熱もしている。患児の既往歴として，24か月前に一度中耳炎がある。診察では，体温 38.8℃，その他のバイタルサインは正常範囲内。右鼓膜の膨隆と発赤を認めた。結膜炎を示す所見はない。

問題

1. あなたの診断は何か？
2. よくこの感染症の原因となる細菌は何か？
3. この患児のエンピリック治療に，どの抗菌薬を選択するか？

問診を続けると，患児が前回の中耳炎でアモキシシリンを処方され，内服を始めた直後に皮疹が生じたと母親が伝えた。皮疹に瘙痒感はなく，診察した医師からじんま疹ではないと言われたという。

問題

4. この患児の治療に，どの抗菌薬を選択するか？
5. この患児がアモキシシリンに対してじんま疹を生じたことがある場合，どの抗菌薬を選択するか？

症例9

38歳女性。2週間前からの発熱，悪寒，倦怠感を主訴に来院。既往歴として，小児期のリウマチ熱，う歯があり，入院6週間前には抜歯に至っていた。しかし，処置前の予防的抗菌薬を怠薬していた。会計士として働き，飲酒は付き合い程度。喫煙，麻薬の使用はない。

患者はやせ型の女性，体温 38.2℃，血圧 122/54 mmHg，脈拍数 83/分で速脈(bounding pulse)，呼吸数 12/分。その他の所見として，高調なⅢ/Ⅳ度の早期拡張期雑音が胸骨右縁上部に聴取されたが，これは前回の来院時には認められなかった。結膜の点状出血も認めた。検査所見は，末梢血白血球数 10,600/mm^3，好中球 65%，ヘモグロビン濃度 12 g/dL。電解質は正常範囲内，血糖値 95 mg/dL。尿検査で血尿を認めた。心エコー検査では，大動脈弁に疣贅(ゆうぜい)を伴う大動脈弁閉鎖不全を認めた。

問題

1. あなたの診断は何か？
2. 通常，この症候群を引き起こす微生物は何か？
3. 血液培養を施行し，結果を待つ間，エンピリックに治療することが決まった。この患者のエンピリック治療に，どの抗菌薬を選択するか？
4. のちに血液培養から，ペニシリン感受性のある緑色レンサ球菌(最小発育阻止濃度≦0.12 μg/mL)が生えた場合，この患者の治療に，どの抗菌薬を選択するか？
5. のちに血液培養から，メチシリン耐性黄色ブドウ球菌が生えた場合，この患者の治療に，どの抗菌薬を選択するか？
6. のちに血液培養から，ペニシリンおよびアミノグリコシド系抗菌薬に感受性のある腸球菌(enterococci)が生えた場合，この患者の治療に，どの抗菌薬を選択するか？

症例 10

74歳男性。1週間前からの発熱，悪寒，増悪する息切れを主訴に来院。既往歴として，入院5か月前に人工僧帽弁置換がある。患者は銀行の重役を退職。適度の飲酒と1日1箱の喫煙歴がある。

バイタルサインは，以下のとおりである。体温 38.4℃，血圧 112/75 mmHg，脈拍数 92/分，呼吸数 19/分。身体所見では，頸静脈の怒張，両側肺基底部に断続性ラ音(crackles)，低調な早期拡張期雑音を聴取した。検査所見では，末梢血白血球数 12,400/mm^3，好中球 70%，ヘモグロビン 13.2 g/dL。電解質は正常範囲内で，血糖値 89 mg/dL。心エコー検査で，疣贅を伴う人工弁機能不全を認めた。

問題

1. あなたの診断は何か？
2. 通常，この症候群を引き起こす微生物は何か？
3. 血液培養を施行し，結果を待つ間，エンピリックに治療することが決まった。この患者のエンピリック治療に，どの抗菌薬を選択するか？
4. のちに血液培養から，メチシリン耐性の表皮ブドウ球菌(*Staphylococcus epidermidis*)が生えた場合，この患者の治療に，どの抗菌薬を選択するか？
5. のちに血液培養から，メチシリン感受性黄色ブドウ球菌が生えた場合，この患者の治療に，どの抗菌薬を選択するか？
6. のちに血液培養から，アグリゲイティバクター・アフロフィルス(*Aggregatibacter aphrophilus*)が生えた場合，この患者の治療に，どの抗菌薬を選択するか？

症例11

85歳女性。大腸癌に対する結腸切除の後，ICUに入室中。術後3日目，患者が発熱したため診察を依頼された。

患者は，人工呼吸管理，鎮静されている。体温 38.6℃，血圧 128/75 mmHg，脈拍数 96/分。患者は最低限の呼吸補助を受け，看護師は吸引でわずかな気道分泌物しか認めないと報告している。身体所見では，肺野清，腹部軟。外科創傷は，化膿や排膿はなく，わずかな紅斑を伴うのみであり，便は結腸瘻バッグ内に認めた。尿道カテーテルは適切に留置されている。患者に皮疹はないものの，大腿トリプルルーメンカテーテル挿入部から膿性排出液を認めた。検査所見は，末梢血白血球数 13,400/mm^3，好中球 85%。電解質，血糖値，尿検査は正常範囲内。胸部X線写真では，浸潤影を認めない。

問題

1. あなたは何を疑うか？
2. 通常，この感染症の原因となる微生物は何か？
3. あなたは，血液培養，カテーテルの抜去，カテーテルの先端を培養に提出するよう指示し，培養結果を待つ間，エンピリックに治療を開始したいと考えた。この患者のエンピリック治療に，どの抗菌薬を選択するか？
4. さらに患者の診療記録より，全身性エリテマトーデスとしばらく前から高用量ステロイド使用歴があることがわかった。この患者のエンピリック治療に，どの抗菌薬を選択するか？
5. のちに血液培養から，メチシリン感受性黄色ブドウ球菌が生えた場合，この患者の治療に，どの抗菌薬を選択するか？
6. のちに血液培養から，メチシリン感受性黄色ブドウ球菌が生えたとして，患者にアモキシシリンに対するアナフィラキシー反応歴がある場合は，どの抗菌薬を選択するか？

症例 12

21歳男性。4日前からの激しい腹痛を主訴に来院。当初は右下腹部に限局していたが，現在はびまん性の腹痛を訴えている。また患者は，発熱，悪寒，悪心，嘔吐も訴えている。既往歴は特になく，内服歴もない。

患者の体温は38.5℃，血圧は90/53 mmHg，脈拍数は121/分である。患者の身体所見は，腹部に硬直，反跳痛，筋性防御を伴うびまん性圧痛。腸蠕動音の消失。検査所見は，末梢血白血球数 23,100/mm^3，好中球 95%。電解質，血糖値，尿検査は正常範囲内であった。腹部X線写真で，ニボー (air-fluid level)を伴うイレウス像とフリーエアーを認めた。腹部エコーの所見は，穿孔を伴う虫垂炎所見に一致し，即座に手術の準備がなされた。

問題

1. 患者は，虫垂炎穿孔と二次性腹膜炎を発症している。通常，この症候群の原因となる微生物は何か？
2. この患者のエンピリック治療に，どの抗菌薬を選択するか？
3. この患者に嚢胞性線維症があり，最近入院して，呼吸器感染症に対し，何度も抗菌薬が投与されていた場合，エンピリック治療に，どの抗菌薬を選択するか？

症例問題に対する解答

症例1

1. 肺炎。なぜなら，最近発症の発熱，悪寒，痰を伴う咳，末梢血白血球数の増加，胸部X線写真における浸潤影などの所見があるため。最近の入院歴がないこと，医療関係者との接触や抗菌薬内服歴がないことから，この患者の肺炎は，市中肺炎に分類される。
2. 成人における市中肺炎で最も多くみる原因菌は，肺炎球菌(*Streptococcus pneumoniae*)，インフルエンザ菌(*Haemophilus influenzae*)，レジオネラ(*Legionella*)属，肺炎マイコプラズマ(*Mycoplasma pneumoniae*)，その他の好気性グラム陰性菌，クラミジア・ニューモニアエ(*Chlamydia pneumoniae*)などである。患者の年齢，痰を伴う咳，肺葉性の浸潤影により，「非定型」肺炎よりも「定型」肺炎が疑われる。しかし，臨床症状，所見による分類は信頼度が低いとされているため，第1選択の治療は，この判断によって決めるべきではない。
3. この患者の肺炎は軽症であり，外来治療に適する。ペニシリン耐性肺炎球菌のリスクはない。抗菌薬の選択としては，経口マクロライド(アジスロマイシン，クラリスロマイシン，エリスロマイシン)またはドキシサイクリンが考えられる。
4. この患者が重症肺炎であり，入院を必要とするならば，治療薬は静注投与が望ましく，マクロライド系抗菌薬(アジスロマイシン，クラリスロマイシン，エリスロマイシン)とβラクタム薬(セフォタキシム，セフトリアキソン，高用量アンピシリン)を併用する。抗レンサ球菌活性をもつ静注キノロン(モキシフロキサシン，レボフロキサシン)も選択されうる。
5. この患者が最重症肺炎であり，ICUへの入室を必要とするのであれば，治療薬は静注投与が望ましく，βラクタム薬(セフォタキシム，セフトリアキソン，高用量アンピシリン・スルバクタム)をマクロライド系抗菌薬(アジスロマイシン)または抗レンサ球菌活性をもつ静注キノロン(モキシフロキサシン，レボフロキサシン)と併用する。注意すべき点は，この患者には緑膿菌(*Pseudomonas aeruginosa*)またはメチシリン耐性黄色ブドウ球菌(methicillin-resistant *Staphylococcus aureus*：MRSA)感染のリスクがないため，抗緑膿菌活性または抗MRSA活性をもつ抗菌薬の適応にはならないことである。
6. 肺炎球菌が患者の血液培養から検出されたことは，この肺炎が肺炎球菌によって引き起こされたことを意味する。今回の症例の場合，この原因菌に対し治療薬のスペクトラムを狭めることができる。選択としては高用量ペニシリンGであろう。第2，第3世代セファロスポリンも適当である。肺炎球菌による菌血症の患者に対し，βラクタム薬とマクロライド系抗菌薬(アジスロマイシン)併用療法で，βラクタム薬単剤よりもよい結果が得られるとするいくつかの報告があるため，併用療法も選択されうる。

7. 診断的検査において，患者の肺炎がレジオネラ属によるものとわかった場合，治療はこの原因菌に的を絞るべきである。適切な抗菌薬は，キノロン系抗菌薬（レボフロキサシンまたはモキシフロキサシン）またはアジスロマイシンであろう。

症例2

1. 肺炎。なぜなら，新規発症の発熱，膿性気道分泌物の増加，末梢血白血球数の増加，胸部X線写真における浸潤影などの所見があるため。入院後に発症したことから，この肺炎は院内肺炎に分類される。
2. この患者は，入院8日目に肺炎を発症している。彼女はまた，慢性閉塞性肺疾患に抗菌薬を投与されていた。このような症例では，特に緑膿菌，アシネトバクター（*Acinetobacter*）属，抗菌薬耐性のグラム陰性腸内細菌，メチシリン耐性黄色ブドウ球菌（MRSA）を考慮しなければならない。気管吸引検体でグラム陰性桿菌がみられることは，緑膿菌または抗菌薬耐性のグラム陰性腸内細菌の存在を示唆している。
3. 適切な抗菌薬として，以下の2つのグループから1つずつ選択する。グループ1には，抗緑膿菌活性のあるセファロスポリン系抗菌薬（セフタジジム，セフェピム），カルバペネム系抗菌薬（イミペネム，メロペネム），βラクタマーゼ阻害薬配合広域スペクトラムペニシリン（タゾバクタム・ピペラシリン），モノバクタム系抗菌薬（アズトレオナム）がある。グループ2には，キノロン系抗菌薬（シプロフロサキシン，レボフロキサシン），アミノグリコシド系抗菌薬（ゲンタマイシン，トブラマイシン，アミカシン），ポリペプチド系抗菌薬（コリスチン，ポリミキシンB）がある。
4. 気管吸引検体におけるグラム陽性球菌は，黄色ブドウ球菌の存在を示唆している。ICUにおいては，メチシリン耐性黄色ブドウ球菌の検出率が高いため，この耐性菌に対して効果のある抗菌薬を投与すべきである。したがって，適切な処方は，上記3の2剤に，リネゾリドまたはバンコマイシンを加えたものとなる。
5. 気管吸引検体から緑膿菌が生えた場合，これが肺炎の原因菌であることを示唆する。適切な治療は，緑膿菌をカバーする2剤併用であろう。典型的なレジメンとしては，たとえば，抗緑膿菌活性をもつセファロスポリン系抗菌薬（セフタジジム，セフェピム）またはタゾバクタム・ピペラシリンがある。それに加え，シプロフロサキシン，またはアミノグリコシド系抗菌薬（ゲンタマイシン，トブラマイシン，アミカシン）が考えられる。実際の抗菌薬選択は，地域の感受性パターンと，この患者における以前の抗菌薬使用歴に基づいて行うべきである。シプロフロキサシンがキノロン系抗菌薬のなかで最も抗緑膿菌活性が高いことも覚えておきたい。
6. 気管吸引検体から，黄色ブドウ球菌が生えた場合，これが肺炎の原因菌であることを示唆する。適切な治療は，リネゾリドまたはバンコマイシンであろう。もし分離されたのが最終的にβラクタムに感受性があるとわかれば，nafcillin，oxacillin，あるいはセファゾリンを使うことができる。

症例3

1. 急性膀胱炎。なぜなら，排尿困難感，頻尿，尿テストテープ陽性の症状があるため。発熱，悪寒，悪心，嘔吐，側腹部痛がないので，腎盂腎炎の可能性は低い。
2. この尿路感染症は「単純性」の急性膀胱炎に分類される。なぜなら，この患者は若く，健康で妊娠しておらず，入院歴や解剖学的尿路異常が認められないからである。
3. この患者の適切な治療は，5日間のnitrofurantoinか，あるいは単回使用のホスホマイシンだ。またはもし彼女が，本薬への尿路感染の原因菌の耐性率20％未満の地域に住んでいれば，3日間の経口ST合剤であろう。
4. ST合剤に対する耐性が市中感染の大腸菌(*Escherichia coli*)に多くみられる地域の患者の場合，nitrofurantoinまたはホスホマイシンが適切な治療となるであろう。
5. 糖尿病既往歴のある患者は，より多くの種類の原因菌にさらされ，この尿路感染症は「複雑性」の急性膀胱炎に分類される。この患者は軽症であるため，経口抗菌薬で治療できる。シプロフロキサシンは，緑膿菌や多くの腸内細菌科などのグラム陰性桿菌に有効であるため，よい選択といえよう。

症例4

1. 急性腎盂腎炎。なぜなら，発熱，悪寒，排尿困難感，頻尿，側腹部痛の症状があるため。
2. この急性腎盂腎炎は，単純性尿路感染症に分類される。なぜなら，患者は若く，健康で妊娠しておらず，入院歴や解剖学的尿路異常が認められないからである。
3. 患者が脱水症状を示し，経口摂取ができていないことから，入院し，抗菌薬静注と補液が必要となる。適切なエンピリック治療は，以下のとおりである。キノロン(シプロフロキサシン，レボフロキサシン)。アミノグリコシド系抗菌薬(ゲンタマイシン，トブラマイシン，アミカシン)にアンピシリン追加を検討する。βラクタマーゼ阻害薬配合広域スペクトラムペニシリン(タゾバクタム・ピペラシリン)にアミノグリコシドの追加を検討する。第3世代セファロスポリン(セフトリアキソン，セフォタキシム)にアミノグリコシドの追加を検討。あるいはカルバペネム(イミペネム，メロペネム，ertapenem)。

症例5

1. 骨盤内炎症性疾患(pelvic inflammatory disease：PID)。なぜなら，発熱，悪寒，下腹部痛の症状，また，頸部動揺痛，両側子宮付属器圧痛，粘液膿性の頸管分泌物の所見があるため。
2. 性感染症に関連する細菌として，最もよくみるのは，淋菌と*Chlamydia trachomatis*である。骨盤内炎症性疾患においては，大腸菌，ガルドネレラ・バギナリス(*Gardnerella vaginalis*), インフルエンザ菌, B群レンサ球菌などの多種の細菌とともに, バクテロイデス(*Bacteroides*)属, ペプトストレプトコッカス(*Peptostreptococcus*)属が分離されることが多い。これらの嫌気性菌が, PIDの病原因子として重要な役割を果たしているであろう。したがって, 多くの専門家は, PIDの治療において, 嫌気性菌に対し効果のある抗菌薬を含める必要があると感じている。

3. この患者は比較的軽症であり, 外来治療の適応がある。適切な抗菌薬は, セファロスポリン(セフトリアキソン, セフォタキシム, cefoxitinに加えてプロベネシド)の1回筋注に加えて, 経口ドキシサイクリンである。経口メトロニダゾールの追加も悪くない。
4. 単純性*Chlamydia trachomatis*尿道炎は, ドキシサイクリン, アジスロマイシンのいずれかにより治療する。
5. 淋病は, セフトリアキソンとアジスロマイシンにより治療する。

症例6

1. 急性細菌性髄膜炎の可能性がある。なぜなら, 急性発症の発熱, 悪寒, 悪心, 嘔吐, 頭痛, 錯乱, 頸部硬直といった症状があるため。髄液検査が診断確定に必要だ。
2. 成人において, 急性細菌性髄膜炎は, 肺炎球菌と髄膜炎菌(*Neisseria meningitidis*)によって最もよく引き起こされる。この患者のような高齢者の場合, リステリア菌(*Listeria monocytogenes*)と好気性グラム陰性桿菌も考えられる。
3. たとえ数時間の遅れでも, 急性細菌性髄膜炎患者の予後に有害な影響を及ぼしうる。したがって, 神経系画像診断の結果を待つ間, 抗菌薬の投与を遅らせるべきではない。また大部分の専門家は, 抗菌薬開始前, または同時にステロイド治療を始めるであろう。
4. この患者に対するエンピリック治療は, 第3世代セファロスポリン(セフトリアキソン, セフォタキシム)を髄膜炎菌, 大部分の肺炎球菌をカバーするために用いることであろう。ペニシリン高度耐性肺炎球菌株をカバーするために, バンコマイシンを治療に加えるべきである。また, 患者は50歳を超えているため, *L. monocytogenes*をカバーするためにアンピシリンも加えるべきである。
5. この腰椎穿刺の結果は, 急性細菌性髄膜炎の診断に確定的である。脳脊髄液のグラム染色でグラム陽性双球菌を認めた場合, 肺炎球菌が原因菌と考えられる。患者が新生児であれば, ストレプトコッカス・アガラクティアエ(*Streptococcus agalactiae*)も考慮されるが, この細菌による髄膜炎は, 成人においてはまれである。
6. 肺炎球菌による急性細菌性髄膜炎は, 第3世代セファロスポリンとバンコマイシンによって治療される。したがって, アンピシリンは中止すべきである。
7. ペニシリン感受性肺炎球菌による髄膜炎は, ペニシリンまたは第3世代セファロスポリンによって治療できる。

8. 脳脊髄液からのグラム陰性双球菌は，髄膜炎菌がこの髄膜炎の原因菌であることを示唆する。この患者は，第3世代セファロスポリン（セフトリアキソン，セフォタキシム）で治療しなければならない。
9. 脳脊髄液からのグラム陽性桿菌は，*L. monocytogenes*がこの髄膜炎の原因菌であることを示唆する。患者は，アンピシリンとゲンタマイシンの併用により治療すべきである。

症例7

1. 蜂窩織炎。なぜなら，紅斑，圧痛を伴う皮疹，発熱，悪寒，戦慄の症状があるため。壊死性筋膜炎のような「より深部」への感染も考えられるが，患者には，水疱，紫斑，知覚異常を認めない。したがって，それらのより重症な感染症の可能性は低くなる。
2. この患者は免疫不全ではなく，海水などの特別な曝露による感染でもない。したがって，この蜂窩織炎は，おそらく黄色ブドウ球菌，A群溶連菌またはその他のレンサ球菌などの皮膚正常細菌叢によるものと考えられる。
3. 高熱，痛みによる歩行困難を考慮すると，患者を入院させ，静注抗菌薬により治療すべきである。市中感染型メチシリン耐性黄色ブドウ球菌（MRSA）感染が多い地域に住んでいることから，抗菌薬には，この耐性菌とレンサ球菌に有効なものを選択しなければならない。グリコペプチド系薬剤（バンコマイシン，telavancin，dalbavancin，oritavancin）またはオキサゾリジノン系抗菌薬（リネゾリド，テジゾリド），ダプトマイシン，チゲサイクリン，ceftarolineが適切な選択といえよう。
4. 血中のA群溶連菌の存在は，この細菌が蜂窩織炎の原因菌であることを示している。したがって，抗菌薬の処方は，この細菌に対し優れた活性をもつペニシリンGに変更できる。
5. 血中のメチシリン感受性黄色ブドウ球菌の存在は，この細菌が蜂窩織炎の原因菌であることを示している。メチシリン耐性黄色ブドウ球菌を考慮しなくてもよいため，抗菌薬の処方は，nafcillinやoxacillinまたはセファゾリンなどの抗黄色ブドウ球菌活性をもつペニシリンに変更しうる。

症例8

1. 急性中耳炎。なぜなら，耳痛，発熱，鼓膜の炎症所見があるため。
2. 急性中耳炎は，肺炎球菌，インフルエンザ菌，モラクセラ・カタラリス（*Moraxella catarrhalis*）によって，最もよく引き起こされる。
3. この患児の耳感染は，72時間で軽快しておらず，発熱を呈しているため，抗菌療法が適応となる。βラクタマーゼ産生菌の危険因子はない。高用量アモキシシリンが第1選択薬である。

4. 患児は，ペニシリンに対して軽度のアレルギーがある。したがって，経口セファロスポリン(セフジニル，セフポドキシム，セフロキシム)をこの耳感染に使用すべきである。
5. ペニシリンに対してI型過敏性反応の既往がある場合，マクロライド系抗菌薬(アジスロマイシン，クラリスロマイシン)またはクリンダマイシンをこの中耳炎治療に使用すべきである。

症例9

1. 感染性心内膜炎。なぜなら，発熱と，リウマチ熱の既往，予防的抗菌薬を投与されていない最近の歯科処置歴のある患者における新規心雑音があるため。結膜の点状出血，軽度貧血，血尿などのその他の所見も，診断を支持する。心エコーによる疣贅の存在は，診断に確定的である。
2. 通常，自然弁心内膜炎は，緑色レンサ球菌，黄色ブドウ球菌，腸球菌，HACEKによって最もよく引き起こされる。
3. バンコマイシン＋アンピシリン・スルバクタムが適切なエンピリック治療である。この処方は，大部分の緑色レンサ球菌，ブドウ球菌，腸球菌，HACEKをカバーするであろう。
4. ペニシリン感受性緑色レンサ球菌による心内膜炎の適切な抗菌療法は，ペニシリンGまたはセフトリアキソンを4週間投与することである。ペニシリンGまたはセフトリアキソンをゲンタマイシンとともに投与する場合，治療期間は2週間に短縮できる可能性がある。
5. メチシリン耐性黄色ブドウ球菌(MRSA)による心内膜炎の適切な抗菌療法は，バンコマイシンまたはダプトマイシンを6週間投与することである。
6. ペニシリン感受性およびゲンタマイシン感受性の腸球菌による心内膜炎の適切な抗菌療法は，相乗効果によって腸球菌に対する殺菌的作用を得るために，ペニシリンGまたはアンピシリンに加えゲンタマイシンを4～6週間使用することである。アンピシリンとセフトリアキソンを6週間というのも適切だ。

症例10

1. 人工弁の心内膜炎。なぜなら，発熱，人工僧帽弁置換歴のある患者の新規心雑音の所見があるため。人工弁感染は弁機能不全を引き起こし，心不全の症候を呈する。心エコー検査による疣贅および人工弁機能不全の存在は，診断に確定的である。
2. 通常，人工弁の心内膜炎は，コアグラーゼ陰性ブドウ球菌や黄色ブドウ球菌により引き起こされる。
3. バンコマイシン＋ゲンタマイシン＋リファンピシンという処方が，適切なエンピリック治療である。これでブドウ球菌をカバーできるであろう。

4. メチシリン耐性表皮ブドウ球菌による人工弁の心内膜炎に対する適切な抗菌療法は，バンコマイシンにリファンピシンを加え，6週間以上投与することであろう。ゲンタマイシンを最初の2週間，加えるべきである。
5. メチシリン感受性黄色ブドウ球菌による人工弁の心内膜炎に対する適切な抗菌療法は，nafcillinまたはoxacillinを6週間以上投与することであろう。また，リファンピシンも6週間以上投与し，最初の2週間は，ゲンタマイシンを加えるべきである。
6. HACEKによる心内膜炎の適切な抗菌療法は，セフトリアキソン，またはアンピシリン・スルバクタム，またはシプロフロキサシンを6週間投与することである。

症例11

1. この患者は，おそらく血管内カテーテル関連感染を起こしている。なぜなら，発熱，カテーテル挿入部からの膿性排出液，また，その他の鑑別診断を支持する所見に乏しいため。
2. 血管内カテーテル関連感染症は通常，コアグラーゼ陰性ブドウ球菌や黄色ブドウ球菌によって引き起こされる。
3. メチシリン耐性ブドウ球菌がまれにしか分離されない病院であれば，nafcillinかoxacillinを使用することもできる。そうでなければ，バンコマイシンが第1選択薬といえる。
4. 免疫不全患者の血管内カテーテル関連感染症に対する適切な抗菌療法は，ブドウ球菌をカバーするバンコマイシンに，好気性グラム陰性桿菌をカバーするセフタジジムまたはセフェピム，カルバペネム系抗菌薬，βラクタマーゼ阻害薬配合βラクタム薬を加えた処方となるであろう。
5. nafcillinまたはoxacillinが，メチシリン感受性黄色ブドウ球菌による血管内カテーテル関連感染症の適切な抗菌療法となるであろう。
6. ペニシリンに対してアナフィラキシー反応歴がある患者に，抗黄色ブドウ球菌活性をもつペニシリンは投与すべきではない。同様に，セファロスポリンも避けるべきである。このような状況では，バンコマイシンが第1選択薬であろう。

症例12

1. 二次性腹膜炎の最もよくみる原因菌は，大腸菌などの腸内グラム陰性桿菌，そして腸球菌，レンサ球菌などのグラム陽性球菌，バクテロイデス属などの嫌気性菌である。
2. 患者は市中感染を起こし，重症である。したがって，適切な単剤の抗菌療法は，カルバペネム系抗菌薬(イミペネム，メロペネム，ドリペネム)かタゾバクタム・ピペラシリンであろう。併用療法の場合，メトロニダゾールに加えて，セフェピム，セフタジジム，シプロフロキサシン，あるいはレボフロキサシンが候補となる。
3. この患者の腹腔内感染が医療関連(health care-associated)であるならば，緑膿菌や耐性腸内細菌科を含めた耐性菌に抗菌活性をもつ抗菌薬が推奨される。例として，タゾバクタム・ピペラシリン，イミペネム，メロペネム，ドリペネム，セフェピムのいずれかに，メトロニダゾールまたはセフタジジム＋メトロニダゾールを加えた処方となる。実際の処方は，以前患者が投与された抗菌薬，定着している細菌，地域の感受性パターンに応じて選択される。

PART VI

復習問題と解答

復習問題

1. 次のうち,「βラクタム薬でない」ものはどれか?

a. アンピシリン
b. メロペネム
c. セフトリアキソン
d. バンコマイシン
e. アズトレオナム

2. 次に挙げる抗菌薬のうち,嫌気性菌にほとんど無効なものはどれか?

a. イミペネム
b. メトロニダゾール
c. セフトリアキソン
d. クリンダマイシン
e. アモキシシリン・クラブラン酸

3. 次に挙げる抗菌薬のうち,ペニシリンによるアナフィラキシーの既往のある患者に投与可能なものはどれか?

a. アズトレオナム
b. ertapenem
c. セファゾリン
d. タゾバクタム・ピペラシリン
e. cefotetan

4. 次に挙げる抗菌薬のうち,腸球菌(enterococci)感染症の治療に「有効でない」ものはどれか?

a. ペニシリン
b. セファゾリン
c. アンピシリン
d. ゲンタマイシン
e. バンコマイシン

5. 次に挙げるキノロン系抗菌薬のなかで,緑膿菌(*Pseudomonas aeruginosa*)に対して最も抗菌活性が強いものはどれか?

a. レボフロキサシン
b. モキシフロキサシン
c. ガチフロキサシン
d. gemifloxacin
e. シプロフロキサシン

6. リファンピシンは,次のうち,「1つを除く」すべての菌の治療や予防に有効である。この例外の1つとはどれか?

a. 黄色ブドウ球菌(*Staphylococcus aureus*)
b. 表皮ブドウ球菌(*S. epidermidis*)
c. バクテロイデス・フラギリス(*Bacteroides fragilis*)
d. 髄膜炎菌(*Neisseria meningitidis*)
e. 結核菌(*Mycobacterium tuberculosis*)

7. 次に挙げる菌による重症感染症で,単剤による抗菌療法をルーチンに行うものはどれか?

a. 梅毒トレポネーマ(*Treponema pallidum*)
b. ブルセラ・メリテンシス(*Brucella melitensis*)
c. マイコバクテリウム・レプラエ(*Mycobacterium leprae*)
d. 結核菌
e. ピロリ菌(*Helicobacter pylori*)

8. 次に挙げる抗菌薬のうち,マイコバクテリウム・アビウムコンプレックス(*Mycobacterium avium* complex:MAC)による感染症の治療に「有効で

ない」のはどれか？

a. クラリスロマイシン

b. イソニアジド

c. エタンブトール

d. リファブチン

e. シプロフロキサシン

9. 次に挙げる抗菌薬のうち，クロストリジウム・ディフィシル(*Clostridium difficile*)による感染症の治療に有効なのはどれか？

a. クリンダマイシン

b. イミペネム

c. ペニシリン

d. バンコマイシン

e. タゾバクタム・ピペラシリン

10. 次に挙げる抗菌薬のうち，基質拡張型βラクタマーゼ(extended-spectrum β-lactamase：ESBL)産生の大腸菌(*Escherichia coli*)による感染症に有効なものはどれか？

a. セフトリアキソン

b. セフタジジム

c. メロペネム

d. アズトレオナム

e. ピペラシリン

11. 次に挙げる抗菌薬のうち，「細胞壁合成阻害作用がない」ものはどれか？

a. ゲンタマイシン

b. アズトレオナム

c. イミペネム

d. バンコマイシン

e. アンピシリン

12. ペニシリンは，次に挙げる細菌のうち，「1つを除く」すべてで，現在でもよく使われている。その例外はどれか？

a. 梅毒トレポネーマ

b. A群溶連菌(*Streptococcus pyogenes*)

c. クロストリジウム・パーフリンゲンス(*Clostridium perfringens*)

d. 髄膜炎菌

e. 黄色ブドウ球菌

13. 次に挙げる細菌のうち，バンコマイシンに感受性のある菌はどれか？

a. 百日咳菌(*Bordetella pertussis*)

b. *Clostridium difficile*

c. 緑膿菌

d. インフルエンザ菌(*Haemophilus influenzae*)

e. エンテロバクター・クロアカ(*Enterobacter cloacae*)

14. 以下の[　　　]を除いて，すべてインフルエンザ菌による感染に適切な治療である。

a. アモキシシリン・クラブラン酸

b. セフロキシム

c. アンピシリン

d. ドキシサイクリン

e. セフォタキシム

15. 次に挙げる抗菌薬のうち，年少児に安全に使える抗菌薬はどれか？

a. シプロフロキサシン

b. アジスロマイシン

c. テトラサイクリン

d. gemifloxacin

e. ドキシサイクリン

16. 次のうち，よくみるアミノグリコシド系抗菌薬の「副作用でない」ものはどれか？

a. 聴力障害

b. 腎毒性
c. 前庭障害
d. 胆泥
e. 腎機能障害

17. ピラジナミドは，次に挙げるどの感染症に使用するか？

a. 結核菌
b. *Mycobacterium avium* complex (MAC)
c. マイコバクテリウム・レプラエ(*M. leprae*)
d. リケッチア・リケッチイ(*Rickettsia rickettsii*)
e. レジオネラ・ニューモフィラ(*Legionella pneumophila*)

18. 次に挙げる抗菌薬のうち，性感染症(sexually transmitted disease：STD)であるクラミジア症の治療に使用してもよいものはどれか？

a. ドキシサイクリン
b. ペニシリン
c. セファゾリン
d. バンコマイシン
e. セフトリアキソン

19. 次のうち，感染性心内膜炎患者のバンコマイシンによるエンピリック(経験的)治療に，失敗する可能性のある細菌はどれか？

a. 黄色ブドウ球菌
b. 表皮ブドウ球菌
c. 緑色レンサ球菌(viridans group streptococci)
d. 腸球菌
e. HACEK

20. 次に挙げる抗菌薬のうち，作用メカニズムとして細菌のリボソームをターゲットにしているものはどれか？

a. イソニアジド
b. バンコマイシン
c. テトラサイクリン
d. レボフロキサシン
e. スルファメトキサゾール・トリメトプリム(ST合剤)

21. 次に挙げる抗菌薬のうち，ボレリア・ブルグドルフェリ(*Borrelia burgdorferi*)感染症患者に「使用しない」ものはどれか？

a. ドキシサイクリン
b. クリンダマイシン
c. アモキシシリン
d. セフロキシム
e. セフトリアキソン

22. 次に挙げる細菌による感染症のうち，ドキシサイクリンによる治療が「有効でない」細菌はどれか？

a. レプトスピラ・インターロガンス(*Leptospira interrogans*)
b. ブルセラ・アボルタス(*Brucella abortus*)
c. クラミジア・トラコマティス(*Chlamydia trachomatis*)
d. 緑膿菌
e. *Rickettsia rickettsii*

23. 次に挙げる抗菌薬のうち，作用メカニズムとして，細菌のRNAポリメラーゼをターゲットにしているものはどれか？

a. cefotetan
b. アミカシン
c. リファンピシン
d. アジスロマイシン

e. ダプトマイシン

24. 次に挙げる抗菌薬のうち，バンコマイシン耐性エンテロコッカス・フェシウム(*Enterococcus faecium*)に「有効でない」ものはどれか？

a. キヌプリスチン・ダルホプリスチン
b. リネゾリド
c. ダプトマイシン
d. チゲサイクリン
e. バンコマイシン

25. 次に挙げる抗菌薬の組み合わせのうち，同定菌の感受性がわかる前の重症緑膿菌感染症の治療に適切なものはどれか？

a. セフタジジム＋トブラマイシン
b. セフトリアキソン＋ゲンタマイシン
c. ピペラシリン＋リファンピシン
d. ertapenem＋アミカシン
e. アンピシリン＋トブラマイシン

26. バンコマイシンを，市中感染の急性細菌性髄膜炎のエンピリック治療としてセフトリアキソンに加えて使用する。これは，次に挙げる細菌のうち，どれを想定しているか？

a. 髄膜炎菌
b. 肺炎球菌(*Streptococcus pneumoniae*)
c. 黄色ブドウ球菌
d. インフルエンザ菌
e. *Enterococcus faecium*

27. 以下に挙げる細菌のうち，βラクタム薬が結合しない特殊なペニシリン結合タンパク(penicillin-binding protein：PBP)を産生することによって，すべてのβラクタム薬に耐性となっているものはどれか？

a. バンコマイシン耐性腸球菌(vancomycin-resistant enterococci：VRE)
b. 基質拡張型βラクタマーゼ(ESBL)産生の大腸菌
c. AmpC βラクタマーゼ産生の*Enterobacter cloacae*
d. メチシリン耐性黄色ブドウ球菌(methicillin-resistant *S. aureus*：MRSA)
e. 多剤耐性緑膿菌(multi-drug resistant *Pseudomonas aeruginosa*)

28. クラブラン酸，スルバクタム，タゾバクタムのβラクタマーゼ阻害薬は，多くの細菌のβラクタマーゼを阻害するが，次に挙げる細菌のうち，これらのβラクタマーゼ阻害薬で阻害できないβラクタマーゼを産生するものはどれか？

a. 緑膿菌
b. *Bacteroides fragilis*
c. 黄色ブドウ球菌
d. インフルエンザ菌
e. プロテウス・ミラビリス(*Proteus mirabilis*)

29. 次に挙げる抗菌薬のうち，ピロリ菌の治療として「認められていない」ものはどれか？

a. アモキシシリン
b. クラリスロマイシン
c. セフォタキシム
d. メトロニダゾール
e. bismuth subsalicylate

30. 次に挙げる抗菌薬のうち，非定型肺炎を起こす細菌に有効なものはどれか？

a. アモキシシリン
b. アモキシシリン・クラブラン酸
c. セフォタキシム
d. バンコマイシン
e. アジスロマイシン

31. 次に挙げる細菌のうち，その感染症の治療にストレプトマイシンを「使用しない」ものはどれか？
a. *Enterococcus faecalis*
b. *Borrelia burgdorferi*
c. フランシセラ・ツラレンシス (*Francisella tularensis*)
d. 結核菌
e. *Brucella abortus*

32. 次に挙げる細菌のうち，しばしば，ペプチドグリカンの側鎖を変えることにより，バンコマイシンに耐性となるものはどれか？
a. 黄色ブドウ球菌
b. 表皮ブドウ球菌
c. *Enterococcus faecium*
d. 肺炎球菌
e. *Enterobacter cloacae*

33. 次に挙げる抗菌薬のうち，結核患者の治療に「使用しない」ものはどれか？
a. ピラジナミド
b. イソニアジド
c. リファンピシン
d. ダプソン(ジアフェニルスルホン)
e. エタンブトール

34. 次に挙げる抗菌薬のうち，急性の単純性尿路感染症の治療として適切であると思われるものはどれか？
a. nitrofurantoin
b. アモキシシリン
c. アンピリシン
d. セフトリアキソン
e. メロペネム

35. 次に挙げる抗菌薬のうち，ピロリ菌，MAC，百日咳菌に有効で，黄色ブドウ球菌，肺炎球菌の一部の株に有効なものはどれか？
a. アモキシシリン
b. アモキシシリン・クラブラン酸
c. セフトリアキソン
d. ドキシサイクリン
e. クラリスロマイシン

36. 次に挙げる抗菌薬のうち，「アミノグリコシド系抗菌薬でない」ものはどれか？
a. ストレプトマイシン
b. ゲンタマイシン
c. トブラマイシン
d. エリスロマイシン
e. アミカシン

37. 次に挙げる抗菌薬の組み合わせのうち，敗血症性ショックのある患者の晩期発症の院内肺炎の抗菌療法として，「適切でない」ものはどれか？
a. セフェピム＋レボフロキサシン＋バンコマイシン
b. タゾバクタム・ピペラシリン＋セフタジジム＋バンコマイシン
c. イミペネム＋シプロフロキサシン＋リネゾリド
d. セフタジジム＋トブラマイシン＋バンコマイシン
e. タゾバクタム・ピペラシリン＋アミカシン＋リネゾリド

38. 次に挙げる抗菌薬のうち，*Leptospira*

*interrogans*による感染症の治療として，適切なものはどれか？
a. アモキシシリン
b. バンコマイシン
c. リネゾリド
d. ストレプトマイシン
e. メトロニダゾール

39. 次に挙げる症状，病態のうち，ペニシリンによる副作用として，比較的「まれ」なものはどれか？
a. 下痢
b. 皮疹
c. アナフィラキシー
d. 軟骨障害
e. 血清病

40. クリンダマイシンは，次に挙げる細菌のうち，どの感染症を誘発するか？
a. *Clostridium perfringens*
b. *C. difficile*
c. 破傷風菌(*C. tetani*)
d. ボツリヌス菌(*C. botulinum*)
e. クロストリジウム・セプチカム(*C. septicum*)

41. 第3世代セファロスポリンは，AmpC βラクタマーゼの染色体誘導を起こすことにより，耐性となることがある。次に挙げる細菌のうち，このようなことが「起こらない」ものはどれか？
a. モルガネラ(*Morganella*)属
b. セラチア(*Serratia*)属
c. ヘモフィルス(*Haemophilus*)属
d. エンテロバクター(*Enterobacter*)属
e. シトロバクター(*Citrobacter*)属

42. 次に挙げる抗菌薬のうち，臨床上，嫌気性菌に有効なものはどれか？
a. cefotetan
b. セフォタキシム
c. セフロキシム
d. セファゾリン
e. セフタジジム

43. 次に挙げる抗菌薬のうち，緑膿菌に対して最も抗菌活性が弱いものはどれか？
a. イミペネム
b. メロペネム
c. ertapenem
d. セフタジジム
e. ピペラシリン

44. 次に挙げる抗菌薬のうち，*Legionella pneumophila*に「抗菌活性がない」ものはどれか？
a. アジスロマイシン
b. レボフロキサシン
c. モキシフロキサシン
d. エリスロマイシン
e. タゾバクタム・ピペラシリン

45. 次に挙げる抗菌薬のうち，ハンセン(Hansen)病治療に使うものはどれか？
a. イソニアジド
b. エタンブトール
c. クロファジミン
d. ストレプトマイシン
e. アモキシシリン・クラブラン酸

46. 次に挙げる抗菌薬のうち，自然弁に生じた，緑色レンサ球菌のペニシリン高度耐性株〔最小発育阻止濃度(minimum inhibitory concentration：MIC)＞0.5 μg/mL〕による感染性心内膜炎の抗菌療法として，適切なもの

はどれか？

a. ペニシリンG
b. アンピシリン＋ストレプトマイシン
c. セフトリアキソン
d. アンピシリン＋ゲンタマイシン
e. oxacillin＋ゲンタマイシン

47. 次に挙げる抗菌薬のうち，カンピロバクター・ジェジュニ(*Campylobacter jejuni*)に「抗菌活性がない」ものはどれか？

a. エリスロマイシン
b. セファゾリン
c. アジスロマイシン
d. シプロフロキサシン
e. ドキシサイクリン

48. 次に挙げる抗菌薬のうち，蜂窩織炎に対して，エンピリック単剤投与が「適切でない」ものはどれか？

a. セフタジジム
b. バンコマイシン
c. oxacillin
d. セファゾリン
e. クリンダマイシン

49. 次のうち，抗結核薬であるエタンブトールの主要な毒性はどれか？

a. 皮疹
b. 肝毒性
c. 痛風
d. 血清病
e. 視神経炎

50. 次に挙げる抗菌薬のうち，黄色ブドウ球菌による人工弁心内膜炎の治療として，「最適でない」ものはどれか？

a. nafcillin
b. リファンピシン
c. リネゾリド
d. バンコマイシン
e. ゲンタマイシン

復習問題に対する解答

1. d のバンコマイシン

バンコマイシンは，βラクタム薬のように，細胞壁合成を阻害することによって作用する。しかし，バンコマイシンには，βラクタム薬の特徴であるβラクタム環がないので，βラクタム薬とはみなされない。βラクタム薬には，ペニシリン系抗菌薬（例：アンピシリン），セファロスポリン系抗菌薬（例：セフトリアキソン），カルバペネム系抗菌薬（例：メロペネム），モノバクタム系抗菌薬（例：アズトレオナム）が含まれる。

2. c のセフトリアキソン

イミペネム，メトロニダゾール，クリンダマイシン，アモキシシリン・クラブラン酸はすべて，嫌気性菌に対して有効である。しかし，セフトリアキソンの嫌気性菌に対する効果は限定されている。

3. a のアズトレオナム[*1]

ペニシリンでじんま疹やアナフィラキシーなどの即時型の過敏反応の既往のある患者では，βラクタム薬はすべて避けるべきである。その唯一の例外がモノバクタム系抗菌薬であるアズトレオナムであり，アズトレオナムには他のβラクタム薬とアレルギーの交差反応がほとんどない。

4. b のセファゾリン

腸球菌（enterococci）感染症は通常，ペニシリン（例：ペニシリン，アンピシリン，ピペラシリン）とアミノグリコシド系抗菌薬（ゲンタマイシン，ストレプトマイシン）との併用で治療する。バンコマイシンは，ペニシリン耐性である腸球菌株の感染に用いられることが多い。すべての腸球菌は，単一の薬を使うならば，セファロスポリン系抗菌薬に耐性である。もっとも，セフトリアキソンは併用療法として用いることもできるが。

5. e のシプロフロキサシン

市販されているキノロン系抗菌薬のうち，シプロフロキサシンは，最も緑膿菌（*Pseudomonas aeruginosa*）に対して抗菌活性が強い。

6. c のバクテロイデス・フラギリス（*Bacteroides fragilis*）

リファンピシンは，人工物埋め込み患者のブドウ球菌による感染症に対して，抗ブドウ球菌活性をもつペニシリンまたはバンコマイシンと併用して使用される。髄膜炎菌（*Neisseria meningitidis*）に曝露された者への予防投与にも使われ，結核の主要な治療薬の1つでもある。*B.fragilis* のような嫌気性菌による感染症には，使用しない。

7. a の梅毒トレポネーマ（*Treponema pallidum*）

梅毒トレポネーマは，梅毒の原因となり，ペニシリン単剤で治療する。ブルセラ（*Brucella*）属による感染症は，

＊1 **訳注**：ただし，アズトレオナムとセフタジジムは，側鎖を同じくするので注意を要する。

通常，ドキシサイクリンに，リファンピシンかゲンタマイシン，ストレプトマイシンのいずれかを併用して治療する。結核菌(*Mycobacterium tuberculosis*)やマイコバクテリウム・レプラエ(*Mycobacterium leprae*)，ピロリ菌(*Helicobacter pylori*)による活動性感染では，ルーチンに多剤併用療法を行う。

8. b のイソニアジド

イソニアジドは，結核菌感染症治療の中心的な抗菌薬であるが，マイコバクテリウム・アビウムコンプレックス(*Mycobacterium avium* complex：MAC)には無効である。MACには，クラリスロマイシン，エタンブトール，リファブチン，シプロフロキサシンが有効である。

9. d のバンコマイシン

クロストリジウム・ディフィシル(*Clostridium difficile*)による感染症には，経口バンコマイシンを用いる。クリンダマイシン，イミペネム，ペニシリン，タゾバクタム・ピペラシリンはいずれも無効であり，特にクリンダマイシンは，*C. difficile*による感染症を引き起こすことで知られている。

10. c のメロペネム

広域スペクトラムβラクタマーゼ産生菌は，しばしば，カルバペネム系抗菌薬以外のすべての抗菌薬に耐性である。選択肢のなかでは，メロペネムのみが効果に期待がもてる。

11. a のゲンタマイシン

アズトレオナム，イミペネム，アンピシリンはすべて，βラクタム薬であり，細胞壁合成に欠かせないペニシリン結合タンパク(penicillin-binding protein：PBP)を阻害することによって効果を発揮する。同様に，バンコマイシンも新しいペプチドグリカンサブユニットの取り込みを阻害することで，細胞壁合成を阻害する。一方，ゲンタマイシンは，アミノグリコシド系抗菌薬であり，細菌のリボソームを阻害することによって作用を発現する。

12. e の黄色ブドウ球菌(*Staphylococcus aureus*)

ペニシリンは，梅毒トレポネーマ(梅毒)，A群溶連菌(*Streptococcus pyogenes*：レンサ球菌咽頭炎)，クロストリジウム・パーフリンゲンス(*Clostridium perfringens*：ガス壊疽)，髄膜炎菌(髄膜炎菌血症)に，現在もよく使われているが，黄色ブドウ球菌のほとんどすべての株が，ペニシリンに耐性となっている。

13. b の*Clostridium difficile*

バンコマイシンが，グラム陽性菌に抗菌活性をもつ。百日咳菌(*Bordetella pertussis*)，緑膿菌，インフルエンザ菌(*Haemophilus influenzae*)，エンテロバクター・クロアカ(*Enterobacter cloacae*)はすべて，グラム陰性菌である。

14. c のアンピシリン

インフルエンザ菌は，現在では，大部分が，アンピシリン，アモキシシリンを分解するβラクタマーゼを産生する。しかし，このβラクタマーゼは，現在市販されているβラクタマーゼ阻害薬*2によって阻害される。したがって，アモキシシリン・クラブラン酸は，インフルエンザ菌に有効である。セフロキシムやセフォタキシムは，インフルエンザ菌のβラクタマーゼに耐性があり，有効である。ドキシサイクリンも，大部分のインフルエンザ菌に有効である。

15. b のアジスロマイシン

シプロフロキサシンやgemifloxacinのようなキノロン系抗菌薬は，幼若な動物を使った実験で軟骨障害が生じることが知られており，幼児や18歳以下の小児での使用では注意を要する。テトラサイクリンやドキシサイクリンは通常，8歳以下の小児では避けるべきである。アジスロマイシンは，小児に安全に使用できる。

16. d の胆泥

比較的よくみるアミノグリコシド系抗菌薬の副作用は，腎毒性(腎機能障害を引き起こす)，聴力障害，前庭障害である。胆泥は，セフトリアキソンの使用と関係している。

17. a の結核菌

ピラジナミドは，結核菌感染症の治療の基本である4剤投与(イソニアジド，リファンピシン，ピラジナミド，エタンブトール)の核をなすものである。MACや，マイコバクテリウム・レプラエ(*Mycobacterium leprae*)や抗酸菌でない他の細菌には十分な抗菌活性をもたない。

18. e のドキシサイクリン

クラミジアの原因となるクラミジア・トラコマティス(*Chlamydia trachomatis*)に対しては，ドキシサイクリンが有効であるが，セフトリアキソンやセファゾリン，バンコマイシン，ペニシリンは無効である。

19. e のHACEK

HACEK〔パラインフルエンザ菌(*Haemophilus parainfluenzae*)，アグリゲイティバクター・アフロフィルス(*Aggretibacter aphrophilus*)，アグリゲイティバクター・アクチノミセテムコミタンス(*A. actinomycetemcomitans*)，カーディオバクテリウム・ホミニス(*Cardiobacterium hominis*)，エイケネラ・コローデンス(*Eikenella corrodens*)，キンゲラ・キンガエ(*Kingella kingae*)〕はグラム陰性菌なので，バンコマイシンに感受性がない。

20. c のテトラサイクリン

テトラサイクリンは，細菌のリボソームの30Sサブユニットに結合し，アミノ酸の付いたtRNAの結合を阻害する。イソニアジドは，ミコール酸合成を阻害する。バンコマイシンは，細胞壁合成を阻害する。レボフロキサシンは，トポイソメラーゼを阻害する。スルファメトキサゾール・トリメトプリム(ST合剤)は，DNA産生に必要な前駆体であるテトラヒドロ葉酸の合成を阻害する。

21. b のクリンダマイシン

クリンダマイシンは，多くのグラム陽性菌や嫌気性菌には有効だが，ボレリア・ブルグドルフェリ(*Borrelia bur-*

＊2 **訳注**：ただし，日本のインフルエンザ菌の一部は，βラクタマーゼを介さない耐性菌〔βラクタマーゼ非産生性アンピシリン耐性インフルエンザ菌(BLNAR)〕であり，この場合，βラクタマーゼ阻害薬は無効となる。

gdorferi)のようなスピロヘータには無効である。*B. burgdorferi* は，ライム病を起こし，ドキシサイクリン，アモキシシリン，セフロキシム，セフトリアキソンに感受性がある。

22. d の緑膿菌

ドキシサイクリンは，レプトスピラ・インターロガンス(*Leptospira interrogans*)，ブルセラ・アボルタス(*Brucella abortus*)，*Chlamydia trachomatis*，リケッチア・リケッチイ(*Rickettsia rickettsii*)に優れた抗菌活性をもつが，緑膿菌には無効である。

23. c のリファンピシン

リファンピシンは，細菌のRNAポリメラーゼをターゲットにしている。一方，cefotetanは，細胞壁の合成阻害が作用メカニズムであり，アミカシンとアジスロマイシンは，細菌のリボソームに働く。ダプトマイシンは，細菌の形質膜にイオンチャネルをつくる。

24. e のバンコマイシン

単に，注意力を試した問題である。キヌプリスチン・ダルホプリスチン，リネゾリド，ダプトマイシン，チゲサイクリンは，バンコマイシン耐性エンテロコッカス・フェシウム(*Enterococcus faecium*)の多くの株に有効である。エンテロコッカス・フェカーリス(*E. faecalis*)株に対しては，キヌプリスチン・ダルホプリスチンが無効であることに注意。

25. a のセフタジジム＋トブラマイシン

セフタジジムもトブラマイシンも，ともに緑膿菌に効果があり，この組み合わせが正しい。他の組み合わせは，一方にしか緑膿菌に効果がない。セフトリアキソン，リファンピシン，ertapenem，アンピシリンには，抗緑膿菌活性がないか，ほとんどない。

26. b の肺炎球菌(*Streptococcus pneumoniae*)

肺炎球菌も，株によっては，セフトリアキソンに耐性の場合があり，この可能性を考えて，エンピリックにバンコマイシンを加える。髄膜炎菌やインフルエンザ菌であれば，セフトリアキソン単剤で治療可能である。バンコマイシンは，黄色ブドウ球菌や表皮ブドウ球菌(*Staphylococcus epidermidis*)に対する髄膜炎のエンピリック(経験的)治療としては適切であるが，これらは，市中感染の急性細菌性髄膜炎を起こすことはめったにない。

27. d のメチシリン耐性黄色ブドウ球菌(methicillin-resistant *S. aureus*：MRSA)

MRSAは，βラクタム抗菌薬によって認識されないPBP2を産生し，いかなるβラクタム薬をも無効にする。したがって，MRSAはβラクタム薬では治療できない[*3]。

28. a の緑膿菌

ペニシリンに，クラブラン酸，スルバクタム，タゾバクタムのようなβラク

＊3 **訳注：**ここでいう多剤耐性緑膿菌は「日本で定義された」キノロン，アミカシン，カルバペネム耐性のものを指していない(この定義は日本独自のものだからである)。この場合，しばしばすべてのβラクタム抗菌薬に無効となる。

タマーゼ阻害薬を加えると，*Bacteroides fragilis*のような嫌気性菌や，インフルエンザ菌，プロテウス・ミラビリス(*Proteus mirabilis*)のようなグラム陰性菌の一部，黄色ブドウ球菌のようないくらかのブドウ球菌に対して，抗菌活性が強くなる。しかし，これらの阻害薬は，緑膿菌に対する抗菌力は高めない。

29. c のセフォタキシム

ピロリ菌による感染症の治療として認められているのは，アモキシシリン＋クラリスロマイシン＋プロトンポンプ阻害薬；または，メトロニダゾール＋クラリスロマイシン＋プロトンポンプ阻害薬；または，bismuth subsalicylate＋メトロニダゾール＋テトラサイクリン＋プロトンポンプ阻害薬，の組み合わせである。セフォタキシムは，ピロリ菌を治療するのには用いられていない。

30. e のアジスロマイシン

非定型肺炎のよくみる原因は，肺炎球菌，肺炎クラミジア(クラミジア・ニューモニアエ：*Chlamydia pneumoniae*)，レジオネラ・ニューモフィラ(*Legionella pneumophila*)である。細胞壁をターゲットとするようなβラクタム抗菌薬(アモキシシリン，アモキシシリン・クラブラン酸，セフォタキシム)やバンコマイシンは，この種の細菌に無効である。しかし，アジスロマイシンのようなマクロライド系抗菌薬は有効である。

31. b の*Borrelia burgdorferi*

ストレプトマイシンは，腸球菌感染や野兎病，結核，ブルセラ症に使われる。*B. burgdorferi*によるライム病に推奨される薬剤には含まれていない。

32. c の*Enterococcus faecium*

*Enterococcus faecium*の株の一部は，ペプチドグリカンの側鎖のD−アラニル−D−アラニンを，D−アラニル−D−乳酸に置き換えてしまう。これにより，バンコマイシンが結合できなくなり，抗菌活性を示せなくなる。黄色ブドウ球菌にも，このような力をもっている株が最近みつかったが，このような方法のバンコマイシン耐性は，腸球菌において最もよくみられる。

33. d のダプソン(ジアフェニルスルホン)

イソニアジド，リファンピシン，ピラジナミド，エタンブトールは，結核治療によく使われる薬剤である。ダプソンは，ハンセン(Hansen)病治療に使われる薬剤である。

34. a の nitrofurantoin

nitrofurantoinとホスホマイシン，ST合剤は，急性の単純性尿路感染症に推奨される抗菌薬である。

35. e のクラリスロマイシン

クラリスロマイシンは，ピロリ菌，MAC，百日咳菌にルーチンに使用する薬剤である。さらに，黄色ブドウ球菌や肺炎球菌の一部の株にも感受性が残っている。アモキシシリンは，黄色ブドウ球菌，MAC，百日咳菌に無効であり，アモキシシリン・クラブラン酸は，MAC，百日咳菌による感染症の治療には使用しない。セフトリアキソンは，ピロリ菌，MAC，百日咳菌による感染症の治療には使用しない。ドキシサイクリンは，MACや黄色ブドウ球菌による感染症の治療にルーチンに使用することはない。

36. d のエリスロマイシン

エリスロマイシンはマクロライド系抗菌薬であり，他のストレプトマイシン，ゲンタマイシン，トブラマイシン，アミカシンはすべて，アミノグリコシド系抗菌薬である。

37. b のタゾバクタム・ピペラシリン＋セフタジジム＋バンコマイシン

院内肺炎に対して推奨される抗菌療法は，耐性であるグラム陰性菌に有効な2剤の併用である。第1の薬剤は，抗緑膿菌活性をもつセファロスポリン系抗菌薬か，抗緑膿菌活性をもつカルバペネム系抗菌薬，またはタゾバクタム・ピペラシリンか，アズトレオナムにすべきである。第2の薬剤は，アミノグリコシド系抗菌薬または抗緑膿菌活性をもつキノロン系抗菌薬か，ポリミキシン系抗菌薬である。リネゾリドやバンコマイシンをメチシリン耐性黄色ブドウ球菌カバーのために加えるべきだ。

38. a のアモキシシリン

アモキシシリンは，軽症のレプトスピラ症に適応がある。バンコマイシン，リネゾリド，ストレプトマイシン，メトロニダゾールは，いずれも推奨されていない。

39. d の軟骨障害

ペニシリンによる副作用では，下痢，皮疹，アナフィラキシー，血清病が起こる。軟骨障害は，幼若動物がキノロン系抗菌薬に曝露すると起こることがわかっている。

40. b の*Clostridium difficile*

クリンダマイシンを使用すると，下痢を起こし，*C. difficile*による偽膜性腸炎を起こすことがわかっている。

41. c のヘモフィルス(*Haemophilus*)属

モルガネラ(*Morganella*)属，セラチア(*Serratia*)属，エンテロバクター(*Enterobacter*)属，シトロバクター(*Citrobacter*)〔そして，プロビデンシア(*Providencia*)〕属では，第3世代セファロスポリン耐性化を生じさせうるAmpC βラクタマーゼの染色体誘導が起こる。ヘモフィルス属は，この種のβラクタマーゼを産生しない。

42. a のcefotetan

市販されているセファロスポリン系抗菌薬のうち，嫌気性菌に抗菌活性があるのは，cefotetan，セフォキシチンのみである。

43. c のertapenem

カルバペネム系抗菌薬のなかでも，イミペネム，メロペネムと違い，ertapenemの抗緑膿菌活性は弱い。セフタジジム，ピペラシリンはそれぞれ，十分な抗緑膿菌活性をもつ。

44. e のタゾバクタム・ピペラシリン

*Legionella pneumophila*による感染症の第1選択薬は，アジスロマイシン，レボフロキサシン，モキシフロキサシンであり，エリスロマイシンは第2選択薬である。タゾバクタム・ピペラシリンは，*L. pneumophila*による感染症に無効であり，これは，*L. pneumophila*が生息

するマクロファージ内にタゾバクタム・ピペラシリンが入りにくいためであるといわれている。

45. c のクロファジミン

Hansen病治療に推奨される抗菌療法は，ダプソン＋リファンピシン±クロファジミンである。イソニアジド，エタンブトール，ストレプトマイシンは結核菌感染症治療には使用するが，*Mycobacterium leprae* に無効である。同じく，アモキシシリン・クラブラン酸は，Hansen病には無効である。

46. d のアンピシリン＋ゲンタマイシン

自然弁に生じた，緑色レンサ球菌の高度ペニシリン耐性株による心内膜炎では，アンピシリン＋ゲンタマイシンまたはペニシリンG＋ゲンタマイシンによる抗菌療法が推奨される。ペニシリンGまたはセフトリアキソンは，ペニシリン感受性株には適応がある。oxacillinは，黄色ブドウ球菌の感受性株に適応がある。アンピシリン＋ストレプトマイシンは，腸球菌の感受性株による心内膜炎に適応があるが，緑色レンサ球菌では適応とならない。

47. b のセファゾリン

セファゾリンは，カンピロバクター・ジェジュニ(*Campylobacter jejuni*)による下痢の治療には無効である。エリスロマイシン，アジスロマイシン，シプロフロキサシンが第1選択薬となる。ドキシサイクリンは代替薬となる。

48. a のセフタジジム

蜂窩織炎のエンピリック治療では，原因の大半を占めるグラム陽性球菌を強力にカバーしなければならない。バンコマイシン，oxacillin，セファゾリン，クリンダマイシンはいずれも，グラム陽性球菌に強い抗菌活性をもつ。しかし，セフタジジムの抗菌活性はグラム陽性球菌に対して弱い。

49. e の視神経炎

エタンブトールを使用すると，視神経炎を発症することがある。視神経炎では，視力が低下し，赤色と緑色の区別がつきにくくなる。

50. c のリネゾリド

メチシリン感受性黄色ブドウ球菌による人工弁の心内膜炎では，抗ブドウ球菌活性をもつペニシリン(nafcillinまたはoxacillin)＋リファンピシン＋ゲンタマイシンによる抗菌療法が推奨される。メチシリン耐性黄色ブドウ球菌(MRSA)による人工弁の心内膜炎では，バンコマイシン＋リファンピシン＋ゲンタマイシンが推奨される。リネゾリドは静菌的薬剤であり，感染性心内膜炎の治療には，最適ではないだろう。

付録 1　成人の抗菌薬投与量（腎機能が正常な場合）

薬剤	通常投与量＊1
天然ペニシリン	
ペニシリンG	200 ～ 3,000万単位/日を分割して，4 ～ 6時間ごとに静注/筋注 （注意：筋注では，1,000万単位/mLを上回る濃度で投与しないこと）
penicillin V	125 ～ 500 mgを6 ～ 8時間ごとに経口
抗ブドウ球菌活性をもつペニシリン	
nafcillin	0.5 ～ 2 gを4 ～ 6時間ごとに静注/筋注
oxacillin	軽症から中等症の感染症：250 ～ 500 mgを4 ～ 6時間ごとに静注/筋注 重症感染症：1 ～ 2 gを4 ～ 6時間ごとに静注
dicloxacillin	125 ～ 500 mgを6時間ごとに経口
アミノペニシリン	
アンピシリン	軽症から中等症の感染症：250 ～ 1,000 mgを6時間ごとに経口/筋注/静注 重症感染症：150 ～ 200 mg/kg/日を分割して，3 ～ 4時間ごとに静注/筋注（通常投与量：2 gを4時間ごとに静注）
アモキシシリン	250 ～ 500 mgを8時間ごとに経口，または500 ～ 875 mgを12時間ごとに経口 〔肺炎球菌（*Streptococcus pneumoniae*）性肺炎には，1 gを8時間ごとに経口〕
βラクタマーゼ阻害薬配合アミノペニシリン	
アンピシリン・スルバクタム	1.5 ～ 3 gを6時間ごとに静注/筋注（最大投与量：12 g/日）
アモキシシリン・クラブラン酸＊2	アモキシシリン 250 mg/クラブラン酸 125 mg，1錠を8時間ごとに経口 アモキシシリン 500 mg/クラブラン酸 125 mg，1錠を8 ～ 12時間ごとに経口，または アモキシシリン 875 mg/クラブラン酸 125 mg，1錠を12時間ごとに経口
アモキシシリン・クラブラン酸＊2徐放剤	アモキシシリン 1,000 mg/クラブラン酸 62.5 mg，2錠を12時間ごとに経口 （徐放剤は，肺炎球菌性肺炎に使用）
広域スペクトラムペニシリン	
ピペラシリン	3 ～ 4 gを4 ～ 6時間ごとに静注/筋注（最大投与量：24 g/日） （注意：筋注では，3 gを超えて投与しないこと）
βラクタマーゼ阻害薬配合広域スペクトラムペニシリン	
タゾバクタム・ピペラシリン	3.375 gを6時間ごとに静注，または4.5 gを8時間ごとに静注 （緑膿菌に対して，4.5 gを6時間ごとに静注）
ticarcillin-clavulanate	3.1 gを4 ～ 6時間ごとに静注

＊1 訳注：以下は，米国での用法，投与量であることに注意。

＊2 訳注：日本の製品とは配合比が異なることに注意。日本には，オーグメンチン®とクラバモックス®があり，アモキシシリンとクラブラン酸の配合比はそれぞれ2：1と14：1である。

薬剤	通常投与量
第1世代セファロスポリン	
セファゾリン	0.5～2 gを6～8時間ごとに静注/筋注(最大投与量：12 g/日)
cefadroxil	1～2 gを分割して，12～24時間ごとに経口
セファレキシン	0.25～1 gを6時間ごとに経口(最大投与量：4 g/日)
第2世代セファロスポリン	
cefotetan	1～3 gを12時間ごとに静注/筋注(最大投与量：6 g/日)
cefoxitin	1～2 gを4～8時間ごとに静注/筋注，または1～2 gを4時間ごとに静注(最大投与量：12 g/日)
cefuroxime＊3	0.75～1.5 gを8時間ごとに静注/筋注 髄膜炎：3 gを8時間ごとに静注
セフロキシムアキセチル	250～500 mgを12時間ごとに経口
cefprozil	250 mgを12時間ごとに経口，または500 mgを12～24時間ごとに経口
セファクロル	250～500 mgを8時間ごとに経口
第3世代セファロスポリン	
セフォタキシム	1 gを8～12時間ごとに静注，または2 gを4時間ごとに静注
セフタジジム	1～2 gを8～12時間ごとに静注
セフトリアキソン	1～2 gを12～24時間ごとに静注
セフジニル	300 mgを12時間ごとに経口，または600 mgを24時間ごとに経口
セフジトレン	200～400 mgを12時間ごとに経口
セフポドキシム	100～400 mgを12時間ごとに経口
セフチブテン	400 mgを24時間ごとに経口
セフィキシム	400 mg/日を分割して，12～24時間ごとに経口
第4世代セファロスポリン	
セフェピム	1～2 gを8～12時間ごとに静注
第5世代セファロスポリン	
ceftaroline	600 mgを12時間ごとに静注
βラクタマーゼ阻害薬配合セファロスポリン	
ceftazidime-avibactam	2.5 gを8時間ごとに静注
タゾバクタム・セフトロザン	1.5 gを8時間ごとに静注
カルバペネム系抗菌薬	
イミペネム・シラスタチン	0.5～1 g(イミペネム量)を6～8時間ごとに静注〔最大投与量：50 mg(イミペネム量)/kgまたは4 g(イミペネム量)/日のいずれか少ないほう〕，または500～750 mgを12時間ごとに筋注
メロペネム	0.5～2 gを8時間ごとに静注
ertapenem	1 gを24時間ごとに静注/筋注
ドリペネム	0.5 mgを8時間ごとに静注
モノバクタム系抗菌薬	
アズトレオナム	1～2 gを8～12時間ごとに静注/筋注，または2 gを6～8時間ごとに静注/筋注(最大投与量：8 g/日)

＊3 訳注：日本では，セフロキシムアキセチルの経口薬のみ。

薬剤	通常投与量
グリコペプチド系抗菌薬	
バンコマイシン	15 mg/kgを12時間ごとに静注 0.5～2 g/日を分割して，6～8時間ごとに経口 (注意：経口は，全身感染には使用しない。投与量は，血中濃度により調節のこと)
telavancin	10 mg/kgを24時間ごとに静注
dalbavancin	1.5 g，静注を単回または1 g静注，続いて1週間後に0.5 g静注を追加
oritavancin	1.2 g，静注を単回
ダプトマイシン	4～10 mg/kgを24時間ごとに静注
コリスチン(コリスメタンスルホン酸)	2.5～5 mg/kg/日を筋注または静注で2～4回に分割して投与
リファマイシン系抗菌薬	
リファンピシン	結核治療：10 mg/kgを24時間ごとに経口/静注(最大投与量：600 mg/日) ブドウ球菌感染症に対する相乗効果のための投与量：300～600 mgを，他の抗菌薬と一緒に8～12時間ごとに経口/静注
リファブチン	マイコバクテリウム・アビウムコンプレックス(*Mycobacterium avium* complex：MAC)感染症の治療： 導入期：5 mg/kgを24時間ごとに経口(最大投与量：300 mg/日) 維持期：5 mg/kgを連日，または週2回，経口 プロテアーゼ阻害薬を併用している患者では，投与量を調節する必要がある
rifapentine	結核治療：600 mgを週2回(72時間ごとに)経口，最初の2か月間。その後は週1回投与
リファキシミン	200 mgを8時間ごとに経口
アミノグリコシド系抗菌薬	〔投与量は，最高血中濃度(ピーク値)，最低血中濃度(トラフ値)をみながら調節〕
ストレプトマイシン	1～2 g/日を分割して，6～12時間ごとに筋注 結核治療：15 mg/kgを24時間ごとに筋注(最大投与量：1 g/日)
ゲンタマイシン	初回負荷投与量 2 mg/kgを静注/筋注し，その後，5.1 mg/kg/日を分割して，8時間ごとに静注/筋注 1日1回投与法：4～7 mg/kgを24時間ごとに静注
トブラマイシン	初回負荷投与量 2 mg/kgを静注し，その後，5.1 mg/kg/日を分割して，8時間ごとに静注 1日1回投与法：4～7 mg/kgを24時間ごとに静注
アミカシン	15 mg/kgを分割して，8～12時間ごとに静注 1日1回投与法：15 mg/kgを24時間ごとに静注
マクロライド系抗菌薬とケトライド系抗菌薬	
エリスロマイシン	塩基性，estolate＊4，ステアリン酸塩：250～500 mgを6～12時間ごとに経口(最大投与量：4 g/日) エチルコハク酸塩：400～800 mgを6時間ごとに経口(最大投与量：3.2 g/日) ラクトビオン酸塩：15～20 mg/kg/日を分割して，6時間ごとに静注，または0.5～1 gを6時間ごとに静注(最大投与量：4 g/日)

＊4 訳注：日本では，estolateは未発売。

(次ページへ続く)

薬剤	通常投与量
アジスロマイシン	1日目，初回負荷投与量500 mgを経口，単回。続いて，2～5日目，250 mg/日を単回；または500 mg/日，経口を3日間 徐放剤：1回2 gを経口，単回 500 mgを24時間ごとに静注
クラリスロマイシン	250～500 mgを12時間ごとに経口 徐放剤[*5]：1 gを24時間ごとに経口
telithromycin[*6]	800 mgを24時間ごとに経口
テトラサイクリン系抗菌薬とグリシルサイクリン系抗菌薬	
テトラサイクリン	250～500 mgを6時間ごとに経口
ドキシサイクリン	100～200 mg/日を分割して，12～24時間ごとに経口/静注[*7]
ミノサイクリン	初回，200 mgを経口。その後，100 mgを12時間ごとに経口
チゲサイクリン	初回，100 mgを静注。その後，50 mgを12時間ごとに静注
クロラムフェニコール	50～100 mg/kg/日を分割して，6時間ごとに経口/静注(最大投与量：4 g/日)
クリンダマイシン	150～450 mgを6～8時間ごとに経口(最大投与量：1.8 g/日) 0.6～2.7 gを分割して，6～12時間ごとに静注/筋注
ストレプトグラミン系抗菌薬	
キヌプリスチン・ダルホプリスチン	7.5 mg/kgを8～12時間ごとに静注
オキサゾリジノン系抗菌薬	
リネゾリド	600 mgを12時間ごとに経口/静注
テジゾリド	200 mgを24時間ごとに経口/静注
nitrofurantoin	Furadantin®，Macrodantin®：50～100 mgを6時間ごとに経口 Macrobid®：100 mgを12時間ごと
スルファメトキサゾール・トリメトプリム(ST合剤)	1 DS錠[*8]を12時間ごとに経口 8～10 mg(トリメトプリム量)/kg/日を分割して，6～12時間ごとに静注，または15～20 mg(トリメトプリム量)/kg/日を分割して，6～8時間ごとに静注
キノロン系抗菌薬	
オフロキサシン	200～400 mgを12時間ごとに経口
シプロフロキサシン	250～750 mgを12時間ごとに経口 Cipro® XR 500～1,000 mgを24時間ごとに経口 200～400 mgを8～12時間ごとに静注
レボフロキサシン	250～750 mgを24時間ごとに経口/静注
モキシフロキサシン	400 mgを24時間ごとに経口/静注
gemifloxacin	320 mgを24時間ごとに経口
メトロニダゾール	250～750 mgを6～8時間ごとに経口/静注
抗結核薬	(以下の投与量は，1日1回投与の場合に推奨される投与量)
イソニアジド	5 mg/kgを24時間ごとに経口/筋注(最大投与量：300 mg/日)

＊5 訳注：日本では，徐放剤は未発売。
＊6 訳注：意識消失の副作用により，日本では販売中止になった。
＊7 訳注：日本では，注射薬は未発売。
＊8 訳注：DSは，Double Strengthの略。日本のバクタ®2錠がDS 1錠に相当する。

薬剤	通常投与量
リファンピシン	結核治療：10 mg/kgを24時間ごとに経口/静注(最大投与量：600 mg/日)
ピラジナミド	25～30 mg/kg/日を24時間ごとに経口/静注(最大投与量：2 g/日)
エタンブトール	15～25 mg/kg/日を24時間ごとに経口

以下の文献およびデータを改変して転載。

Gilbert DN, Moellering RC Jr, Eliopoulos GM, et al. *The Sanford Guide to Antimicrobial Therapy, 2011*. 41st ed. Sperryville, VA : Antimicrobial Therapy, Inc. ; 2011.

Rose BD. UpToDate, Waltham, MA ; UpToDate Inc. http://www.uptodate.com. 2017年6月1日にデータを入手。

Thomson Micromedex. *Micromedex Healthcare Series*. Greenwood Village, CO : Thomson Micromedex ; 2006. http://www .micromedex.com. 2016年9月1日にデータを入手。

Clinical Pharmacology. Tampa, FL : Gold Standard, Inc. ; 2006. http://www.clinicalpharmacology.com. 2006年9月1日にデータを入手。

American Society of Health-System Pharmacists. *AHFS Drug Information 2011*. Bethesda, MD : American Society of Health-System Pharmacists ; 2011.

付録2 小児の抗菌薬投与量(腎機能が正常な場合)

薬剤	通常投与量[a, ＊1]
天然ペニシリン	
ペニシリンG	幼児・小児： 軽症から中等症の感染症：25,000 ～ 50,000単位/kg/日を分割して，4時間ごとに静注/筋注 重症感染症：250,000 ～ 400,000単位/kg/日を分割して，4 ～ 6時間ごとに静注/筋注(最大投与量：2,400万単位/日)
penicillin V	小児(＜12歳)：25 ～ 50 mg/kg/日を分割して，6 ～ 8時間ごとに経口(最大投与量：3 g/日) 小児(≧12歳)：125 ～ 500 mgを6 ～ 8時間ごとに経口
抗ブドウ球菌活性をもつペニシリン	
nafcillin	幼児・小児： 軽症から中等症の感染症：50 ～ 100 mg/kg/日を分割して，6時間ごとに静注/筋注 重症感染症：100 ～ 200 mg/kg/日を分割して，4 ～ 6時間ごとに静注(最大投与量：12 g/日)
oxacillin	軽症から中等症の感染症：100 ～ 150 mg/kg/日を分割して，6時間ごとに静注/筋注(最大投与量：4 g/日) 重症感染症：150 ～ 200 mg/kg/日を分割して，6時間ごとに静注(最大投与量：12 g/日)
dicloxacillin	小児(＜40 kg)：25 ～ 50 mg /kg/日を分割して，6時間ごとに経口 小児(＞40 kg)：125 ～ 500 mgを6時間ごとに経口(最大投与量：2 g/日)
アミノペニシリン	
アンピシリン	幼児・小児： 100 ～ 400 mg/kg/日を分割して，6時間ごとに筋注/静注(最大投与量：12 g/日) 50 ～ 100 mg/kg/日を分割して，6時間ごとに経口(最大投与量：2 ～ 4 g/日)
アモキシシリン	幼児(≦3か月)：20 ～ 30 mg/kg/日を分割して，12時間ごとに経口 幼児(＞3か月)～小児：20 ～ 90 mg/kg/日を分割して，8 ～ 12時間ごとに経口
βラクタマーゼ阻害薬配合アミノペニシリン	
アンピシリン・スルバクタム	幼児(＞1か月)：100 ～ 300 mg(アンピシリン量)/kg/日を分割して，6時間ごとに静注/筋注 小児(≧1歳)：100 ～ 400 mg(アンピシリン量)/kg/日を分割して，6時間ごとに静注/筋注〔最大投与量：8 g(アンピシリン量)/日〕

a 以下の推奨投与量は，新生児には適用されないことに注意。

＊1 訳注：以下は，米国での用法，投与量であることに注意。

薬剤	通常投与量
アモキシシリン・クラブラン酸[＊2]	幼児(＜3か月)：30 mg(アモキシシリン量)/kg/日を 分割して，12時間ごとに125 mg/5 mLの濃度で経口 小児(＜40 kg)：20～40 mg(アモキシシリン量)/kg/日を分割して，8時間ごとに経口，または25～45 mg(アモキシシリン量)/kg/日を分割して，12時間ごとに200 mg/5 mLか400 mg/5 mLの濃度で経口，または12時間ごとに200 mgか400 mg(アモキシシリン量)のチュアブル錠〔多剤耐性肺炎球菌(*Streptococcus pneumoniae*)性中耳炎：90 mg(アモキシシリン量)/kg/日を分割して，12時間ごと；7：1の1日2回製剤またはAugmentin ES-600®[＊2]を投与〕 小児＜40 kgにはフィルムコート250 mg錠は避ける
広域スペクトラムペニシリン	
ピペラシリン	幼児・小児：200～300 mg/kg/日を分割して，4～6時間ごとに静注/筋注(最大投与量：24 g/日)
βラクタマーゼ阻害薬配合広域スペクトラムペニシリン	
タゾバクタム・ピペラシリン	安全性と有効性は，小児(＜12歳)では確立していない 幼児，小児：200～300 mg/kg/日を分割して，6～8時間ごとに静注
ticarcillin-clavulanate	幼児(≧3か月)～小児：200～300 mg(ticarcillin量)/kg/日を分割して，4～6時間ごとに静注(最大投与量：18～24 g/日)
第1世代セファロスポリン	
セファゾリン	幼児・小児：25～100 mg/kg/日を分割して，6～8時間ごとに静注/筋注(最大投与量：6 g/日)
cefadroxil	幼児・小児：30 mg/kg/日を分割して，12時間ごとに経口(最大投与量：2 g/日)
セファレキシン	小児(＞1歳)：25～100 mg/kg/日を分割して，6～8時間ごとに経口(最大投与量：4 g/日)
第2世代セファロスポリン	
cefotetan	小児：40～80 mg/kg/日を分割して，12時間ごとに静注/筋注(最大投与量：6 g/日)
cefoxitin	幼児(≧3か月)～小児：80～160 mg/kg/日を分割して，4～6時間ごとに静注/筋注(最大投与量：12 g/日)
cefuroxime[＊3]	幼児(≧3か月)～小児(≦12歳)：75～150 mg/kg/日を分割して，8時間ごとに静注/筋注，または200～240 mg/kg/日を分割して，6～8時間ごとに静注/筋注(最大投与量：9 g/日) 小児(≧13歳)：0.75～1.5 gを8時間ごとに静注/筋注
セフロキシムアキセチル	幼児(≧3か月)～小児(≦12歳)： 懸濁液：20～30 mg/kg/日を分割して，12時間ごとに経口(最大投与量：1 g/日) 錠剤：125～250 mgを12時間ごとに経口 小児(≧13歳)：250～500 mgを12時間ごとに経口
cefprozil	小児(＞6か月～12歳)：7.5 mg/kg，12時間ごとに経口，または20 mg/kgを24時間ごとに経口(最大投与量：1 g/日) 小児(＞12歳)：250～500 mgを12時間ごとに経口，または500 mgを24時間ごとに経口

＊2 訳注：日本の製品とは配合比が異なることに注意。日本には，クラバモックス®があり，アモキシシリンとクラブラン酸の配合比は14：1である。

＊3 訳注：日本では，セフロキシムアキセチルの経口薬のみ。

(次ページへ続く)

薬剤	通常投与量
セファクロル	幼児(＞1か月)～小児：20～40 mg/kg/日を分割して，8～12時間ごとに経口(最大投与量：1 g/日)
第3世代セファロスポリン	
セフォタキシム	幼児(≧1か月)～小児(≦12歳)で＜50 kg：通常，75～100 mg/kg/日で最大150～300 mg/kg/日を分割して，6～8時間ごとに経口 小児(＞12歳)：1～2 gを6～8時間ごとに静注
セフタジジム	幼児(≧1か月)～小児(≦12歳)：100～150 mg/日を分割して，8時間ごとに静注/筋注(最大投与量：6 g/日) 小児(＞12歳)：1～2 gを8～12時間ごとに静注/筋注
セフトリアキソン	幼児・小児：50～100 mg/kg/日を分割して，12～24時間ごとに静注/筋注(最大投与量：4 g/日)
セフジニル	幼児(≧6か月)～小児(≦12歳)：14 mg/kg/日を分割して，12～24時間ごとに経口(最大投与量：600 mg/日) 小児(＞12 歳)：300 mgを12時間ごとに経口，または600 mg を24時間ごとに経口
セフジトレン	小児(≧12歳)：200～400 mgを12時間ごとに経口
セフポドキシム	幼児(≧2か月)～小児(≦12歳)：10 mg/kg/日を分割して，12時間ごとに経口(最大投与量：1回 200 mgまで，1日400 mgまで) 小児(＞12歳)：100～400 mgを12時間ごとに経口
セフチブテン	小児(＜12歳)：9 mg/kgを24時間ごとに経口(最大投与量：400 mg) 小児(≧12歳)：400 mgを，24時間ごとに経口
セフィキシム	幼児・小児：8 mg/kg/日を分割して，12～24時間ごとに経口(最大投与量：400 mg/日)
第4世代セファロスポリン	
セフェピム	幼児(≧2か月)～小児(≦16歳)で≦40 kg：50 mg/kgを，8～12時間ごとに静注/筋注
カルバペネム系抗菌薬	
イミペネム・シラスタチン	幼児(4週～3か月)：100 mg/kg/日を分割して，6時間ごと静注 幼児(＞3か月)～小児：60～100 mg/kg/日を分割して，6時間ごとに静注〔最大投与量：4 g(イミペネム量)/日〕
メロペネム	幼児(＞3か月)～小児で＜50 kg：10～40 mg/kg/日を分割して，8時間ごとに静注(最大投与量：1～2 gを8時間ごとに静注) 小児(＞50 kg)：1～2 gを8時間ごとに静注
ertapenem	幼児(3か月)～小児(12歳)：30 mg/kg/日を分割して，12時間ごとに静注/筋注(最大投与量：1 g/日)
モノバクタム系抗菌薬	
アズトレオナム	幼児(＞1か月)～小児：1回30 mg/kgを6～8時間ごとに静注/筋注，または1回50 mg/kgを6～8時間ごとに静注/筋注(最大投与量：120 mg/kg/日または8 g/日)
グリコペプチド系抗菌薬	
バンコマイシン	幼児(＞1か月)～小児：40～60 mg/kg/日を分割して，6～8時間ごとに静注(最大投与量：2 g/日)
コリスチン(コリスメタンスルホン酸)	2.5～5 mg/kg/日を2～4回に分割して静注/筋注

薬剤	通常投与量
リファマイシン系抗菌薬	
リファブチン	小児（≧6歳）：300 mg を24時間ごとに経口
リファンピシン	結核治療（幼児，小児）：10～20 mg/kg を24時間ごとに経口/静注（最大投与量：600 mg を24時間ごとに経口）
リファキシミン	小児（≧12歳）：200 mg を8時間ごとに経口
アミノグリコシド系抗菌薬	〔投与量は，最高血中濃度（ピーク値），最低血中濃度（トラフ値）をみながら調節〕
ストレプトマイシン	20～30 mg/kg/日を分割して，12時間ごとに筋注 結核治療：20～40 mg/kg を24時間ごとに筋注（最大投与量：1 g/日）
ゲンタマイシン	小児（＜5歳）：7.5 mg/kg/日を分割して，8時間ごとに静注/筋注 小児（≧5歳）：6～7.5 mg/kg/日を分割して，8時間ごとに静注/筋注 1日1回投与法：5 mg/kg を24時間ごとに静注/筋注
トブラマイシン	幼児・小児：6～7.5 mg/kg/日を分割して，6～8時間ごとに静注/筋注
アミカシン	幼児・小児：15～22.5 mg/kg/日を分割して，8時間ごとに静注/筋注
マクロライド系抗菌薬	
エリスロマイシン	幼児・小児： 塩基性，estolate[＊4]，ステアリン酸塩：30～50 mg/kg/日を分割して，6～8時間ごとに経口（最大投与量：2 g/日） エチルコハク酸塩：30～50 mg/kg/日を分割して，6～8時間ごとに経口（最大投与量：3.2 g/日） ラクトビオン酸塩：15～50 mg/kg/日を分割して，6時間ごとに静注（最大投与量：4 g/日）
アジスロマイシン	幼児（≧6か月）～小児： 気道感染症：1日目，10 mg/kg を経口（最大投与量：500 mg/日）。続いて，2～5日目，5 mg/kg を24時間ごとに経口（最大投与量：250 mg/日） 中耳炎：30 mg/kg を経口，単回（最大投与量：1,500 mg） 3日投与法：10 mg/kg を24時間ごとに経口，3日間（最大投与量：500 mg/日） 5日投与法：1日目，10 mg/kg を経口（最大投与量：500 mg/日）。続いて，2～5日目，5 mg/kg を24時間ごとに経口（最大投与量：250 mg/日）
クラリスロマイシン	幼児・小児：15 mg/kg/日を分割して，12時間ごとに経口
テトラサイクリン系抗菌薬	
テトラサイクリン	小児（＞8歳）：25～50 mg/kg/日を分割して，6～12時間ごとに経口（最大投与量：3 g/日）
ドキシサイクリン	小児（≧8歳）：2.2～4.4 mg/kg/日を分割して，12～24時間ごとに経口/静注[＊5]（最大投与量：200 mg/日）
ミノサイクリン	小児（＞8歳）：初回，4 mg/kg を経口。その後，4 mg/kg/日を分割して，12時間ごとに経口
クロラムフェニコール	幼児（＞30日）～小児：50～100 mg/kg/日を分割して，6時間ごとに経口/静注（最大投与量：4 g/日）

＊4 訳注：日本では，estolate は未発売。
＊5 訳注：日本では，注射薬は未発売。

（次ページへ続く）

薬剤	通常投与量
クリンダマイシン	幼児・小児：8～20 mg/kg/日(塩酸塩として)を分割して，6～8時間ごとに経口；8～25 mg/kg/日(パルミチン酸塩として)を分割して，6～8時間ごとに経口 幼児(＞1か月)～小児：20～40 mg/kg/日を分割して，6～8時間ごとに静注/筋注
ストレプトグラミン系抗菌薬	
キヌプリスチン・ダルホプリスチン	7.5 mg/kgを8～12時間ごとに静注
リネゾリド	幼児・小児：30 mg/kg/日を分割して，8時間ごとに経口/静注
nitrofurantoin	小児(＞1か月)：Furadantin®，Macrodantin®：5～7 mg/kgを1日量とし，6時間ごとに経口(最大量：400 mg/日) 小児(＞12歳)：Macrobid®：100 mgを12時間ごとに経口
スルファメトキサゾール・トリメトプリム(ST合剤)	小児(＞2か月)： 軽症から中等症の感染症：6～10 mg(トリメトプリム量)/kg/日を分割して，12時間ごとに経口/静注，または15～20 mg(トリメトプリム量)/kg/日を分割して，6～8時間ごとに経口/静注
キノロン系抗菌薬	キノロンは，16歳未満の小児では，使用が認められていない
メトロニダゾール	幼児・小児：30～50 mg/kg/日を分割して，6～8時間ごとに経口/静注(最大投与量：4 g/日)
抗結核薬	(以下の投与量は，1日1回投与の場合に推奨される投与量)
イソニアジド	幼児・小児：10～15 mg/kgを24時間ごとに経口投与/筋注(最大投与量：300 mg/日)
リファンピシン	結核治療(幼児，小児)：10～20 mg/kgを24時間ごとに経口/静注
ピラジナミド	幼児・小児：15～30 mg/kgを24時間ごとに経口(最大投与量：2 g/日)
エタンブトール	幼児・小児：15～25 mg/kgを24時間ごとに経口(最大投与量：2.5 g/日。13歳未満の小児には慎重投与)

以下の文献およびデータを改変して転載。

Gilbert DN, Moellering RC Jr, Eliopoulos GM, et al. *The Sanford Guide to Antimicrobial Therapy, 2011*. 41st ed. Sperryville, VA : Antimicrobial Therapy, Inc. ; 2011.

Rose BD. UpToDate, Waltham, MA ; UpToDate Inc. http://www.uptodate.com. 2017年6月1日にデータを入手。

Thomson Micromedex. *Micromedex Healthcare Series*. Greenwood Village, CO : Thomson Micromedex ; 2006. http://www .micromedex.com. 2016年9月1日にデータを入手。

Clinical Pharmacology. Tampa, FL : Gold Standard, Inc. ; 2006. http://www.clinicalpharmacology.com. 2006年9月1日にデータを入手。

American Society of Health-System Pharmacists. *AHFS Drug Information 2011*. Bethesda, MD : American Society of Health-System Pharmacists ; 2011.

付録3　腎不全の成人患者の抗菌薬投与量

抗菌薬	クレアチニン・クリアランス(mL/分)	標準的な使用量[a〜c]
天然ペニシリン		
ペニシリン G	＞50	200〜400万単位を4時間ごとに静注
	10〜50	200〜400万単位を6時間ごとに静注
	＜10	100〜200万単位を6時間ごとに静注
penicillin V	＞10	500 mgを6時間ごとに経口
	＜10	500 mgを8時間ごとに経口
抗ブドウ球菌活性をもつペニシリン		
nafcillin	腎機能障害での投与量調節の必要なし	2 gを4時間ごとに静注
oxacillin	＜10	通常使用量よりも減量して使用
dicloxacillin	腎機能障害での投与量調節の必要なし	500 mgを6時間ごとに経口
アミノペニシリン		
アンピシリン	＞50	2 gを6時間ごとに静注
	10〜50	2 gを6〜12時間ごとに静注
	＜10	2 gを12時間ごとに静注
アモキシシリン	＞30	500 mgを8時間ごとに経口
	10〜30	500 mgを12時間ごとに経口
	＜10	500 mgを24時間ごとに経口
βラクタマーゼ阻害薬配合アミノペニシリン		
アンピシリン・スルバクタム＊1	＞30	2 g(アンピシリン量)を6時間ごとに静注
	15〜30	2 g(アンピシリン量)を12時間ごとに静注
	＜15	2 g(アンピシリン量)を24時間ごとに静注
アモキシシリン・クラブラン酸＊2	＞30	500 mg(アモキシシリン量)を8時間ごとに経口
	10〜30	500 mg(アモキシシリン量)を12時間ごとに経口(875 mg錠はクレアチニン・クリアランス＜30では使うべきでない)
	＜10	500 mg(アモキシシリン量)を24時間ごとに経口

a 以下，実際の投与量は，適応，感染症の重症度，患者要因によって変わりうる。
b 以下，これらの推奨投与量は，透析患者には当てはまらない。
c 以下，初回負荷投与量が必要である薬剤もある。
＊1 訳注：日本では，1 g＋0.5 gまたは2 g＋1 g。
＊2 訳注：日本の製品とは配合比が異なることに注意。日本には，オーグメンチン®とクラバモックス®があり，アモキシシリンとクラブラン酸の配合比はそれぞれ2：1と14：1である。

（次ページへ続く）

抗菌薬	クレアチニン・クリアランス(mL/分)	標準的な使用量
アモキシシリン・クラブラン酸徐放剤	＞30	2 g(アモキシシリン量)を12時間ごとに経口
	＜30	使用不可
広域スペクトラムペニシリン		
ピペラシリン	＞40	4 gを8時間ごとに静注
	20～40	3～4 gを8時間ごとに静注
	＜20	3～4 gを12時間ごとに静注
βラクタマーゼ阻害薬配合広域スペクトラムペニシリン		
タゾバクタム・ピペラシリン	＞40	3.375 g(ピペラシリン量)または4.5 gを6時間ごとに静注
	20～40	2.25 g(ピペラシリン量)または3.375 gを6時間ごとに静注
	＜20	2.25 g(ピペラシリン量)を8時間ごとまたは2.25 gを6時間ごとに静注
ticarcillin-clavulanate	＞60	3.1 gを4時間ごとに静注
	30～60	2 gを4時間ごとに静注
	10～30	2 gを8時間ごとに静注
	＜10	2 gを12時間ごとに静注
第1世代セファロスポリン系抗菌薬		
セファゾリン	＞55	1 gを6～8時間ごとに静注
	35～55	1 gを8時間ごとに静注
	11～35	1 gを12時間ごとに静注
	＜10	1 gを24時間ごとに静注
cefadroxil	＞25	500 mgを12時間ごとに経口
	10～25	500 mgを24時間ごとに経口
	＜10	500 mgを36時間ごとに経口
セファレキシン	＞40	500 mgを6時間ごとに経口
	10～40	250 mgを8時間ごとに経口
	＜10	250 mgを12時間ごとに経口
第2世代セファロスポリン系抗菌薬		
cefotetan	＞30	1～2 gを12時間ごとに静注
	10～30	1～2 gを24時間ごとに静注，または1 gを12時間ごとに静注
	＜10	1～2 gを48時間ごとに静注，または0.5 gを12時間ごとに静注
cefoxitin	＞50	1～2 gを6時間ごとに静注
	30～50	1～2 gを8～12時間ごとに静注
	10～30	1～2 gを12～24時間ごとに静注
	5～10	0.5～1 gを12～24時間ごとに静注
	＜5	0.5～1 gを24～48時間ごとに静注

抗菌薬	クレアチニン・クリアランス(mL/分)	標準的な使用量
cefuroxime[*3]	＞20	750 mg を 8 時間ごとに静注
	10 ～ 20	750 mg を 12 時間ごとに静注
	＜10	750 mg を 24 時間ごとに静注
セフロキシムアキセチル	腎機能障害での投与量調節の必要なし	250 mg を 12 時間ごとに経口
cefprozil	＞30	500 mg を 12 時間ごとに経口
	＜30	250 mg を 12 時間ごとに経口
セファクロル	＞10	500 mg を 8 時間ごとに経口
	＜10	250 mg を 8 時間ごとに経口
第 3 世代セファロスポリン系抗菌薬		
セフォタキシム	＞20	1 ～ 2 g を 8 時間ごとに静注
	＜20	1 g を 8 時間ごとに静注
セフタジジム	＞50	1 ～ 2 g を 8 時間ごとに静注
	30 ～ 50	1 ～ 2 g を 12 時間ごとに静注
	15 ～ 30	1 ～ 2 g を 24 時間ごとに静注
	6 ～ 15	1 g を 24 時間ごとに静注
	＜6	1 g を 24 ～ 48 時間ごとに静注
セフトリアキソン	腎機能障害での投与量調節の必要なし	1 g を 24 時間ごとに静注
セフジニル	＞30	600 mg を 24 時間ごとに経口
	＜30	300 mg を 24 時間ごとに経口
セフジトレン	＞50	400 mg を 12 時間ごとに経口
	30 ～ 50	200 mg を 12 時間ごとに経口
	＜30	200 mg を 24 時間ごとに経口
セフポドキシム	＞30	200 mg を 12 時間ごとに経口
	＜30	200 mg を 24 時間ごとに経口
セフチブテン	＞50	400 mg を 24 時間ごとに経口
	30 ～ 50	200 mg を 24 時間ごとに経口
	＜30	100 mg を 24 時間ごとに経口
セフィキシム	＞60	400 mg を 24 時間ごとに経口
	20 ～ 60	300 mg を 24 時間ごとに経口
	＜20	200 mg を 24 時間ごとに経口
第 4 世代セファロスポリン系抗菌薬		
セフェピム	＞60	1 ～ 2 g を 12 時間ごとに静注
	30 ～ 60	1 ～ 2 g を 24 時間ごとに静注
	10 ～ 30	1 g を 24 時間ごとに静注
	＜10	0.5 g を 24 時間ごとに静注

＊3 訳注：日本では，セフロキシムアキセチルの経口薬のみ。

抗菌薬	クレアチニン・クリアランス(mL/分)	標準的な使用量
第5世代セファロスポリン系抗菌薬		
ceftaroline	＞50	600 mgを12時間ごとに静注
	30～50	400 mgを12時間ごとに静注
βラクタマーゼ阻害薬配合セファロスポリン		
ceftazidime-avibactam	＞50	2.5 gを8時間ごとに静注
	30～50	1.25 gを8時間ごとに静注
	15～30	0.94 gを12時間ごとに静注
	5～15	0.94 gを24時間ごとに静注
	＜5	0.94 gを48時間ごとに静注
タゾバクタム・セフトロザン	＞50	2.5 gを8時間ごとに静注
	30～50	750 mgを8時間ごとに静注
	＜30	375 mgを8時間ごとに静注
カルバペネム系抗菌薬		
イミペネム・シラスタチン(すべての投与量は，イミペネム量。体重が70 kg以上とする)	＞70	0.5 gを6時間ごとに静注
	40～70	0.5 gを8時間ごとに静注
	20～40	0.25 gを6時間ごとに静注
	6～20	0.25 gを12時間ごとに静注
	＜6	使用推奨せず
メロペネム	＞50	1 gを8時間ごとに静注
	25～50	1 gを12時間ごとに静注
	10～25	0.5 gを12時間ごとに静注
	＜10	0.5 gを24時間ごとに静注
ertapenem	＞30	1 gを24時間ごとに静注
	＜30	0.5 gを24時間ごとに静注
ドリペネム	＞50	500 mgを8時間ごとに静注
	30～50	250 mgを8時間ごとに静注
	10～30	250 mgを12時間ごとに静注
モノバクタム系抗菌薬		
アズトレオナム	＞30	2 gを8時間ごとに静注
	10～30	1 gを8時間ごとに静注
	＜10	0.5 gを8時間ごとに静注
グリコペプチド系抗菌薬		
バンコマイシン	＞70	1 g(15 mg/kg)を12時間ごとに静注
	50～70	1 g(15 mg/kg)を24時間ごとに静注
	＜50	1 g(15 mg/kg)を，血中濃度に基づいて投与間隔を調整しながら静注
telavancin	＞50	10 mg/kgを24時間ごとに静注
	30～50	7.5 mg/kgを24時間ごとに静注
	10～30	10 mg/kgを48時間ごとに静注

抗菌薬	クレアチニン・クリアランス(mL/分)	標準的な使用量
dalbavancin	＞30	1.5 g，静注を単回または1 g，静注，続いて1週間後に0.5 g静注を追加
	＜30	1.125 g，静注を単回または750 mg，静注，続いて1週間後に375 mg，静注を追加
oritavancin	＞30	1.2 gを静注，単回
	＜30	まだ定まっていない
ダプトマイシン	＞30	4 ～ 6 mg/kgを24時間ごとに静注
	＜30	4 ～ 6 mg/kgを48時間ごとに静注
リファマイシン系抗菌薬		
リファンピシン	腎機能障害での投与量調節の必要なし	600 mgを24時間ごとに経口
リファブチン	腎機能障害での投与量調節の必要なし	300 mgを24時間ごとに経口
rifapentine	腎機能障害での投与量調節の必要なし	600 mgを72時間ごとに経口
リファキシミン	腎機能障害での投与量調節の必要なし	200 mgを8時間ごとに経口
アミノグリコシド系抗菌薬		〔投与量は，最高血中濃度(ピーク値)，最低血中濃度(トラフ値)をみながら調節〕
ストレプトマイシン	＞80	15 mg/kgを24時間ごとに筋注
	50 ～ 80	7.5 mg/kgを24時間ごとに筋注
	10 ～ 50	7.5 mg/kgを24 ～ 72時間ごとに筋注
	＜10	7.5 mg/kgを72 ～ 96時間ごとに筋注
ゲンタマイシン	＞60	古典的投与法：1.7 mg/kgを8時間ごとに静注；1日1回投与法：4 ～ 7 mg/kgを24時間ごとに静注
	40 ～ 60	古典的投与法：1.7 mg/kgを12時間ごとに静注；「1日1回投与法の調節」：4 ～ 7 mg/kgを36時間ごとに静注
	20 ～ 40	古典的投与法：1.7 mg/kgを24時間ごとに静注；「1日1回投与法の調節」：4 ～ 7 mg/kgを48時間ごとに静注
	＜20	薬物血中濃度に基づいて投与
トブラマイシン	＞60	古典的投与法：1.7 mg/kgを8時間ごとに静注；1日1回投与法：4 ～ 7 mg/kgを24時間ごとに静注
	40 ～ 60	古典的投与法：1.7 mg/kgを12時間ごとに静注；「1日1回投与法の調節」：4 ～ 7 mg/kgを36時間ごとに静注
	20 ～ 40	古典的投与法：1.7 mg/kgを24時間ごとに静注；「1日1回投与法の調節」：4 ～ 7 mg/kgを48時間ごとに静注
	＜20	薬物血中濃度に基づいて投与

（次ページへ続く）

抗菌薬	クレアチニン・クリアランス(mL/分)	標準的な使用量
アミカシン	＞60	古典的投与法：15 mg/kg/日を分割して，8～12時間ごとに静注；1日1回投与法：15 mg/kgを24時間ごとに静注
	40～60	古典的投与法：7.5 mg/kgを12時間ごとに静注；1日1回投与法：15 mg/kgを36時間ごとに静注
	20～40	古典的投与法：7.5 mg/kgを24時間ごとに静注；「1日1回投与法の調節」：15 mg/kgを48時間ごとに静注
	＜20	血中濃度に基づいて投与
マクロライド系抗菌薬とケトライド系抗菌薬		
エリスロマイシン	腎機能障害での投与量調節の必要なし	1 gを6時間ごとに静注，または500 mgを6時間ごとに経口
アジスロマイシン	腎機能障害での投与量調節の必要なし	500 mgを24時間ごとに静注，または500 mgを1回経口後，250 mgを24時間ごとに経口
クラリスロマイシン	＞30	500 mgを12時間ごとに経口
	＜30	250 mgを12時間ごとに経口，または500 mgを24時間ごとに経口
telithromycin	＞30	800 mgを24時間ごとに経口
	＜30	600 mgを24時間ごとに経口
テトラサイクリン系抗菌薬とグリシルサイクリン系抗菌薬		
テトラサイクリン	＞80	500 mgを6時間ごとに経口
	50～80	500 mgを8～12時間ごとに経口
	10～50	500 mgを12～24時間ごとに経口
	＜10	使用不可
ドキシサイクリン[＊4]	腎機能障害での投与量調節の必要なし	100 mgを12時間ごとに静注/経口
ミノサイクリン	腎機能障害での投与量調節の必要なし	100 mgを12時間ごとに経口
チゲサイクリン	腎機能障害での投与量調節の必要なし	初回，100 mgを静注。その後，50 mgを12時間ごとに静注
クロラムフェニコール	腎機能障害での投与量調節の必要なし	500 mgを6時間ごとに静注/経口
クリンダマイシン	腎機能障害での投与量調節の必要なし	600～900 mgを8時間ごとに静注，または150～450 mgを6時間ごとに経口
ストレプトグラミン系抗菌薬		
キヌプリスチン・ダルホプリスチン	腎機能障害での投与量調節の必要なし	7.5 mg/kgを8時間ごとに静注
オキサゾリジノン系抗菌薬		
リネゾリド	腎機能障害での投与量調節の必要なし	600 mgを12時間ごとに静注/経口

＊4 訳注：日本では，注射薬は未発売。

抗菌薬	クレアチニン・クリアランス(mL/分)	標準的な使用量
テジゾリド	腎機能障害での投与量調節の必要なし	200 mgを24時間ごとに経口/静注
nitrofurantoin	＞60	Furadantin®，Macrodantin®：50～100 mgを6時間ごとに経口
	＜60	Macrobid®：100 mgを12時間ごとは禁忌
スルファメトキサゾール・トリメトプリム(ST合剤)	＞30	2.5 mg/kgを6時間ごとに静注；1DS錠*5を12時間ごとに経口
	15～30	1.25 mg/kgを6時間ごとに静注；1SS錠*6を12時間ごとに経口
	＜15	推奨せず
キノロン系抗菌薬		
オフロキサシン	＞50	400 mgを12時間ごとに経口
	20～50	400 mgを24時間ごとに経口
	＜20	200 mgを24時間ごとに経口
シプロフロキサシン	＞50	400 mgを12時間ごとに静注；500 mgを12時間ごとに経口
	30～50	400 mgを12時間ごとに静注；250～500 mgを12時間ごとに経口
	5～30	200～400 mgを18～24時間ごとに静注；250～500 mgを18時間ごとに経口
	＜5	200 mgを24時間ごとに静注；250 mgを24時間ごとに経口
レボフロキサシン	＞50	500～750 mgを24時間ごとに静注/経口
	20～50	250 mgを24時間ごとに静注/経口，または750 mgを48時間ごとに静注/経口
	10～20	250 mgを48時間ごとに静注/経口，または500 mgを48時間ごとに静注/経口
モキシフロキサシン	腎機能障害での投与量調節の必要なし	400 mgを24時間ごとに静注/経口
gemifloxacin	＞40	320 mgを24時間ごとに経口
	＜40	160 mgを24時間ごとに経口
メトロニダゾール	＞10	500 mgを6時間ごとに静注/経口
	＜10	250 mgを6時間ごとに静注/経口
抗結核薬		
イソニアジド	腎機能障害での投与量調節の必要なし	300 mgを24時間ごとに経口
リファンピシン	腎機能障害での投与量調節の必要なし	600 mgを24時間ごとに経口
ピラジナミド	＞30	25～35 mg/kgを24時間ごとに経口
	＜30	25～35 mg/kgを週3回，経口

＊5 訳注：DSは，Double Strengthの略。日本のバクタ®2錠がDS 1錠に相当する。
＊6 訳注：SSは，Single Strengthの略。日本のバクタ®1錠がSSでも1錠に相当する。

(次ページへ続く)

抗菌薬	クレアチニン・クリアランス(mL/分)	標準的な使用量
エタンブトール	＞50	15～25 mg/kgを24時間ごとに経口
	10～50	15～25 mg/kgを24～36時間ごとに経口
	＜10	15～25 mg/kgを48時間ごとに経口

以下の文献およびデータを改変して転載。

Blumberg HM, Burman WJ, Chaisson RE, et al. American Thoracic Society/Centers for Disease Control and Prevention/Infectious Diseases Society of America : treatment of tuberculosis. *Am J Respir Crit Care Med*. 2003 ; 167 : 603-662.

Cunha BA. *Antibiotic Essentials*. Royal Oak, MI : Physicians' Press ; 2004.

Gilbert DN, Moellering RC Jr, Eliopoulos GM, et al. *The Sanford Guide to Antimicrobial Therapy, 2011*. 41st ed. Sperryville, VA : Antimicrobial Therapy, Inc. ; 2011.

Rose BD. UpToDate, Waltham, MA ; UpToDate Inc. http://www.uptodate.com. 2017年6月1日にデータを入手。

Thomson Micromedex. *Micromedex Healthcare Series*. Greenwood Village, CO : Thomson Micromedex ; 2006. http://www .micromedex.com. 2016年9月1日にデータを入手。

Clinical Pharmacology. Tampa, FL : Gold Standard, Inc. ; 2006. http://www.clinicalpharmacology.com. 2006年9月1日にデータを入手。

American Society of Health-System Pharmacists. *AHFS Drug Information 2011*. Bethesda, MD : American Society of Health-System Pharmacists ; 2011.

付録4　妊婦における抗菌薬

抗菌薬の安全性と，どの程度，妊婦における使用に関する研究がなされているかは異なっている。したがって，米国食品医薬品局(Food and Drug Administration：FDA)は，妊婦における使用について，これらの薬剤を5段階に分類している*。

カテゴリー A：適切で，よくデザインされた臨床研究によって，胎児異常のリスクが上昇しないとされているもの

カテゴリー B：次のいずれか

(1) 動物実験で胎児に害がないことが証明されているが，妊婦における適切な臨床研究がないもの

(2) 動物実験では副作用があったが，妊婦における臨床研究では，胎児への害が証明されていないもの

カテゴリー C：次のいずれか

(1) 動物実験で副作用が示され，かつ，妊婦における適切な臨床研究がないもの

(2) 動物実験もなく，かつ，妊婦における適切な臨床研究がないもの

カテゴリー D：妊婦における臨床研究で胎児への害が証明されているが，治療による利益が潜在的なリスクを上回ることもあるとされるもの

カテゴリー X：動物実験または妊婦における臨床研究で，胎児異常またはそのリスクが証明されているもの。したがって，妊婦や妊娠可能女性への使用が禁忌であるもの

＊訳注：妊婦に対する医薬品の安全性分類はA，B，C，D，Xの順に安全性が高い。各薬剤の個別的，具体的リスクに乏しいという理由で2015年に廃止された。

抗菌薬	妊婦のリスクのカテゴリー
天然ペニシリン	
ペニシリンG	B
penicillin V	B
抗ブドウ球菌活性をもつペニシリン	
nafcillin	B
oxacillin	B
dicloxacillin	B
アミノペニシリン	
アンピシリン	B
アモキシシリン	B
βラクタマーゼ阻害薬配合アミノペニシリン	
アンピシリン・スルバクタム	B
アモキシシリン・クラブラン酸	B

抗菌薬	妊婦のリスクのカテゴリー
広域スペクトラムペニシリン	
ピペラシリン	B
βラクタマーゼ阻害薬配合広域スペクトラムペニシリン	
タゾバクタム・ピペラシリン	B
ticarcillin-clavulanate	B
第1世代セファロスポリン系抗菌薬	
セファゾリン	B
cefadroxil	B
セファレキシン	B
第2世代セファロスポリン系抗菌薬	
cefotetan	B
cefoxitin	B
cefuroxime*	B
セフロキシムアキセチル	B
cefprozil	B
セファクロル	B
第3世代セファロスポリン系抗菌薬	
セフォタキシム	B
セフタジジム	B
セフトリアキソン	B
セフジニル	B
セフジトレン	B
セフポドキシム	B
セフチブテン	B
セフィキシム	B
第4世代セファロスポリン系抗菌薬	
セフェピム	B
ベータラクタマーゼ阻害薬配合セファロスポリン	
タゾバクタム・セフトロザン	B
カルバペネム系抗菌薬	
イミペネム・シラスタチン	C
メロペネム	B
ertapenem	B
ドリペネム	B
モノバクタム系抗菌薬	
アズトレオナム	B
グリコペプチド系抗菌薬	
バンコマイシン	C

*訳注：日本では，セフロキシムアキセチルの経口薬のみ。

抗菌薬	妊婦のリスクのカテゴリー
telavancin	C
oritavancin	C
ダプトマイシン	B
コリスチン	C
リファマイシン系抗菌薬	
リファンピシン	C
リファキシミン	C
リファブチン	B
アミノグリコシド系抗菌薬	
ストレプトマイシン	D
ゲンタマイシン	D
トブラマイシン	D
アミカシン	D
マクロライド系抗菌薬とケトライド系抗菌薬	
エリスロマイシン	B
アジスロマイシン	B
クラリスロマイシン	C
telithromycin	C
テトラサイクリン系抗菌薬とグリシルサイクリン系抗菌薬	
テトラサイクリン	D
ドキシサイクリン	D
ミノサイクリン	D
チゲサイクリン	D
クロラムフェニコール	C
クリンダマイシン	B
オキサゾリジノン系抗菌薬	
リネゾリド	C
テジゾリド	C
nitrofurantoin	B
スルファメトキサゾール・トリメトプリム(ST合剤)	C
キノロン系抗菌薬	
オフロキサシン	C
シプロフロキサシン	C
レボフロキサシン	C
モキシフロキサシン	C
gemifloxacin	C
メトロニダゾール	B

抗菌薬	妊婦のリスクのカテゴリー
抗結核薬	
イソニアジド	C
リファンピシン	C
ピラジナミド	C
エタンブトール	B

以下の文献を改変して転載。

Gilbert DN, Moellering RC Jr, Eliopoulos GM, et al. *The Sanford Guide to Antimicrobial Therapy, 2011*. 41st ed. Sperryville, VA : Antimicrobial Therapy, Inc. ; 2011.

Briggs GG, Freeman RK, Yaffe SJ. *Drugs in Pregnancy and Lactation*. 7th ed. Philadelphia, PA : Lippincott Williams & Wilkins ; 2005.

UptoDate, Waltham, MA; UpToDate Inc. http://www.uptodate.com. 2017年6月7日にデータを入手。

付録5　よく使われる抗菌薬の一般名と商品名

商品名順

商品名[*1]	一般名
アザクタム	アズトレオナム
アベロックス	モキシフロキサシン
アミカシン硫酸塩	アミカシン
アミカマイシン	アミカシン
アモリン	アモキシシリン
エサンブトール	エタンブトール
エブトール	エタンブトール
エリスロシン	エリスロマイシン(エチルコハク酸エステル，ステアリン酸塩，ラクトビオン酸塩)
オーグメンチン	アモキシシリン・クラブラン酸
オラセフ	セフロキシムアキセチル
キュビシン	ダプトマイシン
クラバモックス	アモキシシリン・クラブラン酸
クラビット	レボフロキサシン
クラフォラン	セフォタキシム
クラリシッド	クラリスロマイシン
クラリス	クラリスロマイシン
ケフラール/L-ケフラール	セファクロル
ケフレックス/L-ケフレックス	セファレキシン
ゲンタシン	ゲンタマイシン
コリマイシン	コリスチン
ザイボックス	リネゾリド
ザバクサ	タゾバクタム・セフトロザン
サワシリン	アモキシシリン
ジスロマック	アジスロマイシン
シナシッド	キヌプリスチン・ダルホプリスチン
シプロキサン	シプロフロキサシン
シベクトロ	テジゾリド
セファメジン	セファゾリン
セフォタックス	セフォタキシム
セフスパン	セフィキシム

＊1 訳注：以下，日本にある主なものを掲載し，ジェネリックなどは割愛。また，®は省略。

（次ページへ続く）

商品名	一般名
セフゾン	セフジニル
セフテム	セフチブテン
ゾシン	タゾバクタム・ピペラシリン
タイガシル	チゲサイクリン
ダラシン/ダラシンS/ダラシンT	クリンダマイシン
タリビッド	オフロキサシン
チエナム	イミペネム・シラスタチン
注射用ペニシリンGカリウム	ペニシリンG
トブラシン	トブラマイシン
バクタ	スルファメトキサゾール・トリメトプリム(ST合剤)
バクトラミン	スルファメトキサゾール・トリメトプリム(ST合剤)
パセトシン	アモキシシリン
バナン	セフポドキシムプロキセチル
バンコマイシン塩酸塩	バンコマイシン
ビクシリン	アンピシリン
ビブラマイシン	ドキシサイクリン*2
フィニバックス	ドリペネム
フラジール	メトロニダゾール
ペントシリン	ピペラシリン
マキシピーム	セフェピム
ミコブティン	リファブチン
ミノマイシン	ミノサイクリン
メイアクトMS	セフジトレンピボキシル
メロペン	メロペネム
モダシン	セフタジジム
ユナシン-S	アンピシリン・スルバクタム
ランプレン	クロファジミン
リファジン	リファンピシン
リフキシマ	リファキシミン
ロセフィン	セフトリアキソン
ロミカシン	アミカシン

＊2 訳注：日本では，注射薬は未発売。

一般名順

一般名	商品名[*1]
アジスロマイシン	ジスロマック
アズトレオナム	アザクタム
アミカシン	ビクリン，アミカシン硫酸塩，アミカマイシン
アモキシシリン	アモリン，サワシリン，パセトシン
アモキシシリン・クラブラン酸	オーグメンチン，クラバモックス
アンピシリン	ビクシリン
アンピシリン・スルバクタム	ユナシン–S
イミペネム･シラスタチン	チエナム
エタンブトール	エサンブトール，エブトール
エリスロマイシン(エチルコハク酸エステル)	エリスロシン
エリスロマイシン(ステアリン酸塩)	エリスロシン
エリスロマイシン(ラクトビオン酸塩)	エリスロシン
オフロキサシン	タリビッド
キヌプリスチン・ダルホプリスチン	シナシッド
クラリスロマイシン	クラリシッド，クラリス
クリンダマイシン(塩酸塩)	ダラシン
クリンダマイシン(リン酸塩)	ダラシンS，ダラシンT
クロファジミン	ランプレン
ゲンタマイシン	ゲンタシン
コリスチン	コリマイシン
シプロフロキサシン	シプロキサン
スルファメトキサゾール・トリメトプリム(ST合剤)	バクタ，バクトラミン
セファクロル	ケフラール，L–ケフラール
セファゾリン	セファメジン
セファレキシン	ケフレックス，L–ケフレックス
セフィキシム	セフスパン
セフェピム	マキシピーム
セフォタキシム	クラフォラン，セフォタックス
セフジトレンピボキシル	メイアクトMS
セフジニル	セフゾン
セフタジジム	モダシン
セフチブテン	セフテム
セフトリアキソン	ロセフィン
セフポドキシムプロキセチル	バナン
セフロキシムアキセチル	オラセフ
タゾバクタム・セフトロザン	ザバクサ

＊1 訳注：以下，日本にある主なものを掲載し，ジェネリックなどは割愛。また，®は省略。

(次ページへ続く)

一般名	商品名
タゾバクタム・ピペラシリン	ゾシン
ダプトマイシン	キュビシン
チゲサイクリン	タイガシル
テジゾリド	シベクトロ
ドキシサイクリン*2	ビブラマイシン
トブラマイシン	トブラシン
ドリペネム	フィニバックス
バンコマイシン	バンコマイシン塩酸塩
ピペラシリン	ペントシリン
ペニシリンG	注射用ペニシリンGカリウム
ミノサイクリン	ミノマイシン
メトロニダゾール	フラジール
メロペネム	メロペン
モキシフロキサシン	アベロックス
リネゾリド	ザイボックス
リファキシミン	リフキシマ
リファブチン	マイコブチン
リファンピシン	リファジン
レボフロキサシン	クラビット

以下の文献およびデータを改変して作成。

Gilbert DN, Moellering RC Jr, Eliopoulos GM, et al. *The Sanford Guide to Antimicrobial Therapy, 2011*. 41st ed. Sperryville, VA : Antimicrobial Therapy, Inc. ; 2011.

Rose BD. UpToDate, Waltham, MA ; UpToDate Inc. http://www.uptodate.com. 2018年6月7日にデータを入手。

＊2 訳注：日本では，注射薬は未発売。

付録6　バイオテロリズムによる感染症の治療

一部の微生物や細菌毒素は，バイオテロリズムの兵器として使用されやすい特徴をもっている。これらは，A, B, Cの3つのカテゴリーに分類される。カテゴリーAに分類されるのは，簡単に散布できて，高い致死率をもつため，公衆衛生上，最も高いリスクを有するとみなされるものである。6種類の微生物がカテゴリーAに分類されている。すなわち，(1) 炭疽菌(*Bacillus anthracis*：炭疽)，(2) ボツリヌス菌(*Clostridium botulinum*：ボツリヌス中毒)，(3) ペスト菌(*Yersinia pestis*：ペスト)，(4) フランシセラ・ツラレンシス(*Francisella tularensis*：野兎病)，(5) 天然痘ウイルス(smallpox virus：天然痘)，(6) エボラウイルス(Ebora virus)やマールブルグウイルス(Marburg virus)などの出血熱を起こすウイルスである。これらの6種類の微生物のうち，前半の4種類は細菌であり，以下の表に挙げるような治療が推奨されている。

バイオテロリズムによる感染症の治療

炭疽菌(*Bacillus anthracis*：吸入炭疽)

- フルオロキノロン系抗菌薬
  ＋リネゾリドまたはクリンダマイシン
  フルオロキノロン系抗菌薬の代替薬：カルバペネム系抗菌薬，バンコマイシン
  リネゾリドまたはクリンダマイシンの代替薬：ドキシサイクリン，リファンピシン

ボツリヌス菌(*Clostridium botulinum*：ボツリヌス中毒)

- 全身管理
- 7価の抗毒素
- ルーチンには，抗菌薬を使用しない

フランシセラ・ツラレンシス(*Francisella tularensis*：野兎病)

- ストレプトマイシンまたはゲンタマイシン
  代替薬：ドキシサイクリン，シプロフロキサシン

ペスト菌(*Yersinia pestis*：肺ペスト)

- ストレプトマイシンまたはゲンタマイシン
  代替薬：ドキシサイクリン

文献

Adalja AA, Toner E, Inglesby TV. Clinical management of potential bioterrorism-related conditions. *N Engl J Med*. 2015;372:954–962.

付録7 医学文献

本書では，それぞれのSECTIONの最後に挙げた文献以外に，以下の文献を参考にした。これらは，細菌による感染症の抗菌療法の視点に立った臨床医学と微生物学の優れたテキストである。

American Society of Health-System Pharmacists. *AHFS Drug Information 2017*. Bethesda, MD: American Society of Health-System Pharmacists; 2017.

Bennett JE, Dolin R, Blaser MJ. *Mandell, Douglas, and Bennett's Principles and Practice of Infectious Diseases*. 8th ed. Philadelphia, PA: Elsevier; 2014.

Brunton LL, Chabner BA, Knollman BC, eds. *Goodman & Gilman's The Pharmacological Basis of Therapeutics*. 12th ed. New York, NY: McGraw-Hill; 2011.

Gilbert DN, Chambers HF, Eliopoulos GM, et al. *The Sanford Guide to Antimicrobial Therapy, 2017*. 47th ed. Sperryville, VA: Antimicrobial Therapy, Inc.; 2017.

Mascaretti OA. *Bacteria versus Antibacterial Agents: An Integrated Approach*. Washington, DC: ASM Press; 2003.

Rose BD. UptoDate, Waltham, MA; UpToDate Inc. http://www.uptodate.com. 2018年6月7日にデータを入手。Walsh C. *Antibiotics: Actions, Origins, Resistance*. Washington, DC: ASM Press; 2003.

付録 8　引用した文学作品

多くのセクションのはじめにある叙述は，以下の文学作品から引用した。

The Anglo-Saxon Chronicle. Swanton M, trans-ed. New York, NY: Routledge; 1998.

Gesta Stephani. Potter KR, trans-ed. Oxford, England: Clarendon Press; 1976.

Ceasar J. *The Battle for Gaul*. Boston, MA: David R. Godine, Publisher.; 1985.（ユリウス・カエサル，『ガリア戦記』）

Froissart J. *Chronicles*. London, United Kingdom: Penguin Books; 1978.（ジャン・フロワサール，『年代記』）

Josephus. *The Jewish War*. Harmondsworth, United Kingdom: Penguin Books; 1986.（ヨセフス，『ユダヤ戦記』）

Musashi M. *The Book of Five Rings*. New York, NY: Bantam Books; 1992.（宮本武蔵，『五輪書』）

Payne-Gallwey SR. *Crossbow*. New York, NY: Marlboro Books, Dorset Press; 1989.

Prestwich M. *Armies and Warfare in the Middle Ages. The English Experience*. New Haven, CT: Yale University Press; 1996.

Seward D. *The Hundred Years War. The English in France, 1337–1453*. New York, NY: Atheneum; 1978.

Tuchman BW. *A Distant Mirror*. New York, NY: Ballantine Books; 1979.

Tzu S. *The Art of War*. Oxford, United Kingdom: Oxford University Press; 1971.（孫子，『兵法』）

von Clausewitz C. *On War*. London, United Kingdom: Penguin Books; 1982.（カール・フォン・クラウゼヴィッツ，『戦争論』）

Warner P. *Sieges of the Middle Ages*. Barnsley, United Kingdom: Pen & Sword Military Classics; 2004.

付録9 章末問題の解答

1章

1. ペプチドグリカン
2. ペニシリン結合タンパク(PBP)
3. 桿菌

2章

1. 嫌気性菌
2. RNAポリメラーゼ
3. 50S, 30S, rRNA, タンパク質

3章

1. デオキシヌクレオチド
2. 環状
3. トポイソメラーゼ

4章

1. 殺菌性
2. Kirby-Bauer
3. 液体希釈法

5章

1. ペプチドグリカン
2. ペニシリン, セファロスポリン, カルバペネム, モノバクタム
3. ペニシリン結合タンパク(PBP)
4. βラクタマーゼ
5. βラクタム環, 側鎖
6. ペニシリン結合タンパク(PBP), ペプチドグリカン
7. グラム陰性菌
8. ブドウ球菌
9. グラム陰性菌
10. ブドウ球菌, グラム陰性菌
11. グラム陰性菌, 緑膿菌(*Pseudomonas aeruginosa*)
12. グラム陽性菌, グラム陰性菌, 嫌気性菌
13. 世代, βラクタム
14. ペニシリン結合タンパク(PBP)
15. グラム陽性菌
16. グラム陰性菌, 嫌気性菌
17. グラム陰性菌
18. 緑膿菌(*Pseudomonas aeruginosa*), 腸内細菌科(*Enterobacteriaceae*)
19. メチシリン耐性
20. グラム陰性菌
21. セフトリアキソン
22. ペニシリン
23. シラスタチン
24. グラム陽性菌, グラム陰性菌, 嫌気性菌
25. 緑膿菌(*Pseudomonas aeruginosa*), アシネトバクター (*Acinetobacter*)
26. アズトレオナム
27. グラム陰性菌, グラム陽性菌, 嫌気性菌
28. βラクタム
29. グラム陽性菌
30. 腸球菌(enterococci)
31. ペプチドグリカン
32. リポグリコペプチド
33. 環状リポペプチド
34. グラム陽性菌
35. リポ多糖体(リポポリサッカライド)
36. グラム陰性

6章

1. RNAポリメラーゼ, メッセンジャーRNA (mRNA)
2. 抗酸菌, ブドウ球菌
3. 耐性(菌)
4. グラム陰性菌

5. グラム陽性菌
6. 腎毒性，耳毒性
7. アジスロマイシン，インフルエンザ菌 (*Haemophilus influenzae*)
8. アジスロマイシン，クラリスロマイシン
9. 嫌気性菌
10. ケトライド系抗菌薬
11. 呼吸器
12. リボソーム
13. 非定型菌
14. 妊婦，小児
15. グリシルサイクリン系抗菌薬
16. グラム陽性菌，グラム陰性菌
17. リボソーム
18. 嫌気性菌，非定型菌
19. アセチル化，排出ポンプ
20. 毒性(副作用)，骨髄，再生不良性貧血
21. グラム陽性菌，嫌気性菌
22. マクロライド系抗菌薬またはエリスロマイシン
23. 偽膜性腸炎
24. 2
25. グラム陽性菌
26. メチシリン，ペニシリン，バンコマイシン
27. メチシリン，バンコマイシン
28. リボソーム
29. 1回
30. グラム陰性菌，グラム陽性菌
31. 血中
32. 耐性

7章

1. テトラヒドロ葉酸(THF)
2. グラム陽性菌，グラム陰性菌
3. HIV
4. Hansen病
5. グラム陰性菌，グラム陽性菌
6. シプロフロキサシン
7. モキシフロキサシン
8. DNAジャイレース，トポイソメラーゼⅣ
9. 軟骨
10. 嫌気性菌
11. 微好気性菌
12. 還元

8章

1. 複数
2. イソニアジド，リファンピシン，ピラジナミド，エタンブトール
3. 肝障害(肝毒性)

10章

1. oxacillin，nafcillin
2. メチシリン耐性黄色ブドウ球菌 (MRSA)
3. βラクタム抗菌薬
4. バンコマイシン
5. ペニシリン，アンピシリン
6. ペニシリン結合タンパク(PBP)
7. ペニシリン，セフォタキシム，キノロン系抗菌薬，セフトリアキソン，バンコマイシン
8. クリンダマイシン，マクロライド系抗菌薬，テトラサイクリン系抗菌薬，スルファメトキサゾール・トリメトプリム(ST合剤)
9. ペニシリン
10. クリンダマイシン
11. ペニシリン
12. アミノグリコシド系抗菌薬
13. ペニシリンG，アンピシリン，ピペラシリン
14. バンコマイシン
15. 静菌性，殺菌性
16. オキサゾリジノン系抗菌薬，ダプトマ

イシン，キヌプリスチン・ダルホプリスチン，チゲサイクリン
17. アンピシリン，ゲンタマイシン
18. セファロスポリン系抗菌薬
19. スルファメトキサゾール・トリメトプリム(ST合剤)
20. シプロフロキサシン，ドキシサイクリン
21. 2

11章

1. 市中，医療関連
2. スルファメトキサゾール・トリメトプリム(ST合剤)，キノロン系抗菌薬
3. 大腸菌(*Escherichia coli*)，クレブシエラ(*Klebsiella*)
4. カルバペネム系抗菌薬，βラクタマーゼ阻害薬配合βラクタム薬
5. カルバペネム系抗菌薬
6. アミノグリコシド系抗菌薬
7. 胃腸炎，キノロン系抗菌薬，第3世代セファロスポリン，アジスロマイシン
8. セフタジジム，セフェピム
9. ピペラシリン
10. 1つも存在しない
11. シプロフロキサシン，レボフロキサシン
12. セフトリアキソン，セフォタキシム
13. セフトリアキソン，アジスロマイシン
14. クラミジア・トラコマティス(*Chlamydia trachomatis*)
15. ない
16. マクロライド系抗菌薬，キノロン系抗菌薬
17. 多剤併用
18. 抗菌，制酸
19. テトラサイクリン，ドキシサイクリン
20. シプロフロキサシン，エリスロマイシン，アジスロマイシン
21. βラクタマーゼ
22. βラクタマーゼ阻害薬配合アミノペニシリン，第2世代セファロスポリン，第3世代セファロスポリン，テトラサイクリン
23. アジスロマイシン，クラリスロマイシン，エリスロマイシン
24. スルファメトキサゾール・トリメトプリム(ST合剤)，キノロン系抗菌薬，テトラサイクリン系抗菌薬，telithromycin
25. βラクタマーゼ
26. スルバクタム

12章

1. 嫌気，芽胞，陽性
2. ペニシリン，メトロニダゾール
3. フィダキソマイシン，バンコマイシン
4. バクテロイデス(*Bacteroides*)，プレボテーラ(*Prevotella*)，ポルフィロモナス(*Porphyromonas*)
5. βラクタマーゼ阻害薬配合βラクタム薬，カルバペネム系抗菌薬，メトロニダゾール，クロラムフェニコール
6. クリンダマイシン，ピペラシリン，モキシフロキサシン，チゲサイクリン，セファロスポリン

13章

1. マクロライド系抗菌薬，テトラサイクリン系抗菌薬，キノロン系抗菌薬
2. βラクタム薬，アモキシシリン
3. マクロライド系抗菌薬，テトラサイクリン系抗菌薬，キノロン系抗菌薬
4. βラクタム薬
5. アジスロマイシン，レボフロキサシン，モキシフロキサシン
6. マクロファージ
7. ドキシサイクリン，ゲンタマイシン，ストレプトマイシン，リファンピシン
8. リファンピシン，ゲンタマイシン，スト

レプトマイシン
9. リファンピシン，スルファメトキサゾール・トリメトプリム(ST合剤)
10. ストレプトマイシン
11. ゲンタマイシン
12. テトラサイクリン，ドキシサイクリン
13. ドキシサイクリン
14. テトラサイクリン，クロラムフェニコール，シプロフロキサシン

14章

1. ペニシリン
2. 病期
3. ベンザチンペニシリン
4. ドキシサイクリン
5. アモキシシリン，セフロキシム
6. セフトリアキソン，セフォタキシム，ペニシリンG
7. ドキシサイクリン
8. ドキシサイクリン，アモキシシリン
9. ペニシリン，アンピシリン，セフトリアキソン

15章

1. 4
2. イソニアジド，リファンピシン，ピラジナミド，エタンブトール
3. ストレプトマイシン，アミカシン，サイクロセリン，エチオナミド，capreomycin，パラアミノサリチル酸，ベダキリン，キノロン系抗菌薬
4. 抗菌薬
5. 2
6. クラリスロマイシン，エタンブトール
7. リファブチン
8. 複，長
9. ダプソン(ジアフェニルスルホン)，リファンピシン
10. クロファジミン

16章

1. 肺炎マイコプラズマ(*Mycoplasma pneumoniae*)，クラミジア・ニューモニアエ(*Chlamydia pneumoniae*)，レジオネラ・ニューモフィラ(*Legionella pneumophila*)
2. マクロライド系抗菌薬，βラクタム薬，キノロン系抗菌薬
3. βラクタム薬，アジスロマイシン，キノロン系抗菌薬
4. 黄色ブドウ球菌，緑膿菌，アシネトバクター・バウマニー(*Acinetobacter baumanni*)
5. 耐性
6. バンコマイシン，リネゾリド

17章

1. 大腸菌
2. nitrofurantoin，スルファメトキサゾール・トリメトプリム(ST合剤)，ホスホマイシン
3. 腸球菌
4. 複雑性
5. セフェピム，キノロン系抗菌薬，βラクタマーゼ阻害薬配合広域スペクトラムペニシリン，カルバペネム系抗菌薬

18章

1. 淋菌(*Neisseria gonorrhoeae*)，クラミジア・トラコマティス(*Chlamydia trachomatis*)，嫌気性菌
2. セファロスポリン，ドキシサイクリン，メトロニダゾール
3. セファロスポリン，ドキシサイクリン，クリンダマイシン，ゲンタマイシン
4. 淋菌(*Neisseria gonorrhoeae*)，嫌気性菌，クラミジア・トラコマティス(*Chlamydia trachomatis*)

19章

1. 肺炎球菌(*Streptococcus pneumoniae*), 髄膜炎菌(*Neisseria meningitidis*), リステリア菌(*Listeria monocytogenes*)
2. 第3世代セファロスポリン, バンコマイシン, アンピシリン
3. 第3世代セファロスポリン
4. アンピシリン, ゲンタマイシン

20章

1. 黄色ブドウ球菌(*Staphylococcus aureus*), A群溶連菌(*Streptococcus pyogenes*), レンサ球菌
2. ジクロキサシリン, クリンダマイシン, 1, ドキシサイクリン, ST合剤
3. nafcillin, oxacillin, セファゾリン, クリンダマイシン
4. グリコペプチド系抗菌薬, オキサゾリジノン系抗菌薬, ダプトマイシン, ceftaroline

21章

1. 肺炎球菌(*Streptococcus pneumoniae*), インフルエンザ菌(*Haemophilus influenzae*), モラクセラ・カタラリス(*Moraxella catarrhalis*)
2. アモキシシリン
3. 肺炎球菌(*Streptococcus pneumoniae*)
4. マクロライド系抗菌薬, クリンダマイシン

22章

1. 緑色レンサ球菌, 黄色ブドウ球菌(*Staphylococcus aureus*), 腸球菌
2. コアグラーゼ陰性ブドウ球菌, 黄色ブドウ球菌(*Staphylococcus aureus*)
3. ペニシリンG, セフトリアキソン, ゲンタマイシン
4. バンコマイシン, ゲンタマイシン
5. バンコマイシン, リファンピシン, ゲンタマイシン
6. nafcillin, oxacillin
7. セフトリアキソン, アンピシリン・スルバクタム, シプロフロキサシン

23章

1. コアグラーゼ陰性ブドウ球菌, 黄色ブドウ球菌(*Staphylococcus aureus*), 好気性グラム陰性桿菌
2. nafcillin, oxacillin
3. バンコマイシン
4. グラム陰性桿菌

24章

1. 通性腸内好気性グラム陰性桿菌, グラム陽性球菌, 嫌気性桿菌
2. 大腸菌(*Escherichia coli*)
3. βラクタマーゼ阻害薬配合βラクタム薬, カルバペネム系抗菌薬
4. メトロニダゾール

薬物索引*

和文索引

＊ボールド体のページ数は，主要掲載ページを示す。商品名には，®を付記した。

クラビット® *307, 310*
クラフォラン® *307, 309*
クラブラン酸 *27, 30, 156, 157, 162, 165, 207, 208, 230,* ***285, 291, 295, 296****, 303, 307, 309*
クラリシッド® *307, 309*
クラリス® *307, 309*
クラリスロマイシン *73,* ***75****, 77, 111, 112, 156〜158, 163〜165, 177, 180, 200〜203, 207〜209, 230,* ***288, 293, 300****, 305, 307, 309*
グリシルサイクリン(系抗菌薬) ***79〜82, 288, 300****, 305*
クリンダマイシン *73,* ***86〜88****, 90, 115, 117, 124, 125, 128, 129, 131, 139, 170, 172, 173, 176, 219, 227, 228, 230,* ***288, 294, 300****, 305, 308, 309, 311*
クロファジミン *111, 202, 203, 308, 309*
クロラムフェニコール ***83〜85****, 116, 117, 153, 156, 157, 173, 187,* ***288, 293, 300****, 305*

け

ケトライド(系抗菌薬) ***73****, 76, 77, 113,* ***287, 300****, 305*
ケフラール® *307, 309*
L-ケフラール® *307, 309*
ケフレックス® *307, 309*
L-ケフレックス® *307, 309*
ゲンタシン® *307, 309*
ゲンタマイシン *68, 69,* ***70, 71****, 131, 135〜138, 143, 144, 147, 150, 151, 156, 157, 165, 181, 182, 185, 210, 211, 216, 219, 222〜224, 234〜238,* ***287, 293, 299****, 305, 307, 309, 311*

こ

広域スペクトラムペニシリン *27,* ***31〜34****, 115〜117, 135, 151, 165, 173, 215, 216,* ***285, 291, 296****, 304*
　——, βラクタマーゼ阻害薬配合 *27,* ***32****, 115〜117, 215, 216,* ***285, 291, 296****, 304*
抗菌薬
　——, βラクタム ***21〜52****, 115, 123〜125, 127, 133〜135, 142, 144〜146, 150, 153, 172, 176, 177, 207〜210, 230, 242, 245, 246*
　——, アミノグリコシド系 *56,* ***68〜71****, 73, 114〜116, 124, 131, 134〜137, 143〜145, 150, 151, 156, 157, 165, 166, 182, 185, 192, 201, 210, 211, 215, 216, 219, 224, 237, 246,* ***287, 293, 299****, 305*
　——, カルバペネム系 *21, 22,* ***46〜50****, 81, 115〜117, 124, 128, 129, 135, 144, 146, 149〜151, 162, 166, 170, 172, 173, 210, 211, 215, 216, 241, 242, 245, 262, 266,* ***286, 292, 298****, 304, 311*
　——, 環状リポペプチド系 *59*
　——, キノロン系 ***103〜107****, 111, 115〜117, 124, 125, 128, 139, 144, 145, 150〜154, 157, 159, 162〜165, 173, 175〜177, 179〜182, 187, 192, 198, 201, 203, 207〜211, 214〜216, 246,* ***288, 294, 301****, 305, 311*
　——, グリシルサイクリン系 ***79〜82, 288, 300****, 305*
　——, ケトライド系 ***73****, 76, 77, 113,* ***287, 300****, 305*
　——, ストレプトグラミン系 *73,* ***89〜91****, 114, 115, 124, 128, 129,* ***288, 294, 300***
　——, セファマイシン系 ***36〜38****, 172*
　——, セファロスポリン系 *22,* ***35〜45****, 46, 50, 115〜117, 123, 124, 127〜131, 133, 134, 142〜144, 146, 147, 149〜151, 153, 154, 162, 165, 170, 173, 190, 192, 193, 195, 210, 215, 216, 218, 219, 222〜224, 227, 228, 230, 241, 242, 245, 246,* ***286, 291, 292, 296〜298****, 304*
　——, テトラサイクリン系 ***79〜82****, 115〜117, 124, 128, 135, 139, 144, 153, 156〜159, 162〜166, 173, 175〜177, 179, 182, 185〜187, 190, 193, 195, 203, 208, 227, 228,* ***288, 293, 300****, 305*
　——, フルオロキノロン系 *103, 104, 139, 153, 211, 311*
　——, ペニシリン系 *21〜25,* ***26〜34****, 35, 39〜44, 46〜56, 58, 68, 74, 81, 90, 92, 98, 105, 106, 115〜117, 119, 121〜135, 138, 139, 144, 146, 150, 151, 153, 154, 165, 170〜173, 190, 194, 195, 207〜210, 215, 216, 222〜224, 226〜231, 235〜237, 242, 245,* ***285, 290, 295, 296****, 303, 304, 308, 310*
　——, マクロライド系 ***73〜77****, 86, 90, 115〜117, 124, 125, 128, 130, 131, 144, 150, 154, 156〜158, 162〜165, 176, 177, 179, 180, 201, 203, 207, 208, 228, 230,* ***287, 293, 301****, 305*
　——, モノバクタム系 *22, 25,* ***50, 51****, 116, 144, 151, 210,* ***286, 292, 298****, 304*
　——, リファマイシン系 ***64〜66****, 111, 112, 115, 124, 139, 154, 162, 166, 182,* ***287, 293, 299****, 305*
抗結核薬 *198,* ***288, 294, 301****, 306*
抗ブドウ球菌活性をもつペニシリン ***26〜29****, 33, 115, 123〜125, 226〜228, 235, 237, 242,* ***285, 290, 295****, 303*

コリスチン　**60**, **61**, 115, 116, 146, 151, 166, 210, **287**, **292**, 305, 307, 309

さ

ザイボックス®　307, 310
サルファ剤　**98**～**101**, 115, 116, 124, 128, 129, 144, 162, 164, 165, 182, 227
サワシリン®　307, 309

し

ジアフェニルスルホン→ダプソン
シナシッド®　307, 309
シプロキサン®　307, 309
シプロフロキサシン　**103**～**105**, 129, 139, 144, 145, 154, 159, 187, 235, 238, **288**, **301**, **305**, 307, 309, 311
シラスタチン　46, 48, **286**, **292**, **298**, 304, 308, 309

す

ストレプトグラミン(系抗菌薬)　73, **89**～**91**, 114, 115, 124, 128, 129, **288**, **294**, **300**
ストレプトマイシン　68, **70**, **71**, 111, 135, 144, 147, 182, 184, 185, 198, 236, **287**, **293**, **299**, 305, 311
スルバクタム　27, 30, 123, 124, 162, 166, 208, 234, 235, 237, 238, **285**, **290**, **295**, 303, 308, 309
スルファメトキサゾール　**98**～**101**, 124, 128, 133, 134, 138, 144, 162, 181, 182, 214, 216, 227, 228, **288**, **294**, **301**, 305, 308
スルファメトキサゾール・トリメトプリム(ST合剤)　**98**, **99**, 124, 128, 133, 134, 138, 144, 162, 181, 182, 214, 216, 227, 228, **288**, **294**, **301**, 305, 308

せ・そ

セファクロル　36, **286**, **292**, **297**, 304, 307, 309
セファゾリン　**36**, 124, 130, 131, 144, 227, 245, **286**, **291**, **296**, 304, 307, 309
セファマイシン(系抗菌薬)　**36**～**38**, 172
セファメジン®　307, 309
セファレキシン　36, 227, **286**, **291**, **296**, 304, 307, 309
セファロスポリン(系抗菌薬)　22, **35**～**45**, 46, 50, 115～117, 123, 124, 127～131, 133, 134, 142～144, 146, 147, 149～151, 153, 154, 162, 165, 170, 173, 190, 192, 193, 195, 210, 215, 216, 218, 219, 222～224, 227, 228, 230, 241, 242, 245, 246, **286**, **291**, **292**, **296**～**298**, 304
——, 第1世代　**36**, **37**, 38, 44, 124, 227, 228, **286**, **291**, **296**, 304
——, 第2世代　36, **37**～**39**, 116, 117, 124, 128, 131, 173, 193, **286**, **291**, **296**, 304
——, 第3世代　36, **39**, **40**, 41, 50, 116, 123, 124, 128, 131, 142～144, 146, 147, 149, 151, 153, 154, 162, 165, 190, 193, 195, 215, 216, 223, 224, 241, 245, **286**, **292**, **297**, 304
——, 第4世代　36, **40**, **41**, 44, 116, 124, 128, 143, 144, 149, 151, 216, 241, 245, **286**, **292**, **297**, 304
——, 第5世代　36, **41**, **42**, 44, 115, 124, 129, 143, 144, 227, **286**, **298**
セフィキシム　36, 145, **286**, **292**, **297**, 304, 307, 309
セフェピム　36, **41**, 124, 128, 144, 145, 149～151, 211, 212, 215, 216, 241, 242, 245, 246, **286**, **292**, **297**, 304, 308, 309
セフォタキシム　36, **39**, 42, 123, 124, 128, 131, 144, 145, 153, 154, 162, 165, 207～209, 216, 222～224, 245, **286**, **292**, **297**, 304, 307, 309
セフォタックス®　307, 309
セフジトレン(ピボキシル)　36, **286**, **292**, 304, 308, 309
セフジニル　36, 230, **286**, **292**, **297**, 304, 308, 309
セフスパン®　307, 309
セフゾン®　308, 309
セフタジジム　36, 39, 40, **43**, 44, 51, 149, 151, 210, 211, 223, 241, 242, 245, 246, **286**, **292**, **297**, 304, 308, 309
セフチブテン　36, **286**, **292**, **297**, 304, 308, 309
セフテム®　308, 309
セフトリアキソン　36, **39**, **40**, 42, 44, 123, 124, 128, 131, 135, 136, 144, 145, 153, 154, 162, 165, 190, 192～195, 208, 209, 216, 219, 223, 224, 230, 235～238, 245, **286**, **292**, **297**, 304, 308, 309
セフポドキシム(プロキセチル)　39, 254, 293, 320, 326, 333, 341, 344, 346
セフロキシム(アキセチル)　36, 230, **286**, **292**, **297**, 304, 308, 309

ゾシン®　308, 310

た

タイガシル®　308, 310
タゾバクタム　123, 151
タゾバクタム・セフトロザン　36, **43**, 149, 151,

286, **298**, 304, 307, 309
タゾバクタム・ピペラシリン 27, **32**, 33, 81, 123, 124, 143, 144, 146, 151, 172, 173, 210, 211, 216, 227, 241, 242, 245, **285**, **291**, **296**, 304, 308, 310
ダプソン(ジアフェニルスルホン) **98〜101**, 111, 202, 203
ダプトマイシン 20, **58**, **59**, 114, 115, 117, 124, 134, 135, 227, 228, 235, 237, 238, **287**, **299**, 305, 307, 310
ダラシン® 308, 309
ダラシンS® 308, 309
ダラシンT® 308, 309
タリビッド® 308, 309

ち

チエナム® 308, 309
チゲサイクリン **79〜82**, 117, 124, 125, 134, 135, 146, 166, 172, 173, 245, **288**, **300**, 305, 308, 310
注射用ペニシリンGカリウム® 308, 310

て

テジゾリド 92, **93**, 124, 128, 129, 135, 227, **288**, **301**, 305, 307, 310
テトラサイクリン(系抗菌薬) **79〜82**, 115〜117, 124, 128, 135, 139, 144, 153, 156〜159, 162〜166, 173, 175〜177, 179, 182, 185〜187, 190, 193, 195, 203, 208, 227, 228, **288**, **293**, **300**, 305
天然ペニシリン 26, **27〜29**, 30, 32, 33, 115, 117, 127, 128, 130, 131, 135, 150, 154, 170, 190, 195, 224, **285**, **290**, **295**, 303

と・ね

ドキシサイクリン **79**, **80**, 124, 125, 128, 129, 139, 144, 145, 147, 156, 157, 159, 162〜165, 175〜177, 180〜182, 185〜187, 190, 192〜195, 207〜209, 218, 219, 227, **288**, **293**, **300**, 305, 308, 310, 311
トブラシン® 308, 310
トブラマイシン 68, 69, **70**, 71, 135, 143〜145, 149〜151, 156, 157, 164, 165, 210, 211, 216, 245, **287**, **293**, **299**, 305, 308, 310
ドリペネム 46, **49**, 124, 128, 129, 133, 135, 144, 145, 149, 151, 162, 166, 172, 173, 245, **286**, **298**, 304, 308, 310
トリメトプリム **98〜100**, **288**, **294**

ネオマイシン(フラジオマイシン) 68, 71

は

バクタ® 289, 301, 308, 309
バクトラミン® 308, 309
パセトシン® 308, 309
バナン® 308, 309
バンコマイシン 20, **53〜57**, 58, 68, 69, 81, 90, 92, 114, 116, 117, 121, 123〜125, 128, 129, 131, 133〜135, 138, 170, 171, 208〜211, 222〜224, 227, 234, 235〜238, 241, 242, 245, **287**, **292**, **298**, 304, 308, 310, 311

ひ

ビクシリン® 308, 309
ビブラマイシン® 308, 310
ピペラシリン 27, **31〜33**, 105, 133, 135, 149, 151, 163, 165, 172, 173, 216, **285**, **291**, **296**, 304, 308, 310
ピラジナミド 111, **112**, 196〜198, **289**, **294**, **301**, 306

ふ

フィダキソマイシン 171
フラジオマイシン→ネオマイシン
フラジール® 308, 310
フルオロキノロン(系抗菌薬) 1, 103, 104, 139, 153, 211, 311
プロトンポンプ阻害薬 158
プロベネシド 218, 219

へ・ほ

ペニシリン 21〜25, **26〜34**, 35, 39〜44, 46〜56, 58, 68, 74, 81, 90, 92, 98, 105, 106, 115〜117, 119, 121〜135, 138, 139, 144, 146, 150, 151, 153, 154, 165, 170〜173, 190, 194, 195, 207〜210, 215, 216, 222〜224, 226〜231, 235〜237, 242, 245, **285**, **290**, **295**, **296**, 303, 304, 308, 310
—— G **27**, 33, 127, 128, 131, 133, 135, 154, 170, 190, 194, 195, 222〜224, 235〜237, **285**, **290**, **295**, 303, 308, 310
——, アミノ 26, 27, **30**, **31**, 33, 34, 115〜117, 127, 128, 131, 135, 142, 144, 150, 157, 158, 162, 165, 176, 193, 216, 223, 224, 230, **285**, **290**, **295**, 303
——, 広域スペクトラム 27, **31〜34**, 115〜117, 135, 151, 165, 173, 215, 216, **285**, **291**, **296**, 304
——, 抗ブドウ球菌活性をもつ **26〜29**, 33, 115, 123〜125, 226〜228, 235, 237, 242, **285**, **290**, **295**, 303

——, 天然　26, **27〜29**, 30, 32, 33, 115, 117, 127, 128, 130, 131, 135, 150, 154, 170, 190, 195, 224, **285**, **290**, **295**, 303
——, ベンザチン　**190**
ペントシリン®　308, 310

ホスホマイシン　214, 216
ポリペプチド系抗菌薬　210
ポリミキシンB　210, 211

ま

マキシピーム®　308, 309
マクロライド(系抗菌薬)　**73〜77**, 86, 90, 115〜117, 124, 125, 128, 130, 131, 144, 150, 154, 156〜158, 162〜165, 176, 177, 179, 180, 201, 203, 207, 208, 228, 230, **287**, **293**, **301**, 305

み・め

ミノサイクリン　**79〜81**, 124, 125, 202, 203, **288**, **293**, **300**, 305, 308, 310
ミノマイシン®　344, 346

メイアクトMS®　308, 309
メトロニダゾール　**108**, **109**, 115〜117, 157, 158, 169, 170, 172, 173, 218, 219, 245, 246, **288**, **294**, **301**, 305, 308, 310
メロペネム　46, **48**, **49**, 124, 128, 129, 133, 135, 143〜145, 149, 151, 162, 166, 172, 173, 210, 211, 216, 227, 241, 242, 245, **286**, **292**, **298**, 304, 308, 310
メロペン®　308, 310

も・ゆ

モキシフロキサシン　103, **105**, **106**, 117, 124, 125, 128, 129, 142, 144, 145, 162〜165, 173, 175〜177, 179〜181, 207〜209, 216, 245, **288**, **301**, 305, 307, 310
モダシン®　308, 309
モノバクタム(系抗菌薬)　22, 25, **50**, **51**, 116, 144, 151, 210, **286**, **292**, **298**, 304

ユナシン-S®　308, 309

ら・り

ランプレン®　308, 309

リネゾリド　**92**, **93**, 115, 124, 128, 129, 135, 139, 208〜211, 227, 228, **288**, **294**, **300**, 305, 307, 310, 311
リファキシミン　**64**, **66**, **287**, **293**, **299**, 305, 308, 310
リファジン®　308, 310
リファブチン　**64〜66**, **112**, 198, 200, 201, **287**, **293**, **299**, 305, 308, 310
リファマイシン(系抗菌薬)　**64〜66**, 111, **112**, 115, 124, 139, 154, 162, 166, 182, **287**, **293**, **299**, 305
リファンピシン　**64〜66**, **112**, 113〜115, 124, 125, 139, 153, 154, 162, 166, 181, 182, 192, 196〜198, 202, 203, 234, 235, 237, 238, **287**, **289**, **293**, **294**, **299**, **301**, 305, 306, 308, 310, 311
リポグリコペプチド系抗菌薬　**53〜56**, 114, 115, 124, 125

れ・ろ

レボフロキサシン　103, **105**, 124, 125, 128, 129, 142, 144, 145, 149, 151, 156, 157, 162〜165, 175〜177, 179〜182, 200, 201, 207〜211, 214, 216, 245, **288**, **301**, 305, 307, 310

ロセフィン®　308, 309

欧文索引

A

amikacin ***69***, ***70***, *111*, *143*, *144*, *151*, *156*, *157*, *165*, *166*, *198*, *200*, *201*, *210*, *211*, *216*, ***287***, ***293***, ***300***, *305*, *307〜309*
aminoglycosides *56*, ***68〜71***, *73*, *114〜116*, *124*, *131*, *134〜137*, *143〜145*, *150*, *151*, *156*, *157*, *165*, *166*, *182*, *185*, *192*, *201*, *210*, *211*, *215*, *216*, *219*, *224*, *237*, *246*, ***287***, ***293***, ***299***, *305*
aminopenicillins *26*, *27*, ***30***, ***31***, *33*, *34*, *115〜117*, *127*, *128*, *131*, *135*, *142*, *144*, *150*, *157*, *158*, *162*, *165*, *176*, *193*, *216*, *223*, *224*, *230*, ***285***, ***290***, ***295***, *303*
amoxicillin *27*, *30*, *146*, *157*, *158*, *162*, *163*, *165*, *176*, *192*, *194*, *207*, *208*, *216*, *229〜231*, ***285***, ***290***, ***291***, ***295***, *296*, *303*, *307〜309*
amoxicillin-clavulanate *27*, ***30***, *157*, *162*, *165*, *207*, *208*, *230*, ***285***, ***291***, ***295***, ***296***, *303*, *307*, *309*
ampicillin *21*, *27*, ***30***, *123*, *124*, *127*, *128*, *130*, *131*, *135〜138*, *142*, *144*, *146*, *162*, *165*, *166*, *170*, *172*, *194*, *195*, *207〜209*, *215*, *216*, *222〜224*, *234〜238*, ***285***, ***290***, ***295***, *303*, *308*, *309*
ampicillin-sulbactam *27*, *123*, *124*, *162*, *165*, *166*, *172*, *234*, *235*, *237*, ***285***, ***290***, ***295***, *303*, *308*, *309*
azithromycin ***73***, *75*, *77*, ***112***, *124*, *128*, *130*, *131*, *144*, *145*, *154*, *157*, *159*, *162〜165*, *176*, *177*, *180*, *200*, *201*, *207〜209*, *230*, ***288***, ***293***, ***300***, *305*, *307*, *309*
aztreonam ***50〜52***, *144*, *149*, *151*, *210*, *211*, ***286***, ***292***, ***298***, *304*, *307*, *309*

B

βラクタマーゼ阻害薬 *26*, *27*, *30〜32*, *34*, *37*, *43*, *44*, *114〜117*, *123*, *124*, *143*, *144*, *146*, *149*, *151*, *157*, *162*, *163*, *165*, *166*, *172*, *173*, *215*, *216*, *230*, *241*, *242*, *245*, *246*, ***285***, ***286***, ***290***, ***291***, ***295***, ***296***, ***298***, *303*, *304*
—— 配合アミノペニシリン *27*, ***30***, ***31***, *116*, *117*, *157*, *162*, *165*, *166*, *230*, ***285***, ***290***, ***295***, *303*
—— 配合広域スペクトラムペニシリン *27*, ***32***, ***34***, *115〜117*, *143*, *144*, *215*, *216*, ***285***, ***291***, ***296***, *304*
—— 配合セファロスポリン *36*, ***43***, ***44***, *115*, *143*, *144*, *149*, ***286***, ***298***, *304*
βラクタム抗菌薬 ***21〜52***, *115*, *123〜125*, *127*, *133〜135*, *142*, *144〜146*, *150*, *153*, *172*, *176*, *177*, *207〜210*, *230*, *242*, *245*, *246*
bismuth subsalicylate *157*, *158*

C

carbapenems *21*, *22*, ***46〜50***, *81*, *115〜117*, *124*, *128*, *129*, *135*, *144*, *146*, *149〜151*, *162*, *166*, *170*, *172*, *173*, *210*, *211*, *215*, *216*, *241*, *242*, *245*, *262*, *266*, ***286***, ***292***, ***298***, *304*, *311*
cefaclor *36*, ***286***, ***292***, ***297***, *304*, *307*, *309*
cefadroxil *36*, ***286***, ***291***, ***296***, *304*
cefazolin ***36***, *124*, *130*, *131*, *144*, *227*, *245*, ***286***, ***291***, ***296***, *304*, *307*, *309*
cefdinir *36*, *230*, ***286***, ***292***, ***297***, *304*, *308*, *309*
cefditoren *36*, ***286***, ***292***, *304*, *308*, *309*
cefepime *36*, ***41***, *124*, *128*, *144*, *145*, *149〜151*, *211*, *212*, *215*, *216*, *241*, *242*, *245*, *246*, ***286***, ***292***, ***297***, *304*, *308*, *309*
cefixime *36*, *145*, ***286***, ***292***, ***297***, *304*, *307*, *309*
cefotaxime *36*, ***39***, *42*, *123*, *124*, *128*, *131*, *144*, *145*, *153*, *154*, *162*, *165*, *207〜209*, *216*, *222〜224*, *245*, ***286***, ***292***, ***297***, *304*, *307*, *309*
cefotetan ***36〜38***, *44*, *172*, *173*, *219*, ***286***, ***291***, ***296***, *304*
cefoxitin *36〜38*, *172*, *173*, *218*, *219*, *245*, ***285***, ***291***, ***296***, *304*
cefpodoxime *39*, *254*, *293*, *320*, *326*, *333*, *341*, *344*, *346*
cefprozil *36*, ***286***, ***291***, ***297***, *304*
ceftaroline *36*, ***42***, ***44***, *124*, *125*, *128*, *129*, *143*, *144*, *227*, *228*, ***286***, ***298***, *356*
ceftazidime *36*, *39*, *40*, ***43***, *44*, *51*, *149*, *151*, *210*, *211*, *223*, *241*, *242*, *245*, *246*, ***286***, ***292***, ***297***, *304*, *308*, *309*
ceftazidime-avibactam *36*, ***43***, *143*, *144*, *146*, ***286***, ***298***
ceftibuten *36*, ***286***, ***292***, ***297***, *304*, *308*, *309*
ceftolozane-tazobactam *36*, ***43***, *149*, *151*, ***286***, ***298***, *304*, *307*, *309*
ceftriaxone *36*, ***39***, ***40***, *42*, *44*, *123*, *124*, *128*, *131*, *135*, *136*, *144*, *145*, *153*, *154*, *162*, *165*, *190*, *192〜195*, *208*, *209*, *216*, *219*, *223*, *224*, *230*, *235〜238*, *245*, ***286***, ***292***, ***297***, *304*, *308*, *309*
cefuroxime *36*, *230*, ***286***, ***292***, ***297***, *304*, *308*, *309*

cephalexin 36, 227, **286**, **291**, **296**, 304, 307, 309
cephalosporins 22, **35〜45**, 46, 50, 115〜117, 123, 124, 127〜131, 133, 134, 142〜144, 146, 147, 149〜151, 153, 154, 162, 165, 170, 173, 190, 192, 193, 195, 210, 215, 216, 218, 219, 222〜224, 227, 228, 230, 241, 242, 245, 246, **286**, **291**, **292**, **296〜298**, 304
cephamycins **36〜38**, 172
chloramphenicol **83〜85**, 116, 117, 153, 156, 157, 173, 187, **288**, **293**, **300**, 305
cilastatin 46, 48, **286**, **292**, **298**, 304, 308, 309
ciprofloxacin **103〜105**, 129, 139, 144, 145, 154, 159, 187, 235, 238, **288**, **301**, **305**, 307, 309, 311
clarithromycin 73, **75**, 77, 111, 112, 156〜158, 163〜165, 177, 180, 200〜203, 207〜209, 230, **288**, **293**, **300**, 305, 307, 309
clavulanate 27, 30, 156, 157, 162, 165, 207, 208, 230, **285**, **291**, **295**, **296**, 303, 307, 309
clindamycin 73, **86〜88**, 90, 115, 117, 124, 125, 128, 129, 131, 139, 170, 172, 173, 176, 219, 227, 228, 230, **288**, **294**, **300**, 305, 308, 309, 311
clofazimine 111, 202, 203, 308, 309
colistin **60**, **61**, 115, 116, 146, 151, 166, 210, **287**, **292**, 305, 307, 309

D

dalbavancin 53, **55**, **56**, 124, 227, **287**, **299**
dapsone(diaphenylsulfone) **98〜101**, 111, 202, 203
daptomycin 20, **58**, **59**, 114, 115, 117, 124, 134, 135, 227, 228, 235, 237, 238, **287**, **299**, 305, 307, 310
diaphenylsulfone→dapsone
dicloxacillin 27, 29, 227, **285**, **290**, **295**, 303
doripenem 46, **49**, 124, 128, 129, 133, 135, 144, 145, 149, 151, 162, 166, 172, 173, 245, **286**, **298**, 304, 308, 310
doxycycline **79**, **80**, 124, 125, 128, 129, 139, 144, 145, 147, 156, 157, 159, 162〜165, 175〜177, 180〜182, 185〜187, 190, 192〜195, 207〜209, 218, 219, 227, **288**, **293**, **300**, 305, 308, 310, 311

E・F

ertapenem 46, **49**, 143〜145, 150, 162, 166, 172, 173, 216, 245, 246, **286**, **292**, **298**, 304
erythromycin **73〜75**, 77, 86, 98, 124, 125, 157, 159, 163, 164, 176, 177, 180, 208, 209, **287**, **293**, **300**, 305, 307, 309
ethambutol 111, **112**, 197, 198, 201, **289**, **294**, **302**, 306, 307, 309

fidaxomicin 171
fosfomycin 214, 216
fradiomycin→neomycin

G

gemifloxacin 101, **105**, 128, 129, 162, 175〜177, 180, 207, 208, **288**, **301**, 305
gentamicin 68, 69, **70**, **71**, 131, 135〜138, 143, 144, 147, 150, 151, 156, 157, 165, 181, 182, 185, 210, 211, 216, 219, 222〜224, 234〜238, **287**, **293**, **299**, 305, 307, 309, 311
glycylcyclines **79〜82**, **288**, **300**, 305

I

imipenem(-cilastatin) 21, 46, **48〜50**, 124, 128, 135, 151, 162, 166, 173, 210, 216, 227, 242, 245, **286**, **298**, 308, 309
isoniazid 110, **112**, **113**, 196〜198, **288**, **294**, **301**, 306

K・L

ketolides **73**, 76, 77, 113, **287**, **300**, 305

levofloxacin 103, **105**, 124, 125, 128, 129, 142, 144, 145, 149, 151, 156, 157, 162〜165, 175〜177, 179〜182, 200, 201, 207〜211, 214, 216, 245, **288**, **301**, 305, 307, 310
linezolid **92**, **93**, 115, 124, 128, 129, 135, 139, 208〜211, 227, 228, **288**, **294**, **300**, 305, 307, 310, 311
lipoglycopeptides **53〜56**, 114, 115, 124, 125

M

macrolides **73〜77**, 86, 90, 115〜117, 124, 125, 128, 130, 131, 144, 150, 154, 156〜158, 162〜165, 176, 177, 179, 180, 201, 203, 207, 208, 228, 230, **287**, **293**, **301**, 305
meropenem 46, **48**, **49**, 124, 128, 129, 133, 135, 143〜145, 149, 151, 162, 166, 172, 173, 210, 211, 216, 227, 241, 242, 245, **286**, **292**, **298**, 304, 308, 310
methicillin 29, 123
metronidazole **108**, **109**, 115〜117, 157, 158, 169, 170, 172, 173, 218, 219, 245, 246, **288**,

294, **301**, 305, 308, 310
minocycline **79～81**, 124, 125, 202, 203, **288**, **293**, **300**, 305, 308, 310
monobactams 22, 25, **50**, **51**, 116, 144, 151, 210, **286**, **292**, **298**, 304
moxifloxacin 103, **105**, **106**, 117, 124, 125, 128, 129, 142, 144, 145, 162～165, 173, 175～177, 179～181, 207～209, 216, 245, **288**, **301**, 305, 307, 310

N

nafcillin 27, **29**, 123, 124, 226, 227, 236～238, 241, 242, **285**, **290**, **295**, 303
neomycin(fradiomycin) 68, 71
nitrofurantoin **95**, **96**, 214, 216, **294**, **301**, 305

O

ofloxacin 103, **105**, 175, 176, 202, 203, **288**, **301**, 305, 308
oritavancin 53, 54, **56**, 124, 227, **287**, **299**, 305
oxacillin 27, 29, 123, 124, 227, 236～238, 241, 242, **285**, **290**, **295**, 303
oxazolidinones **92**, **93**, 114, 124, 128, 129, 135, 139, 208, 210, 227, **288**, **300**, **305**

P

penicillin 21～25, **26～34**, 35, 39～44, 46～56, 58, 68, 74, 81, 90, 92, 98, 105, 106, 115～117, 119, 121～135, 138, 139, 144, 146, 150, 151, 153, 154, 165, 170～173, 190, 194, 195, 207～210, 215, 216, 222～224, 226～231, 235～237, 242, 245, **285**, **290**, **295**, **296**, 303, 304, 308, 310
—— benzathine **190**
—— G **27**, 33, 127, 128, 131, 133, 135, 154, 170, 190, 194, 195, 222～224, 235～237, **285**, **290**, **295**, 303, 308, 310
—— V 27, 33, **285**, **290**, **295**, 303
piperacillin 27, **31～33**, 105, 133, 135, 149, 151, 163, 165, 172, 173, 216, **285**, **291**, **296**, 304, 308, 310
probenecid 218, 219
pyrazinamide 111, **112**, 196～198, **289**, **294**, **301**, 306

Q・R

quinolones **103～107**, 111, 115～117, 124, 125, 128, 139, 144, 145, 150～154, 157, 159, 162～165, 173, 175～177, 179～182, 187, 192, 198, 201, 203, 207～211, 214～216, 246, **288**, **294**, **301**, 305, 311
quinupristin-dalfopristin **89～91**, 115, 124, 129, 134, 135, **288**, **294**, **300**, 307, 309
rifabutin **64～66**, **112**, 198, 200, 201, **287**, **293**, **299**, 305, 308, 310
rifampin **64～66**, **112**, 113～115, 124, 125, 139, 153, 154, 162, 166, 181, 182, 192, 196～198, 202, 203, 234, 235, 237, 238, **287**, **289**, **293**, **294**, **299**, **301**, 305, 306, 308, 310, 311
rifamycins **64～66**, 111, **112**, 115, 124, 139, 154, 162, 166, 182, **287**, **293**, **299**, 305
rifapentine 64, **65**, **112**, **287**, **299**
rifaximin **64**, **66**, **287**, **293**, **299**, 305, 308, 310

S

streptogramins 73, **89～91**, 114, 115, 124, 128, 129, **288**, **294**, **300**
streptomycin 68, **70**, **71**, 111, 135, 144, 147, 182, 184, 185, 198, 236, **287**, **293**, **299**, 305, 311
sulbactam 27, 30, 123, 124, 162, 166, 208, 234, 235, 237, 238, **285**, **290**, **295**, 303, 308, 309
sulfa drugs **98～101**, 115, 116, 124, 128, 129, 144, 162, 164, 165, 182, 227
sulfamethoxazole **98～101**, 124, 128, 133, 134, 138, 144, 162, 181, 182, 214, 216, 227, 228, **288**, **294**, **301**, 305, 308
—— -trimethoprim **98**, **99**, 124, 128, 133, 134, 138, 144, 162, 181, 182, 214, 216, 227, 228, **288**, **294**, **301**, 305, 308
sulfisoxazole 98, 230

T

tazobactam 123, 151
tazobactam-piperacillin 27, **32**, 33, 81, 123, 124, 143, 144, 146, 151, 172, 173, 210, 211, 216, 227, 241, 242, 245, **285**, **291**, **296**, 304, 308, 310
tedizolid 92, **93**, 124, 128, 129, 135, 227, **288**, **301**, 305, 307, 310
telavancin 52, 54, **56**, 124, 227, **287**, **298**, 305
telithromycin 73, **74**, **76**, **77**, 117, 128, 129, 162～164, 176, 177, 180, **288**, **300**, 305
tetracycline **79～82**, 115～117, 124, 128, 135, 139, 144, 153, 156～159, 162～166, 173, 175～177, 179, 182, 185～187, 190, 193, 195, 203, 208, 227, 228, **288**, **293**, **300**, 305

ticarcillin *27, 31, 32, 149, 216, 291*
ticarcillin-clavulanate *27, 32, 33, 123, 124, 143, 144, 172, 173, 216, 245,* ***285, 291, 296,*** *304*
tigecycline ***79～82,*** *117, 124, 125, 134, 135, 146, 166, 172, 173, 245,* ***288, 300,*** *305, 308, 310*
tobramycin *68, 69,* ***70,*** *71, 135, 143～145, 149～151, 156, 157, 164, 165, 210, 211, 216, 245,* ***287, 293, 299,*** *305, 308, 310*
trimethoprim ***98～100, 288, 294***

V

vancomycin *20,* ***53～57,*** *58, 68, 69, 81, 90, 92, 114, 116, 117, 121, 123～125, 128, 129, 131, 133～135, 138, 170, 171, 208～211, 222～224, 227, 234, 235～238, 241, 242, 245,* ***287, 292, 298,*** *304, 308, 310, 311*

項目索引*

和文索引

あ

アクチノマイセス・イスラエリイ 28
アグリゲイティバクター・アクチノミセテムコミタンス 233
アグリゲイティバクター・アフロフィルス 233
アクレモニウム 45
アシネトバクター(属) 49, 81, 160, **165**, **166**, 207, 211
——・バウマニー 165, 209
——・バウマニーの感染部位 165
—— による感染症の治療に用いる抗菌薬 166
アズトレオナムの構造 51
アナフィラキシー 33, 44, 81, 230
アミカシンの構造 69
アミノグリコシド修飾酵素 134, 136
アミノ酸 4, 6〜8, 64, 79, 81, 86, 92
アミノチアゾリル基 39〜41, 50
アレルギー 33, 44, 52, 56, 119, 138, 140, 190, 205, 211, 229, 230
—— 反応, 交差 33
——, ペニシリン 44, 52, 138, 190

い

胃腸炎 137, 142, 143, 145, 156, 159
院内肺炎(HAP) 56, 142, 143, 149, 179, **209〜212**
—— のエンピリック抗菌療法 208
インフルエンザ菌 28, 30〜33, 38〜43, 48, 61, 64, 65, 70, 75, 76, 79, 80, 82〜84, 99〜101, 104, **161**, **162**, 206〜209, 218, 221〜224, 229, 230, 233
—— b型(Hib) 161, 162
—— b型(Hib)ワクチン 221
—— による感染症の治療に用いる抗菌薬 162
—— の感染部位 161

え

エイケネラ・コローデンス 233
壊死性筋膜炎 131
エンテロコッカス
——・フェカーリス 49, 90, 114, **133**, 244
——・フェシウム 47, 49, 90, **133**, 244
エンテロバクター(属) 36, 40, 41, 48, **143〜145**, 147, 214
エンピリック(経験的)治療 77, 114, 138, 154, 172, **205〜246**

お

黄色ブドウ球菌 7, 25, 29, 36, 37, 39, 41, 42, 48, 54, 56, 75, 76, 86, 87, 90, 104, 114, 121, **122〜125**, 206〜211, 214, 226, 228, 233〜237, 241, 242
—— による感染症の治療に用いる抗菌薬 124
—— の感染部位 122
——, メチシリン耐性 29, 36, 42, 86, 114, 123〜125, 208〜210, 227, 236
オウム病クラミジア **175**
オリエンティア・ツツガムシ 186

か

外膜 **3**, 4, 21, 23, 24, 28, 30, 31, 35, 39, 41, 46, 47, 51, 53, 58, 60, 68, 73, 75, 86, 115, 141, 149, 150
—— のポーリン 21
獲得型耐性 **21**, 27, 150, 151
ガス壊疽 168〜170
カーディオバクテリウム・ホミニス 233
化膿レンサ球菌→A群溶連菌
芽胞形成 169
ガルドネレラ・バギナリス 218
カルバペネム系抗菌薬の構造 46, 47
桿菌 **4**, 30, 31, 34, 74, 92, 137, 141, 142, 149, 156, 163, 166, 169, 172, 173, 181, 184, 206, 207, 222, 223, 233, 241, 242, 244〜246
——, グラム陰性 30, 31, 34, 73, 74, 92, 141, 142, 149, 151, 156, 165, **172**, 206, 207, 221, 222, 233, 241, 242, 244〜246
——, グラム陽性 137, 223
感受性パターン, 地域の 211
環状リポペプチド系抗菌薬 58
感染性心内膜炎 130, **233〜239**
—— のエンピリック抗菌療法 235
—— の原因菌 234
カンピロバクター(属) 66
——・ジェジュニ 70, **156**, **157**

＊ボールド体のページ数は，主要掲載ページを示す。

——・ジェジュニによる感染症の治療に用いる抗菌薬 *157*
——・ジェジュニの感染部位 *156*

き

基質拡張型βラクタマーゼ(ESBL) *25, 43, 143, 146*
キノロン系抗菌薬の核となる構造 *104*
基本小体 ***175***
偽膜性腸炎 *87, 116, 171*
球桿菌 ***4***, *165*
球菌 ***4***
急性細菌性髄膜炎 ***222〜224***, *244*
—— のエンピリック抗菌療法 *246*
—— の原因菌 *244*
—— の特異的抗菌療法 *247*
急性中耳炎 ***229***, ***230***
—— のエンピリック抗菌療法 *230*
—— の原因菌 *229*
急性膀胱炎 *95, 96*, ***213***
——, 単純性 ***213***
——, 複雑性 ***213***
吸入炭疽 ***138***, ***139***
胸膜炎 *172, 206*
キンゲラ・キンガエ *233*
筋膜炎, 壊死性 *292*

く

クラミジア(属) *76, 79, 80, 104, 116, 154*, ***175***, ***176***
——・シッタシ→オウム病クラミジア
——・トラコマティス *83, 84, 218*
——・ニューモニアエ *76, 206, 207*
—— による感染症の治療に用いる抗菌薬 *176*
—— の感染部位 *175*
——, 肺炎→クラミジア・ニューモニアエ
グラム陰性桿菌 *30, 31, 34, 73, 74, 92, 141, 142, 149, 151, 156, 165*, ***172***, *206, 207, 221, 222, 233, 241, 242, 244〜246*
——, 嫌気性 ***172***, ***173***, *245*
——, 腸内 *30, 34, 241, 244, 246*
——, らせん状 *141*, ***156***
グラム陰性菌 *3, 17, 23, 27, 28, 30〜33, 35〜46, 48, 50, 52, 53, 58, 60, 61, 65, 68〜71, 73, 75〜77, 79〜82, 84, 86, 87, 90, 92, 95, 98, 100, 101, 103〜106, 108, 115, 116, 119*, ***141〜167***, *174, 210, 219, 226, 227*
——, 好気性 *33, 36, 42, 44, 45, 48, 50, 52, 61, 68, 69〜71, 75, 77, 81, 83, 86, 87, 90, 92, 95, 98, 103〜106, 115, 116, 227*
グラム染色 ***3***, *116, 174, 198, 216, 221〜224*
グラム陽性 *137, 223*
グラム陽性菌 *3, 23, 27〜30, 32, 33, 36〜39, 41〜44, 48, 49, 51〜54, 57〜59, 65, 68〜71, 73, 75〜77, 79〜82, 84, 86, 87, 90, 92, 93, 95, 98, 100, 101, 103〜106, 108, 114, 115*, ***121〜140***, *174, 222, 226, 234*
——, 好気性 *36, 38, 39, 44, 48, 49, 58, 59, 69〜71, 75, 77, 79, 81, 84, 86, 87, 90, 92, 93, 95, 98, 103, 105, 106, 114, 115, 226*
グリコペプチド(系抗菌薬) ***53〜57***, *114, 115, 123〜125, 128, 131, 135, 208, 210, 223, 224, 227, 228, 242*
—— の構造 *53*
グレイ症候群 *84*
クレブシエラ(属) *25, 40, 61*, ***142〜145***, *213〜215, 244*
——・ニューモニアエ *146*
クロストリジウム(属) *28, 30〜33, 42, 54, 58, 80, 83, 84, 86, 87, 104, 108, 109*, ***169〜171***, *244*
——・ディフィシル(クロストリディオイデス・ディフィシル) *7, 19, 48, 87, 106, 108, 116, 170*
—— 関連腸炎 *106*
—— による感染症の治療に用いる抗菌薬 *170*
—— の感染部位 *169*
——・パーフリンゲンス *170*
クロストリディオイデス・ディフィシル→クロストリジウム・ディフィシル

け

経験的治療→エンピリック治療
形質膜 ***3***, *4, 7, 58, 68*
頸部硬直 *221*
頸部リンパ節腫脹 *184*
けいれん *49, 169, 170, 221*
血液脳関門 *222*
結核 *65, 70, 111, 196, 198, 200*
——, 粟粒 ***197***
——, 多剤耐性 *198*
結核菌 *6, 8, 65, 69, 70, 104, 111, 112, 196*, ***197***, ***198***
—— による感染症の治療に用いる抗菌薬 *198*
—— の感染部位 *197*
血管内カテーテル(関連)感染(症) ***241***, ***242***
—— のエンピリック抗菌療法 *242*
—— の原因菌 *241*
血小板減少症 *93, 100*
血栓性静脈炎 *77, 91*
下痢症 *10, 145*

原因限定治療　**119〜203**
嫌気性桿菌　*169, 244*
嫌気性菌　*6, 7, 27, 28, 30〜33, 36〜39, 41, 42, 44, 48, 50〜52, 54, 58, 68, 74, 79〜84, 86, 87, 90, 92, 99, 103〜106, 108, 109, 115〜117,* **168〜173**, *174, 218, 219, 226, 244, 246*
——, 通性　*218*
——, 偏性　*6, 108, 109*
嫌気性グラム陰性桿菌　**172**, **173**, *245*
—— の感染部位　*172*
嫌気性グラム陰性菌　*37, 38, 40, 42, 108*

こ

コアグラーゼ陰性ブドウ球菌　*122, 233〜235, 241, 242*
好気性菌　**6**, *82, 108, 244*
——, 微　*7, 109*
好気性グラム陰性菌　*33, 36, 42, 44, 45, 48, 50, 52, 61, 68〜71, 75, 77, 81, 83, 86, 87, 90, 92, 95, 98, 103〜106, 115, 116, 226*
好気性グラム陽性菌　*36, 38, 39, 44, 48, 49, 58, 59, 69〜71, 75, 77, 79, 81, 84, 86, 87, 90, 92, 93, 95, 98, 103, 105, 106, 114, 115, 226*
抗菌活性　*21, 23, 26, 31〜41, 44, 46, 48〜54, 56, 57, 68, 69, 73〜77, 79, 83, 86, 89, 92, 98, 103, 105, 106, 108, 109, 111〜117, 123, 172, 176, 177, 179, 205, 209, 213, 216, 219, 234, 236, 246*
——, βラクタマーゼ阻害薬配合アミノペニシリンの　*31*
——, βラクタマーゼ阻害薬配合広域スペクトラムペニシリンの　*32*
——, βラクタマーゼ阻害薬配合セファロスポリンの　*43*
——, nitrofurantoinの　*95*
——, telithromycinの　*76*
——, アミノグリコシド系抗菌薬の　*70*
——, アミノペニシリンの　*30*
——, カルバペネム系抗菌薬の　*48*
——, キヌプリスチン・ダルホプリスチンの　*90*
——, キノロン系抗菌薬の　*104*
——, グリコペプチド系抗菌薬の　*54*
——, クリンダマイシンの　*87*
——, クロラムフェニコールの　*84*
——, 広域スペクトラムペニシリンの　*32*
——, 抗ブドウ球菌活性をもつペニシリンの　*29*
——, コリスチンの　*61*
——, サルファ剤の　*100*
——, 第1世代セファロスポリン系抗菌薬の　*37*
——, 第2世代セファロスポリン系抗菌薬の　*38*
——, 第3世代セファロスポリン系抗菌薬の　*39*
——, 第4世代セファロスポリン系抗菌薬の　*41*
——, 第5世代セファロスポリン系抗菌薬の　*42*
——, ダプトマイシンの　*58*
——, チゲサイクリンの　*82*
——, テトラサイクリン系抗菌薬の　*80*
——, 天然ペニシリンの　*28*
——, マクロライド系抗菌薬の　*75*
——, メトロニダゾールの　*109*
——, モノバクタム系抗菌薬の　*51*
——, リネゾリドの　*92*
——, リファマイシン系抗菌薬の　*65*
抗菌薬　*1*
——, DNA複製をターゲットにする　**98〜109**
——, DNAをターゲットにする　**98〜109**
——, 環状リポペプチド系　*58*
——, 抗酸菌に対する　**111〜113**
——, 細胞膜をターゲットにする　**20〜61**
——, 殺菌性　*14, 15, 222*
——, 静菌性　*14, 15, 221*
——, タンパク質合成を阻害する　**63〜96**
——, 妊婦における　**303〜306**
抗菌薬投与量
——, 小児の(腎機能が正常な場合)　**290〜294**
——, 腎不全の成人患者の　**295〜302**
——, 成人の(腎機能が正常な場合)　**285〜289**
交差アレルギー反応　*33*
抗酸菌　*64〜66, 68, 70, 73〜77, 104〜106, 110〜113, 119, 174,* **196〜203**
硬性下疳　*189*
紅斑, 遊走性　*192*
抗ブドウ球菌活性をもつペニシリン　*26, 27,* **28**, **29**, *33, 115, 124, 226〜228, 235, 237, 242*
黒色焼痂　*186*
骨関節炎　*181*
骨盤内炎症性疾患(PID)　*153, 172,* **218**, **219**
—— のエンピリック抗菌療法　*219*
—— の原因菌　*218*
—— の治療に有効な薬剤　*219*
ゴム腫　*189*
固有型耐性　**21**, *27, 35, 86, 92, 99, 133, 138, 150, 151*
コリスチンの構造　*60*
コレラ菌　*156,* **159**
—— による感染症の治療に用いる抗菌薬　*159*
—— の感染部位　*159*

さ

細菌細胞膜　**4**
細菌性髄膜炎　**221〜224**

細菌染色体の複製　**13**, *14*
細菌リボソーム　*8*, **9**, *68*
——, 70S　*8*
在郷軍人病　*179*
最小殺菌濃度(MBC)　*14*
最小阻止濃度(MIC)　*14*
細 胞 壁　**3**, *4, 27, 35, 54, 55, 58, 69, 71, 112, 121〜123, 134, 141, 157, 177, 196, 236*
細胞膜　**3〜5**, *6, 20〜61, 112, 196*
殺菌性抗菌薬　*14, 15, 222*
サブユニット　**8**, *22, 54, 55, 68, 90*
——, 30Sの　*8, 9, 68, 79, 81, 92*
——, 50Sの　*8, 9, 73, 76, 83, 86, 89, 90, 92*
サルモネラ(属)　*66, 83, 84, 99, 145*
——・エンテリカ　*28, 144*, **145**

し

歯周病　*172*
市 中 肺 炎(CAP)　*77, 127, 142, 161, 175, 177*, **206〜211**
——　のエンピリック抗菌療法　*208*
——　の原因菌　*207*
——　の治療に有効な薬剤　*207*
耳毒性　*71, 211*
シトクロムP-450系　*64〜66, 77, 91*
シトロバクター(属)　*36, 214*
——・フレウンディイ　*40*
ジヒドロプテロイン酸合成酵素　*11, 98〜100*
ジヒドロ葉酸　*11, 98〜100*
——　還元酵素　*11, 98〜100*
シプロフロキサシンのR1側鎖　*105*
シャント, 脳脊髄液　*222*
シュードモナス(属)　*141, 149*
静脈炎　*59*
——, 血栓性　*77, 91*
腎盂腎炎　*95, 142*, **213〜216**
人工呼吸器関連肺炎(VAP)　**210〜212**
人工弁　*233, 235〜238*
進行麻痺　*189*
腎毒性　*56, 61, 71, 211*
心 内 膜 炎　*15, 122, 125, 133, 135, 136*, **233〜239**
——, 感染性　*130*, **233〜239**
——, 自然弁　*231, 235, 236*
——, 人工弁　*231, 234〜237*

す

髄 膜 炎　*15, 101, 127, 128, 130, 137, 138, 142, 153, 161, 162, 189, 192, 194*, **221〜224**
——, 急性細菌性　**221〜224**
——, 細菌性　**221〜224**
髄膜炎菌　*28, 30, 32, 33, 64, 65, 79, 80*, **153**, **154**, **221〜224**
——　による感染症の治療に用いる抗菌薬　*154*
ストレプトコッカス　*218, 244*
——・アガラクティアエ(B群レンサ球菌)　*130, 221*
——・サングイス　*233*
——・ミティス　*233*
——・ミュータンス　*233*
スーパーコイリング　**11**, **12**
スピロヘータ　*4, 27, 28, 30, 31, 37, 39, 73, 75〜77, 79, 80, 174*, **188〜195**
スルファメトキサゾールの構造　*99*

せ

静菌性抗菌薬　*14, 15, 221*
精巣精巣上体炎　*181*
脊髄癆　*189*
赤 痢 菌(属)　*10, 28, 30, 34, 83, 84, 99, 144*, **145**
セファゾリンの構造　*37*
セファロスポリンの構造　*35*
セフェピムの構造　*41*
セフォタキシムの構造　*39*
セラチア(属)　*40*, **143**, *144, 145, 147, 214*
セロトニン症候群　*93*
仙腸骨炎　*181*
潜伏梅毒　**189**, **190**
——, 後期　**189**, **190**
——, 前期　**189**, **190**

そ

爪下出血　*233*
相乗効果　*69〜71, 89, 115, 125, 131, 135, 136, 234, 235*
——　のための投与量　**69**, *125, 131, 135, 235*
粟粒結核　**197**

た

耐性　*14, 21*
——, 獲得型　**21**, *27, 150, 151*
——, 固有型　**21**, *27, 35, 86, 92, 99, 133, 138, 150, 151*
大腸菌　*7, 25, 30, 33, 37〜43, 61, 92, 99*, **142**, *143〜145, 213〜215, 219, 221, 223, 224, 244*
多剤耐性(MDR)　*198*
ダプソン(ジアフェニルスルホン)の構造　*101*
ダプトマイシンの構造　*58*
単純性尿路感染症　*213*

炭疽菌　*19, 121,* ***138***, ***139***
　—— による感染症の治療に用いる抗菌薬　*139*
　—— の感染部位　*138*
タンパク(質)　*6〜9*
　—— 合成　***6〜9***

ち

チアゾリジン環　*26, 35, 46*
地中海紅斑熱　*186*
中耳炎　*127, 128, 161, 163, 164,* ***229〜231***
　——, 急性　***229***, ***230***
　——, 小児の　*98*
腸炎
　——, *Clostridium difficile* 関連　*87, 106, 169*
　——, 偽膜性　*87, 116, 171*
腸炎エルシニア　*144,* ***145***
腸球菌　*28〜32, 36, 37, 48, 53〜55, 58, 69, 70, 82, 90〜92, 95, 102, 121,* ***133〜136***, *213〜216, 233〜237, 245*
　—— による感染症の治療に用いる抗菌薬　*135*
　—— による感染性心内膜炎の特異的抗菌療法　*237*
　—— の感染部位　*133*
　——, バンコマイシン耐性　*56, 58, 81, 92, 114*
腸内グラム陰性桿菌　*30, 34, 241, 244, 246*
腸内細菌科　*30〜32, 39〜43, 48, 51, 61, 69, 70, 76, 82, 95, 99, 100, 104,* ***142〜147***, *209, 211, 213〜215*
　—— による感染症の治療に用いる抗菌薬　*154*
　—— の感染部位　*153*

つ・て

通性嫌気性菌　*218*

定型肺炎　***206***
デオキシヌクレオチド　***10***, ***11***, *98, 99*
テトラヒドロ葉酸(THF)　*11, 98, 99*
デヒドロペプチダーゼⅠ　*48, 49*
転写　*6,* ***7***, ***8***, *11, 12, 63, 171*
天然ペニシリン　*26,* ***27***, *28〜30, 32, 33, 115, 117, 127, 128, 130, 131, 135, 150, 154, 170, 190, 195, 224*

と

糖尿病　*213, 226*
投与量, 相乗効果のための　*69, 125, 131, 135, 235*
トキシックショック症候群　*86, 122, 130*
トポイソメラーゼ　*11〜13, 101, 104, 150*
　—— Ⅳ　*101, 104*
トランスファー RNA(tRNA)　*8, 68, 79, 83*
鳥飼病　*175*

な

ナイセリア(属)　*28, 31, 32, 38〜43, 48, 51, 75, 76, 82〜84, 104, 141,* ***153***, ***154***
　—— の感染部位　*153*
難聴　*56, 71, 229*

に

5-ニトロイミダゾール　*108*
尿路感染症　*122, 133, 141〜144, 149,* ***213〜216***
　——, 市中　*122, 142*
　——, 単純性　***213〜216***
　—— のエンピリック抗菌療法　*216*
　—— の原因菌　*213*
　——, 複雑性　***213〜216***
妊婦における抗菌薬　*339*

の

脳外科手術後　*222*
脳脊髄液移行性　*222*
脳脊髄液シャント　*222*

は

肺炎　*47, 49, 56, 58, 59, 77, 95, 119, 122, 127, 128, 142〜144, 149, 161, 163〜165, 172, 175, 177, 179, 184,* ***206〜211***, *222*
　——, 院内　*56, 142, 143, 149,* ***206***, ***209〜211***
　——, 市中　*77, 119, 127, 142, 161, 175, 177,* ***206〜209***
　——, 定型　***206***
　——, 非定型　***206***
肺炎球菌　*28, 30〜32, 36, 37, 39, 41〜43, 48, 54, 58, 73, 75〜77, 79〜84, 87, 90, 92, 100, 104〜106, 119, 121,* ***127〜129***, *130, 131, 206〜209, 221〜224, 229, 230*
　—— 以外のレンサ球菌によって起こる感染症の治療に用いられる抗菌薬　*131*
　—— による感染症の治療に用いる抗菌薬　*128*
　—— の感染部位　*127*
　——, ペニシリン耐性　*48, 53, 58, 90, 207, 208*
肺炎クラミジア→クラミジア・ニューモニアエ
肺炎マイコプラズマ　*76, 104,* ***177***, *206, 207*
　—— による感染症の治療に用いる抗菌薬　*177*
　—— の感染部位　*177*
バイオテロリズム　*139, 147, 184*
排出ポンプ　*23, 24, 28, 35, 47, 68, 69, 73, 76, 79, 81, 83, 90, 92, 104, 149, 150, 153*

梅毒　***189***, ***190***, *192*
　——, 神経　*189*, *190*
　——, 潜伏　*188*, ***189***
　——, 第一期　*189*, *190*
　——, 第二期　*189*
　——, 第三期　*189*, *190*
梅毒トレポネーマ　*28*, *75*, *80*, *188*, ***189***, ***190***
　——　による感染症の治療に用いる抗菌薬　*190*
　——　の感染部位　*189*
肺ペスト　*311*
バクテロイデス(属)　*31*, *32*, *104*, *169*, *172*, *173*, *218*, *244*
　——　による感染症の治療に用いる抗菌薬　*173*
　——・フラギリス　*7*, *28*, *38*, *48*, *82*〜*84*, *86*, *87*, *108*, *109*, *172*, *244*
破傷風　*168*〜*170*
　——　菌　***169***, *170*
白血球減少症　*93*, *100*
パラアミノ安息香酸(PABA)　*11*, *98*, *99*
パラインフルエンザ菌　*233*
バンコマイシン耐性腸球菌　*55*, *56*, *58*, *81*, *90*, *92*, *114*, *134*

ひ

微好気性菌　*7*, *108*, *109*
非定型菌　*17*, *73*, *74*〜*77*, *79*〜*84*, *86*, *87*, *92*, *99*, *104*〜*106*, *116*, *117*, *119*, ***174***〜***187***, *208*, *209*
非定型肺炎　***206***
ビブリオ・バルニフィカス　*226*
ピペラジン誘導体　*105*
百日咳菌　*75*, *76*, *141*, *161*, ***163***
　——　による感染症の治療に用いる抗菌薬　*164*
　——　の感染部位　*163*
表皮ブドウ球菌　*29*, *36*, *42*, *54*, ***122***, *125*, *237*, *241*
ピロリ菌　*108*, *109*, *141*, ***157***, ***158***, ***160***
　——　による感染症の治療に用いる抗菌薬　*158*
　——　の感染部位　*158*
貧血　*84*, *93*, *95*, *233*

ふ

腹腔内感染(症)　*133*, *142*〜*144*, ***244***〜***246***
　——　のエンピリック抗菌療法　*245*
　——, 複雑性　*244*
　　——　の原因菌　*244*
腹腔内膿瘍　*172*
複雑性尿路感染症　***213***〜***216***
副腎皮質ステロイド　*222*
複製, 細胞の　*1*, ***10***〜***13***
腹膜炎　*244*
腐性ブドウ球菌　*95*, ***122***
ブドウ球菌　*28*, *29*, *31*, *32*, *36*, *37*, *39*, *40*, *42*, *48*, *53*, *54*, *58*, *64*〜*66*, *70*, *74*, *76*, *82*, *86*, *91*, *92*, *99*, *100*, *104*, *121*, ***122***〜***125***, *222*, *234*, *237*, *238*, *241*
　——, βラクタマーゼ産生　*32*
　——, 黄色　*7*, *25*, *29*, *36*, *37*, *39*, *41*, *48*, *54*, *56*, *75*, *76*, *87*, *90*, *104*, *114*, *121*, ***122***〜***125***, *206*, *207*, *209*, *214*, *226*, *228*, *233*〜*237*, *241*, *242*
　——, コアグラーゼ陰性　***122***, *233*〜*235*, *241*, *242*
　——　による感染性心内膜炎の特異的抗菌療法　*238*
　——, 表皮　*29*, *36*, *42*, *54*, *237*, *241*
　——, 腐生　*95*, *213*, *214*
　——, メチシリン感受性黄色　*210*
　——, メチシリン耐性黄色　*29*, *36*, *42*, *47*, *48*, *53*, *80*, *81*, *86*, *90*, *92*, *208*, *209*〜*211*, *227*, *238*
フランシセラ・ツラレンシス　*116*, *174*, ***184***, ***185***, *311*
　——　による感染症の治療に用いる抗菌薬　*185*
　——　の感染部位　*184*
ブルセラ(属)　*116*, *174*, ***181***, ***182***
　——・アボルタス　*181*
　——・カニス　*181*
　——・スイス　*181*
　——　による感染症の治療に用いる抗菌薬　*182*
　——　の感染部位　*181*
　——・メリテンシス　*181*
ブルセラ症　***181***, ***182***
プレボテーラ(属)　*168*, ***172***, ***173***
　——　による感染症の治療に用いる抗菌薬　*173*
プロテウス(属)　*28*, *37*, *39*, *41*, *43*, *81*, *95*, ***142***〜***144***, ***213***, *214*
プロトン駆動力　*68*
プロビデンシア(属)　*40*, ***143***〜***145***, ***147***

へ

ペスト菌　***145***〜***147***, *311*
ペニシリナーゼ　*23*〜*25*, *28*, *36*
　——　耐性ペニシリン　*28*
ペニシリン　***26***〜***34***
　——　アレルギー　*44*, *52*, *138*, *190*
　——, 抗ブドウ球菌活性をもつ　*26*, *27*, ***28***, ***29***, *33*, *115*, *124*, *226*〜*228*, *235*, *237*, *242*
　——　耐性肺炎球菌　*36*, *42*, *48*, *53*, *58*, *81*, *90*, *129*, *207*, *208*

——, 天然　**27～29**
—— の構造　26
ペニシリン結合タンパク(PBP)　4, 5, 21～25, 28, 29, 35, 36, 39～42, 46, 47, 50, 51, 54, 55, 123, 124, 127, 131, 133, 134, 138, 153, 162, 229
ペプチドグリカン　**3～5**, 21～25, 27, 28, 35, 36, 54～56, 123, 125, 134, 141
ペプトストレプトコッカス(属)　218
ヘモフィルス(属)　28, 51, 74, 104
ペリプラズム腔　**3**, 4, 21, 23, 28, 47, 141
偏性嫌気性細菌　7
偏性好気性細菌　7
偏性細胞内寄生菌　175, 186

ほ

蜂窩織炎　**226～228**
—— のエンピリック抗菌療法　227
—— の原因菌　226
膀胱炎, 急性　95, 96, 213
発疹チフス　186
発疹熱　186
ボツリヌス菌　169, 170
ボツリヌス中毒　168～170, 311
ポーリン(孔)　**3**, 21, 23～25, 27, 28, 30, 31, 35, 46, 47, 53, 149, 150, 153
——, 外膜　47, 150
ポルフィロモナス(属)　168, 172, 173
—— による感染症の治療に用いる抗菌薬　173
ボレリア・ブルグドルフェリ　30, 39, 75, 79, 80, 188, **192**, **193**
—— による感染症の治療に用いる抗菌薬　193
—— の感染部位　192
ポンティアック熱　179
翻訳　6, 7, **8**, **9**, 63, 73, 95, 113, 131

ま・み

マイコバクテリウム
——・アビウムコンプレックス(MAC)　65, 69, 70, 75, 104, 111, 196, **200**, **201**
—— による感染症の治療に用いる抗菌薬　201
—— の感染部位　200
——・レプラエ　65, 75, 80, 99, 100, 104, 111, 196, **202**, **203**
—— による感染症の治療に用いる抗菌薬　203
—— の感染部位　202
マイコプラズマ(属)　18, 28, 36, 75, 76, 79, 80, 82, 84, 116, 174, **177**
マクロファージ　116, 179
麻痺, 進行　189

ミコール酸　112, 196

め

メチシリン耐性黄色ブドウ球菌(MRSA)　29, 36, 42, 47, 48, 53, 80, 81, 86, 90, 92, 208～211, 227, 238
メチシリン耐性ブドウ球菌　47, 53, 74, 80, 81, 90, 92, 124, 241
メッセンジャー RNA(mRNA)　7
メトキシ基　38, 39, 105, 106
メトロニダゾールの構造　108

も

網様体　175
モキシフロキサシンのR2側鎖　106
モラクセラ・カタラリス　161, **163～165**, 229, 230
—— による感染症の治療に用いる抗菌薬　165
—— の感染部位　164
モルガネラ(属)　**143～145**, 147

や

野兎病　**184**, 311
——, 潰瘍リンパ節型　184
——, 眼リンパ節型　184
——, 口腔咽頭型　184
——, チフス型　184
——, 肺型　184
——, リンパ節型　184

ゆ・よ

疣贅　234
遊走性紅斑　192

溶連菌, A群(化膿レンサ球菌)　28, 30～32, 37, 39, 41～43, 48, 54, 58, 75, 76, 82～84, 87, 90, 92, 104, **130**, **131**, 226, 228, 231

ら

ライム病　192
βラクタマーゼ　23～26, 28, 30～33, 35～38, 40, 41, 43, 44, 47, 51, 123, 124, 139, 142, 144～147, 149～151, 153, 162, 163, 172, 229
βラクタム環　**21～23**, 26, 35～38, 46, 47, 50, 51
ラクタマーゼ, AmpC β　40, 41, 43, 144～147

り

リウマチ熱　*239, 253*
リケッチア(属)　*27, 35, 75, 79, 80, 83, 84, 116, 174,* ***186***, ***187***
——・アカリ　*186*
——・コノーリイ　*186*
——・ティフィー　*186*
——　による感染症の治療に用いる抗菌薬　*187*
——　の感染部位　*186*
——・リケッチイ　*186*
——・ロワゼキイ　*186*
リケッチア痘　*186*
リステリア菌　*28, 36, 37, 48, 53, 70, 82, 99, 100, 121,* ***137***, ***138***, *221, 223*
——　による感染症の治療に用いる抗菌薬　*138*
——　の感染部位　*137*
リファンピシンの構造　*65*
リボ核酸　*6, 7*
リボソーム　*7〜9, 68, 69, 73, 74, 76, 79, 81, 83, 84, 86, 89, 90, 92, 93, 95, 112, 113, 134, 136, 150, 157*
——　RNA(rRNA)　*8*
リポ多糖体(リポポリサッカライド：LPS)　*3, 60, 61, 142*
緑色レンサ球菌　*28, 30〜32, 37, 39, 41〜43, 48, 54, 58, 75, 82, 84, 87, 90, 92, 104,* ***130***, *131, 233〜236*
——　による感染性心内膜炎の特異的抗菌療法　*236*
緑膿菌　*21, 28, 31, 32, 34, 35, 39, 40〜44, 47〜49, 51, 61, 69, 70, 81, 95, 104〜106, 141,* ***149***〜***151***, *241, 244, 245*
——　による感染症の治療に用いる抗菌薬　*151*
——　の感染部位　*149*
旅行者下痢症　*66, 142*
淋菌　***153***, ***154***, *218, 219*
——　による感染症の治療に用いる抗菌薬　*154*
淋病　*153, 154*

れ・ろ

レジオネラ(属)　*174,* ***179***, ***180***, *206, 207, 209*
——・ニューモフィラ　*75, 76, 116, 174,* ***179***
——　の感染部位　*179*
レッドマン症候群　*56*
レプトスピラ症　*188, 194*
レプトスピラ(属)　*28*
——・インターロガンス　*188,* ***194***, ***195***
——　による感染症の治療に用いる抗菌薬　*195*
——　の感染部位　*194*
ロッキー山紅斑熱　*186*

欧文索引

A

A群溶連菌(化膿レンサ球菌) 28, 30〜32, 37, 39, 41〜43, 48, 54, 58, 75, 76, 82〜84, 87, 90, 92, 104, **130**, **131**, 226, 228, 231
—— の感染部位 130
Acinetobacter(属) 49, 81, 160, **165**, **166**, 207, 211
—— *baumannii* 165, 209
—— *baumannii*の感染部位 165
Actinomyces israelii 28
Acremonium 45
Aggregatibacter
—— *actinomycetemcomitans* 233
—— *aphrophilus* 233
AmpC βラクタマーゼ 40, 41, 43, 144〜147

B

βラクタマーゼ 23〜26, 28, 30〜33, 35〜38, 40, 41, 43, 44, 47, 51, 123, 124, 139, 142, 144〜147, 149〜151, 153, 162, 163, 172, 229
——, AmpC 40, 41, 43, 144〜147
——, TEM-1 142, 146
βラクタム環 **21〜23**, 26, 35〜38, 46, 47, 50, 51
βラクタム系抗菌薬耐性の6つのP 25
B群レンサ球菌→*Streptococcus agalactiae*
bacillus **4**
Bacillus anthracis 19, 121, **138**, **139**
—— による感染症の治療に用いる抗菌薬 139
—— の感染部位 138
Bacteroides(属) 31, 32, 104, 169, 172, 173, 218, 244
—— による感染症の治療に用いる抗菌薬 173
—— *fragilis* 7, 28, 38, 48, 82〜84, 86, 87, 108, 109, 172, 244
Bordetella pertussis 75, 76, 141, 161, **163**
—— による感染症の治療に用いる抗菌薬 164
—— の感染部位 163
Borrelia burgdorferi 30, 39, 75, 79, 80, 188, **192**, **193**
—— による感染症の治療に用いる抗菌薬 193
—— の感染部位 192
Brucella(属) 116, 174, **181**, **182**
—— による感染症の治療に用いる抗菌薬 182
—— の感染部位 181
—— *abortus* 181
—— *canis* 181
—— *melitensis* 181
—— *suis* 181

C

Campylobacter(属) 66
—— *jejuni* 70, **156**, **157**
—— *jejuni*による感染症の治療に用いる抗菌薬 157
—— *jejuni*の感染部位 156
Cardiobacterium hominis 233
cefotetanの構造 38
ceftarolineの構造 42
Cephalosporium 45
Chlamydia(属) 76, 79, 80, 104, 116, 154, **175**, **176**
—— *pneumoniae* 76, 206, 207
—— *psittaci* **175**
—— *trachomatis* 83, 84, 218
—— による感染症の治療に用いる抗菌薬 176
—— の感染部位 175
Citrobacter(属) 36, 214
—— *freundii* 40
Clostridioides difficile→*Clostridium difficile*
Clostridium(属) 28, 30〜33, 42, 54, 58, 80, 83, 84, 86, 87, 104, 108, 109, **169〜171**, 244
—— による感染症の治療に用いる抗菌薬 170
—— の感染部位 169
—— *botulinum* 169, 170
—— *difficile*(*Clostridioides difficile*) 7, 19, 48, 87, 106, 108, 116, 170
—— 関連腸炎 112
—— *perfringens* 170
—— *tetani* **169**, 170
coccobacillus 4
coccus 4
community-acquired pneumonia(CAP) 77, 127, 142, 161, 175, 177, **206〜211**
—— のエンピリック抗菌療法 208
—— の原因菌 207

D

Dテスト 86
definitive therapy **119〜203**
DNA
—— 合成酵素 **11〜13**
—— ジャイレース 103, 104
—— 複製をターゲットにする抗菌薬 **98〜109**
—— ポリメラーゼ **11**
—— をターゲットにする抗菌薬 **98〜109**

E

Eテスト　*14*

efflux pump　*23, 24, 28, 35, 47, 68, 69, 73, 76, 79, 81, 83, 90, 92, 104, 149, 150, 153*

Eikenella corrodens　*233*

elementary body　***175***

empiric therapy　*77, 114, 138, 154, 172,* ***205〜246***

Enterobacter(属)　*36, 40, 41, 48,* ***143〜145****, 147, 214*

Enterococcus

　—— *faecalis*　*49, 90, 114,* ***133****, 244*

　—— *faecium*　*47, 49, 90,* ***133****, 244*

Escherichia coli　*7, 25, 30, 33, 37〜43, 61, 92, 99,* ***142****, 143〜145, 213〜215, 219, 221, 223, 224, 244*

extended-spectrum β-lactamase(ESBL)　*25, 43, 143, 146*

F・G

Francisella tularensis　*116, 174,* ***184****,* ***185****, 311*

　—— による感染症の治療に用いる抗菌薬　*185*

　—— の感染部位　*184*

Gardnerella vaginalis　*218*

H・J

HACEK　***233****,* ***234****, 237, 238*

　—— による感染性心内膜炎に対する抗菌療法　*238*

Haemophilus(属)　*28, 51, 74, 104*

　—— *influenzae*　*28, 30〜33, 38〜43, 48, 61, 64, 65, 70, 75, 76, 79, 80, 82〜84, 99〜101, 104,* ***161****,* ***162****, 206〜209, 218, 221〜224, 229, 230, 233*

　　—— による感染症の治療に用いる抗菌薬　*162*

　　—— の感染部位　*161*

　　—— b型(Hib)　*161, 162*

　—— *parainfluenzae*　*233*

Hansen病　*80, 99, 101, 110, 196,* ***202****,* ***203***

　——, らい腫型　*202*

　——, 類結核型　*202*

Helicobacter pylori　*108, 109, 141,* ***157****,* ***158****,* ***160***

　—— による感染症の治療に用いる抗菌薬　*158*

　—— の感染部位　*158*

hospital-acquired pneumonia(HAP)　*56, 142, 143, 149, 179,* ***209〜212***

　—— のエンピリック抗菌療法　*208*

Janeway病変　*233*

K・L

Kingella kingae　*233*

Kirby-Bauer法　*14*

Klebsiella(属)　*25, 40, 61,* ***142〜145****, 213〜215, 244*

KPC型カルバペネマーゼ(KPC)　*43, 143,* ***146***

Legionella(属)　*174,* ***179****,* ***180****, 206, 207, 209*

　—— の感染部位　*179*

　—— *pneumophila*　*75, 76, 116, 174,* ***179***

Leptospira(属)　*28*

　—— *interrogans*　*188,* ***194****,* ***195***

　　—— による感染症の治療に用いる抗菌薬　*195*

　　—— の感染部位　*194*

lipopolysaccharide(LPS)　*3, 60, 61, 142*

Listeria monocytogenes　*28, 36, 37, 48, 53, 70, 82, 99, 100, 121,* ***137****,* ***138****, 221, 223*

　—— による感染症の治療に用いる抗菌薬　*138*

　—— の感染部位　*137*

M

methicillin-resistant *Staphylococcus aureus* (MRSA)　*29, 36, 42, 47, 48, 53, 80, 81, 86, 90, 92, 208〜211, 227, 238*

Moraxella catarrhalis　*161,* ***163〜165****, 229, 230*

　—— による感染症の治療に用いる抗菌薬　*165*

　—— の感染部位　*164*

Morganella(属)　***143〜145****, 147*

mRNA　*7*

multidrug-resistant(MDR)　*198*

Mycobacterium

　—— *avium* complex(MAC)　*65, 69, 70, 75, 104, 111, 196,* ***200****,* ***201***

　　—— による感染症の治療に用いる抗菌薬　*201*

　　—— の感染部位　*200*

　—— *leprae*　*65, 75, 80, 99, 100, 104, 111, 196,* ***202****,* ***203***

　　—— による感染症の治療に用いる抗菌薬　*203*

　　—— の感染部位　*202*

　—— *tuberculosis*　*6, 8, 65, 69, 70, 104, 111, 112, 196,* ***197****,* ***198***

　　—— による感染症の治療に用いる抗菌薬　*198*

　　—— の感染部位　*197*

Mycoplasma(属)　*18, 28, 36, 75, 76, 79, 80,*

82, 84, 116, 174, ***177***
—— *pneumoniae* *76, 104,* ***177****, 206, 207*
—— による感染症の治療に用いる抗菌薬 *177*
—— の感染部位 *177*

N

Neisseria(属) *28, 31, 32, 38〜43, 48, 51, 75, 76, 82〜84, 104, 141,* ***153****,* ***154***
—— の感染部位 *153*
—— *gonorrhoeae* ***153****,* ***154****, 218, 219*
—— *meningitidis* *28, 30, 32, 33, 64, 65, 79, 80,* ***153****,* ***154****,* ***221****〜****224***
—— による感染症の治療に用いる抗菌薬 *154*

O・P・Q

Orientia tsutsugamushi *186*
Osler結節 *233*

para-aminobenzoate(PABA) *11, 98, 99*
pelvic inflammatory disease(PID) *153, 172,* ***218****,* ***219***
penicillin-binding protein(PBP) *4, 5, 21〜25, 28, 29, 35, 36, 39〜42, 46, 47, 50, 51, 54, 55, 123, 124, 127, 131, 133, 134, 138, 153, 162, 229*
Peptostreptococcus(属) *218*
Porphyromonas(属) *168, 172, 173*
—— による感染症の治療に用いる抗菌薬 *173*
Prevotella(属) *168,* ***172****,* ***173***
—— による感染症の治療に用いる抗菌薬 *173*
Proteus(属) *28, 37, 39, 41, 43, 81, 95,* ***142****〜****144****,* ***213****, 214*
Providencia(属) *40,* ***143****〜****145****,* ***147***
Pseudomonas(属) *141, 149*
—— *aeruginosa* *21, 28, 31, 32, 34, 35, 39, 40〜44, 47〜49, 51, 61, 69, 70, 81, 95, 104〜106, 141,* ***149****〜****151****, 241, 244, 245*
—— による感染症の治療に用いる抗菌薬 *151*
—— の感染部位 *149*

QT延長 *56, 77, 106*

R

R側鎖
——, アンピシリンの *30*
——, ペニシリンの *26*
——, ペニシリンGの *27*
——, ピペラシリンの *31*
——, nafcillinの *29*
reticulate body *175*
Rickettsia(属) *27, 35, 75, 79, 80, 83, 84, 116, 174,* ***186****,* ***187***
—— による感染症の治療に用いる抗菌薬 *187*
—— の感染部位 *186*
—— *akari* *186*
—— *conorii* *186*
—— *prowazekii* *186*
—— *rickettsii* *186*
—— *typhi* *186*
RNAポリメラーゼ *7, 8, 11, 12, 64, 112, 171*
Roth斑 *233*
rRNA *8*

S

Salmonella(属) *66, 83, 84, 99, 145*
—— *enterica* *28, 144,* ***145***
Serratia(属) *40,* ***143****, 144, 145, 147, 214*
Shigella(属) *10, 28, 30, 34, 83, 84, 99, 144,* ***145***
spirochete *4, 27, 28, 30, 31, 37, 39, 73, 75〜77, 79, 80, 174,* ***188****〜****195***
Staphylococcus
—— *aureus* *7, 25, 29, 36, 37, 39, 41, 42, 48, 54, 56, 75, 76, 86, 87, 90, 104, 114, 121,* ***122****〜****125****, 206〜211, 214, 226, 228, 233〜237, 241, 242*
—— による感染症の治療に用いる抗菌薬 *124*
—— の感染部位 *122*
—— *epidermidis* *29, 36, 42, 54,* ***122****, 125, 237, 241*
—— *saprophyticus* *95,* ***122***
Streptococcus *218, 244*
—— *agalactiae*(B群レンサ球菌) *130, 221*
—— *mitis* *233*
—— *mutans* *233*
—— *pneumoniae* *28, 30〜32, 36, 37, 39, 41〜43, 48, 54, 58, 73, 75〜77, 79〜84, 87, 90, 92, 100, 104〜106, 119, 121,* ***127****〜****129****, 130, 131, 206〜209, 221〜224, 229, 230*
—— による感染症の治療に用いる抗菌薬 *128*
—— の感染部位 *127*
—— *pyogenes* *28, 30〜32, 37, 39, 41〜43, 48, 54, 58, 75, 76, 82〜84, 87, 90, 92, 104,* ***130****,* ***131****, 226, 228, 231*
—— の感染部位 *130*

—— *sanguis* *233*

T

TEM–1 *β*ラクタマーゼ *142*, *146*
tetrahydrofolate(THF) *11*, *98*, *99*
toxic shock syndrome *86*, *122*, *130*
Treponema pallidum *28*, *75*, *80*, *188*, ***189***, ***190***
—— による感染症の治療に用いる抗菌薬 *190*
—— の感染部位 *189*
tRNA *8*, *68*, *79*, *83*

V・Y

vector-borne illness *192*
ventilator-associated pneumonia (VAP) ***210〜212***
Vibrio
—— cholerae *156*, ***159***
—— による感染症の治療に用いる抗菌薬 *159*
—— の感染部位 *159*
—— *vulnificus* *226*

Yersinia
—— *enterocolitica* *144*, ***145***
—— *pestis* ***145〜147***, *311*

医師のために論じた判断できない抗菌薬のいろは　第3版

定価：本体5,000円＋税

2008年7月10日発行　第1版第1刷
2014年2月14日発行　第2版第1刷
2019年4月25日発行　第3版第1刷 ©
2020年3月26日発行　第3版第2刷

著　者　アラン R. ハウザー

監訳者　岩田（いわた） 健太郎（けんたろう）

発行者　株式会社 メディカル・サイエンス・インターナショナル
代表取締役　金子 浩平
東京都文京区本郷1-28-36
郵便番号113-0033　電話(03)5804-6050
印刷：日本制作センター／装丁・本文デザイン：岩崎邦好デザイン事務所

ISBN 978-4-8157-0162-8　C 3047